基金项目：中央级公益性科研院所基本科研业务费专项资金资助项目

《黄帝内经》『中气』概念及理论研究

彭 鑫 主编

学苑出版社

图书在版编目(CIP)数据

《黄帝内经》"中气"概念及理论研究/彭鑫主编. —北京：
学苑出版社，2022.1
ISBN 978-7-5077-6356-0

Ⅰ.①黄…　Ⅱ.①彭…　Ⅲ.①《内经》-研究　Ⅳ.①R221

中国版本图书馆 CIP 数据核字(2022)第 013688 号

责任编辑：付国英
出版发行：学苑出版社
社　　址：北京市丰台区南方庄 2 号院 1 号楼
邮政编码：100079
网　　址：www.book001.com
电子信箱：xueyuanpress@163.com
电　　话：010-67603091(总编室)、010-67601101(销售部)
印　刷　厂：廊坊市都印印刷有限公司
开本尺寸：787×1092　1/16
印　　张：16.75
字　　数：230 千字
版　　次：2022 年 3 月第 1 版
印　　次：2022 年 3 月第 1 次印刷
定　　价：98.00 元

编委会名单

主　编 彭　鑫

副主编（以姓氏笔画为序）

于　峥　杜　松

张治国　郑晓鹏

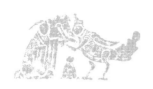

编者简介

主 编 简 介

彭 鑫 男，医学博士，执业中医师，副研究员。毕业于北京中医药大学，现供职于中国中医科学院中医基础理论研究所。目前兼任世界中医药学会联合会中药专业委员会理事、中国人民大学培训学院客座教授。从事中医学基础理论、中医疫病学、中医学方法论、《黄帝内经》阴阳五行理论、中国古代医家学术思想、国医大师治疗肿瘤诊疗经验总结等等领域的理论、科研及临床的研究工作。参与国家级"973"攻关、科技部重大专项、中国中医药管理局行业专项等课题 5 项，主持科研课题 5 项，研究成果入选《中国中医药年鉴（2016 年）》（学术卷），编著著作多部，主编6 部，发表核心期刊学术论文 20 余篇及科普文章 40 余篇。

副主编简介

张治国 男，医学博士，博士后，研究员，博士研究生导师，现供职于中国中医科学院中医基础理论研究所。主要致力于中医基础理论的科学内涵诠释。"中日笹川医学奖学金"获得者，入选"全国中医药创新骨干人才培训项目""北京市东城区优秀人才"。先后主持国家自然科学基金、北京市自然科学基金、中国博士后科学基金、北京市中医管理局、中国中医科学院等各级各类课题 10 余项，发表各类学术论文近百篇，参编著作 3 部，发明专利 4 项，实用新型专利 3 项。

杜　松　女，中国中医科学院医学博士、副研究员、硕士研究生导师，现供职于中国中医科学院中医基础理论研究所。兼任世界中医药学会联合会痰证学专业委员会常务理事、中国中西医结合学会诊断专业委员会委员等。主持及参与国家级课题及省部级课题等 20 余项，编写著作 20 余部，发表论文 70 余篇，获各类科技成果奖 3 项，中华中医药学会学术著作奖 1 项。

于　峥　女，研究员，现供职于中国中医科学院中医基础理论研究所，从事中医基础理论及编辑与文献研究，现任《中国中医基础医学杂志》执行副主编。兼任中华中医药学会编辑分会常委、中国中医药信息研究会中西医学汇通分会常务理事、中国中医药研究促进会报刊图书编辑与信息专业委员会秘书长。主持部局级、院级课题 7 项；参加国家级、院级课题近 30 项；获中国中医科学院科技三等奖、全国优秀古籍图书一、二等奖、中国民族医药学会著作二等奖、科技二等奖、地市级科技进步二等奖、计算机软件著作权 1 项；核心期刊发表第一作者及通讯作者论文 60 余篇；编写著作多部，主编 7 部。

郑晓鹏　男，副主任医师，毕业于北京中医药大学，现供职于北京中医药大学东方医院老年病科，第六批国家名老中医姜良铎学术继承人，兼任北京中医药大学中医老年医学临床学系委员。主要从事老年多发性疾病的中西医结合诊治、亚健康状态调治等方向的科研和临床工作。主持参加国家级、部级、校级等各类课题 10 余项，获中国中医药信息研究会成果三等奖，发表核心期刊论文 20 余篇；发表科普论文数十篇，编写著作 10 余部。

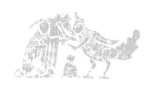

前　言

　　"中气"的概念及理论肇始于《黄帝内经》，是中医学名词术语及基础理论研究中的重要内容。

　　"中气"作为一个独立的中医学术语名词，最早出现于《黄帝内经》，具多重含义。其后秦汉隋唐各朝代中医药著作中皆有关于"中气"的论述，如东汉张仲景《伤寒杂病论》、晋代王叔和《脉经》、皇甫谧《针灸甲乙经》，隋代巢元方《诸病源候论》、杨上善《黄帝内经太素》，唐代孙思邈《备急千金要方》《千金翼方》，金元时期李东垣《脾胃论》《兰室秘藏》《内外伤辨惑论》、朱丹溪《丹溪心法》、罗天益《卫生宝鉴》，明代周慎斋《慎斋遗书》、吴昆《医方考》、徐春甫《古今医统大全》、张景岳《类经》《景岳全书》，清代尤在泾《金匮要略心典》、吴鞠通《温病条辨》、黄元御《四圣心源》、张锡纯《医学衷中参西录》、彭子益《圆运动的古中医学》等，"中气"一词的含义也随之不断发展变化。"中气"理论是中医学理论的重要组成部分，其学术思想最初来源于古代哲学"土居中央，调控四方"的"重中"思想和"左升右降，左旋运动"的升降理念，后在《黄帝内经》中构建成型，并与方位五行理论关系密切，后世中医学的脾胃学说、气机升降理论、水火命门理论等均与"中气"理论渊源甚深，古代医家如李东垣、罗天益、周慎斋、张景岳、尤在泾、吴鞠通、黄元御等，在临床实践中均强调"中气"的重要性，近代中医学家如张锡纯、彭子益也对"中气"理论有不同侧面的论述及应用。"中气"的概念和理论对于中医基础理论的构建、发展、演变、应用有着重要的意义。《黄帝内经》虽首先出现"中气"一词，却没有明确定义和集中的阐述，关于"中气"概念和理论的论述分散在不同篇章之中，而后世医家对于"中气"概念和理论的应用与发挥虽然较多，但缺乏专门而系统的研究阐述。

　　本书首先梳理从先秦时期到近代中医学代表著作及现代中医学工具书中的"中气"一词的含义，并探讨中医学"中气"概念的发生与演变源流，继而对《黄帝内经》"中气"理论的渊源与构建进行系统整理。通过考证中国古代哲学经典文献中关于"中气"概念及理论的论述，系统梳理"中气"理论与先秦诸子思想、周易、河图、洛书、五行学说等之间的关系，总结中气概念的历史沿革及理论发展轨迹。在此基础上，深入挖掘《黄帝内经》中"中气"概念及理论相关内容，研究其与脾胃学说、气机升降理论、水火命门理论的关系，并进一步系统梳理和提炼历代医家如张仲景、王叔和、皇甫谧、巢元方、杨上善、孙思邈、李东垣、朱丹溪、罗天益、周慎斋，吴昆、徐春甫、张景岳、尤在泾、吴鞠通、黄元御、张锡纯、彭子益等对"中气"概念的阐述和理论的发挥和应用，全面整理"中气"概念的内涵及发展源流，系统阐述《黄帝内经》"中气"理论的渊源、构建并总结其在临床上的指导意义，以期对理解中医学古代文献、研究中医学基础理论及中医学科研及临床工作有所助益。

　　本书在编写时，为了准确阐述"中气"一词的含义，因此在引用文献时对相关文献的整体段落进行较为完整的引用，以便于在上下文语境中更好地理解"中气"这一中医学名词术语的含义，同时，为便于阅读，凡在引用文献中的"中气"皆采用下划线进行标注，为"中气"，引述文献中对"中气"概念及相关理论进行论述时，则将重点部分文字用黑体显示。在引用应用"中气"理论诊疗医案时，选录诊疗过程记述完整、病因病机论述充分、治疗方药记载翔实的医案。为保留原作风貌，在引录文献时，尽量保留作者原汁原味的完整原文，只在案尾略加按语，提炼医案中运用"中气"理论诊疗处方的具体用法。以上处理，皆为便于读者更好地理解中医学"中气"概念、相关理论及临床应用。

本书在编写及出版过程中，得到中国中医科学院中医基础理论研究所领导的关心和帮助，也得到很多中医界前辈的指导与鼓励，同时还得到了单位同事及中医同仁们的支持与协助，谨在此表示衷心的感谢！

尽管编者在探索《黄帝内经》"中气"概念及理论研究方面做了许多努力，但由于编者水平有限，加之时间仓促，书中难免有疏漏之处，敬请广大读者批评指正。

彭　鑫

2021 年 9 月 1 日

目　　录

《黄帝内经》「中气」概念及理论研究

第一章

概　述

　　我们认为，中医学早期经典著作如《内经》《伤寒杂病论》等的成书过程中受先秦诸子百家哲学思想的影响，由此建立了既与古代哲学相互融通又独立完整的中医学基础理论体系，中医学名词术语的概念与古代哲学经典中的名词概念既相互融通而又有所区别。战国至秦汉时期古代哲学中"中气"一词的含义主要指"阴阳中和之气"，同时期中医学经典著作"中气"一词的含义在此基础上有所变化和发展，具多重含义。战国至秦汉时期的中医学著作《内经》《伤寒杂病论》在载录"中气"一词时，其含义虽然有：中焦脾胃之气、运气学术语（指"中间之气"或"天气"）、皮肤内的经络之气、体内五脏的真气、二十四节气等5种含义，但其主要含义为指"中焦脾胃之气"和"运气学说术语"两种。"中气"意为运气学说术语时，指"中见之气"和"天气"，在《内经》中用来阐述六气标本论的运气学说思想。"中气"意指中焦脾胃之气时，《内经》中多用来描述与"中气"相关的症状以及阐释脾胃的生理功能和病机，包括中焦脾胃湿气、中焦气实而厥逆上气、中气耗竭而肝伤血枯、肠痹病中气喘争、中气不足而导致肠鸣、针刺失当所导致中气不足等；《伤寒杂病论》则用"中气"一词指代中焦脾胃之气，描述其具有运化水谷的生理功能，三焦生理功能的正常皆有赖于"中气"之调和。晋隋唐时期中医学代表著作如《脉经》《针灸甲乙经》《诸病源候论》《黄帝内经太素》《备急千金要方》《千金翼方》等原文载录"中气"一词共计23处，除杨上善《黄帝内经太素》6处引用《内经》原文词义不变及 2 处指类中风的一种病症类型以外，其余 15 处含义皆指"中焦脾胃之气"。由此可见，从《内经》时期到隋唐时期，在中医学经典著作中"中气"一词的概念除指代运气学术语、病症名称等固定名词以外，在用于阐述脏腑功能、病因病机、治则治法、治法方药等内容时，已经逐渐淘汰"经络之气""五脏真气"等含义而归为"中焦脾胃之气"这一种解释，"中气"一词的概念经历了由博返约的过程。唐以后中医学"中气"概念的发展源于金元时期著名医家李东垣对脾胃的论述，李东垣巩固了"中气"指代"中焦脾胃之气"的概念，并创甘温补气之法而为"中气下陷"概念打下了基础。明代医家张景岳明确提出"中气下陷"的概念，指因脾气虚不能固摄所致筋脉弛缓不收、脏器脱垂等为特征的证型，承袭李东垣脾胃学说所提出的"中气"概念而加以递加累进。至明代以前，中医学"中气"一词的主要含义还是指代"中焦脾胃之气"，对于其内涵的阐述主要停留在脏腑功能层面以论述中焦脾胃的生理功能和病因病机。后又经清代著名医家黄元御的阐述，使中医学"中气"概念有了新的发展，黄元御认为"中气"为阴阳升降交感之气，中气斡旋，己升戊降，化生四象而成五行，这在原本"中气"指代"中焦脾胃之气"的概念基础上，升级为统摄五脏六腑主导气机升降的枢纽，形成了"土枢四象、一气周流"的中气学说。近现代医家则进一步发挥，提出了"圆运动"学说，结合生理学、物理学、细胞学等近现代科学内容加以论述，将"中气"一词的含义发展为"生物的生命核心"的概念，并将"中气"理论在临床应用方面有所发挥，取得了良好效果。"中气"一词既上承《内经》"重中"思想，又在原来基础上有所发挥，充分体现了中医学名词概念的继承性和创新性。

我们认为，按《黄帝内经》"中气"理论，脾胃属土，位于中央而灌溉四旁，主运化水谷，化生气血，滋养五脏六腑，并作为脏腑气机升降的枢纽，协调其他四时四脏，为"五脏之本""六腑之大源"。脾胃充盛则五脏安和，脾胃受损则五脏不安，脾胃乃后天之本、气血生化之源。《黄帝内经》由此构建的"中气"理论，其理论渊源与《道德经》《周易》、河图、洛书等古代哲学经典中之"土居中央，调控四方"的"重中"思想和"左升右降，左旋（顺时针）运动"的升降理念一脉相承，亦体现了古代哲学思想中的方位五行思想。中医学自古一脉相承，《黄帝内经》"中气"理论对后世医家的影响深远，后世中医学的脾胃学说、脏腑气机升降理论、水火命门理论等与"中气"理论渊源甚深，而后世医家李东垣、罗天益、朱丹溪、周慎斋，张景岳、尤在泾、黄元御、张锡纯、彭子益皆有关于"中气"理论的论述，尤其是金元时期李东垣由此而创立脾胃学说；明代周慎斋"扶阳护胃"的学术思想；张景岳以脏腑功能阐述"中气"的生理病理；清代尤在泾提出"中气如轴"的升降思想；乃至黄元御形成了独特的"中气"学说，认为中气乃阴阳之间交感冲和的一气，中气升降则化生四象而成五行，土枢四象圆融而成之一气周流，以"中气"阐明了全身五脏六腑的气机升降之理。清末民初彭子益深层次解读中气学说为"中气如轴，四维如轮"的圆运动学说，并与临床密切结合，由此而形成了完备的"中气"理论，这于中医基础理论的构建、发展、演变、应用有着重要的意义。

中医学"中气"概念研究

"中气"作为一个独立的中医学术语名词，最早出现于《黄帝内经》（以下简称《内经》）而具多重含义，其后秦汉隋唐各朝代中医药著作中皆有关于"中气"的论述，如东汉张仲景《伤寒杂病论》、晋代的王叔和《脉经》、皇甫谧《针灸甲乙经》，隋代的巢元方《诸病源候论》、杨上善《黄帝内经太素》，唐代的孙思邈《备急千金要方》《千金翼方》，北宋太医院编撰《圣济总录》，金元时期的李东垣《脾胃论》《兰室秘藏》《医学发明》、朱丹溪《丹溪心法》《格致余论》《金匮钩玄》《脉因证治》《丹溪手镜》《丹溪治法心要》、罗天益《卫生宝鉴》，明代的周慎斋《慎斋遗书》、吴昆《医方考》、徐春甫《古今医统大全》、张景岳《类经》《景岳全书》，清代的尤在泾《金匮要略心典》、吴鞠通《温病条辨》、黄元御《四圣心源》《素灵微蕴》、张锡纯《医学衷中参西录》、彭子益《圆运动的古中医学》等，"中气"一词的含义也随之不断地递加累进而变化发展。

概念是人们认识和掌握自然现象之网的纽带，随着实践和认识的发展，概念处于运动、变化、发展之中，为了正确理解、使用概念，有必要进行诠释。[1]梳理从先秦时期到隋唐时期中医学代表著作中的"中气"一词的含义，探讨中医学"中气"概念的发生与演变源流，对于理解中医学古代文献，研究中医学基础理论和临床应用，乃至继承和发扬中医学原创思维，皆有重要意义。

第一节 战国至秦汉中国哲学著作"中气"的概念

在中国古代哲学中，气是一个非常复杂而重要的范畴。气的内涵确定起来有一定困难。但经多年的研究，对气的基本概念形成了一定的共识，即认为气是存在于宇宙中的运行不息且无形可见的极细微物质，是构成宇宙万物的本原或本体；气的自身的运动变化，推动着宇宙万物的发生发展与变化；气充塞于宇宙万物之间，与宇宙万物相互渗透，成为万物相互联系的中介，使万物相互感应而构成一个整体[2]。当代哲学家张岱年先生认为，"气是最细微最流动的物质，以气解释宇宙，即以最细微最流动的物质为一切之根本"；"要而言之，中国古典哲学中所谓气，是指占空间、能运动的客观存在"[3]。

通过对先秦至秦汉时期的经典著作中有关气的概念的对比考察和辨析，气主要有八种含义，其中之一指"冲气"，即阴阳冲和之气，是宇宙万物的生长发育之原[2]。先秦著作中的"中气"，多写作"冲气"。如通行本《道德经·四十二章》曰："道生一，一生二，二生三，三生万物，万物负阴而抱阳，冲气以为和。"《说文解字》解释"冲"字义为："涌摇也"[4]，即事物运动生化的状态。"冲气"意为阴阳二气运动、交感的一种动态平衡状态。对比研究各个版本《道德经》，其中"冲气"的"冲"，分别作：冲、衝、沖、盅、中五个字。冲、衝、沖、盅四个字都与"中"字有关[5]。而马王堆汉墓帛书本《老子》（甲本）作"中气以为和"，这是"中气"作为独立名词出现的最早文献记载[6]，其意为阴阳中和之气，主气机的升降交感，是宇宙万物的生长运化之源。

第二节 春秋战国时期中医药学著作
"中气"的概念

"中气"一词作为中医学术语，首见于《内经》[7]。据考证，《内经》成书于战国末年，它标志着中医学理论体系的形成[8]。检索《黄帝内经》原文，共有 10 处提到"中气"一词，其含义大致主要有以下 5 种：

一、指中焦脾胃之气

《素问·脉要精微论篇第十七》："五脏者，中之守也。中盛脏满，气盛伤恐者，声如从室中言，是中气之湿也。"此处"中气"指的是中焦脾胃之气，文中阐述中焦脾胃有湿气的症状[9]。

《素问·腹中论篇第四十》："帝曰：有病胸胁支满者，妨于食，病至则先闻腥臊臭，出清液，先唾血，四支清，目眩，时时前后血，病名为何，何以得之？岐伯曰：病名血枯，此得之年少时，有所大脱血。若醉入房，中气竭，肝伤，故月事衰少不来也。帝曰：治之奈何？复以何术？岐伯曰：以四乌鲗骨一藘茹，二物并合之，丸以雀卵，大小如豆，以五丸为后饭，饮以鲍鱼汁，利肠中，及伤肝也。"根据上下文所描述的症状及用药分析，此处"中气"指的是中焦脾胃之气，文中阐述血枯病症状及其脾胃耗竭肝气损伤之病机[10]。

《素问·痹论篇第四十三》："肠痹者，数饮而出不得，中气喘争，时发飧泄。"此处"中气"指的是中焦脾胃之气，文中阐述肠痹的病机和症状[9]。

《灵枢·口问第二十八》："邪之所在，皆为不足。故上气不足，脑为之不满，耳为之苦鸣，头为之苦倾，目为之眩。中气不足，溲便为之变，肠为之苦鸣。下气不足，则乃为痿厥心悗。补足外踝下留之。"此处"中气"指的是中焦脾胃之气，文中描述中焦脾胃之气不足导致二便不调肠鸣的症状[11]。

《灵枢·通天第七十二》："少阳之人，多阳少阴，经小而络大，血在中而气外，实阴而虚阳。独泻其络脉，则强气脱而疾，<u>中气</u>不足，病不起也。"此处"中气"指的是中焦脾胃之气，文中阐述少阳之人泻络脉后脾胃之气不足的病机[11]。

二、运气学术语，指"中见之气"或"天气"

所谓"中见之气"，是运气学术语，按《内经》中运气学说的理论，六气的变化分为标、本、中见之气，其中本气之中可以见到的气称为"中气"或"中见之气"，其性质与本气相关或相反。如少阳以火气为本，以少阳为标，以厥阴为中见之气；阳明以燥气为本，以阳明为标，以太阴为中见之气。

《素问·至真要大论篇第七十四》："帝曰：六气标本所从不同奈何？岐伯曰：气有从本者，有从标本者，有不从标本者也。帝曰：愿卒闻之。岐伯曰：少阳太阴从本，少阴太阳从本从标，阳明厥阴不从标本，从乎中也。故从本者化生于本，从标本者有标本之化，从中者以<u>中气</u>为化也。"此处"中气"是运气学术语，指"中见之气"，即本气之中可以见到的气，其性质与本气相关或相反[11]。

所谓"天气"，亦是运气学术语，但非"中见之气"，在《内经》中指与"初者地气也"的"地气"相对的"中者天气也"的"天气"，即天之气的意思。

《素问·六微旨大论篇第六十八》："帝曰：何谓初中？岐伯曰：初凡三十度而有奇？<u>中气</u>同法。帝曰：初中何也？岐伯曰：所以分天地也。帝曰：愿卒闻之？岐伯曰：初者地气也，中者天气也。"此处"中气"亦是运气学术语，但非"中见之气"，而是指天之气的意思[11]。

三、指胸中肺气

《素问·疟论篇第三十五》："帝曰：瘅疟何如？岐伯曰：瘅疟者肺素有热，气盛于身，厥逆上冲，<u>中气</u>实而不外泄，因有所用力，腠理开，风寒舍于皮肤之内，分肉之间而发，发则阳气盛，阳气盛而不衰则病矣。"此处"中气"指的是胸中肺气，文中用以阐述瘅疟患者肺气壅盛的病机[11]。

四、指皮肤内的经络之气

《灵枢·九针十二原第一》："补曰随之，随之意，若妄之，若行若按，如蚊虻止，如留如还，去如弦绝，令左属右，其气故止，外门已闭，<u>中气</u>乃实，必无留血，急取诛之。"此处"中气"指的是皮肤内的经络之气，文中用以描述针刺补法的时机[11]。

五、指体内五脏的真气

《灵枢·小针解第三》："取五脉者死，言病在<u>中气</u>不足，但用针尽大泻其诸阴之脉也。"此处"中气"指的是体内五脏的真气，文中用以阐述误针刺泻五脉而导致死证之病机[11]。

综上所述，春秋战国时期中医学"中气"一词的含义主要以《内经》中的词义为主。《内经》中的"中气"概念，主要是指中焦脾胃之气和运气学说术语。其中，"中气"意指中焦脾胃之气时，多用来描述"中气"相关的症状，阐释脾胃的生理功能和病机，包括中焦脾胃湿气、中气耗竭而肝伤血枯、肠澼病中气喘争、中气不足而导致肠鸣、针刺适当所导致中气不足等。"中气"意为运气学说术语时，指"中见之气"和"天气"，用来阐述天人合一的学术思想。

第三节　秦汉时期中医药学著作
"中气"的概念

秦汉时期医学可作参考的中医药学文献中，《难经》《神农本草经》中对于"中气"一词鲜有提及。东汉著名医家张仲景所著《伤寒杂病论》中共有2处载录"中气"一词，其含义主要为以下两种：

一、指二十四节气

《伤寒论·伤寒例第三》中，原文为"二十四气，节有十二，中气有十二，五日为一候，气亦同，合有七十二候，决病生死。此须洞解之也。"此处"中气"与"节气"相对，合指二十四气。二十四气包括以四立为主的十二节气，与以二分二至为主的十二中气。节气在斗历上的方位，以天干中的甲、乙、丙、丁、庚、辛、壬、癸与艮巽坤乾四卦命名，分主东南西北、东北、东南、西南、西北。因戊己的方位在中，所以未用。中气在斗历上的方位以十二地支命名，方位与节气同。不仅如此，就干支与卦象之理，还寓有阴阳消长的精神在内，因此，此处的"中气"一词指二十四节气的内容[12]。

二、指中焦脾胃之气

《桂林古本伤寒论·杂病例第五》："上焦受中焦之气，中焦未和，不能消谷，故上焦竭者，必善噫；下焦承中焦之气，中气未和，谷气不行，故下焦竭者，必遗溺失便"。这段文字与通行版《金匮要略·五脏风寒积聚病脉证并治第十一》中"问曰：三焦竭部，上焦竭，善噫，何谓也？师曰：上焦受中焦气未和，不能消谷，故能噫耳。下焦竭，即遗溺失便，其气不和，不能自禁制，不须治，久则愈。"的这段文字互为映照，此处之"中气"应当指中焦脾胃之气，具有运化水谷的功能，三焦生理功能的正常皆有赖于中气之调和，临床中应处处顾护人体之中气。

纵观《伤寒杂病论》全篇原文，虽直接提及"中气"一词之处不多，但张仲景注重"中气"（中焦脾胃之气）而创立建中之法，在辨证论治、组方用药、传变预后、调摄康复等方面，处处顾护人体之中气，奠定了中气理论临床应用之基础[13]。

第四节　晋隋唐时期中医药学著作"中气"的概念

从晋代至唐代中医药著作中，晋代的葛洪《肘后备急方》，南北朝的雷敩《雷公炮灸论》、龚庆宣《刘涓子鬼遗方》、陶弘景《本草经集注》，唐代的苏敬《新修本草》、孟诜《食疗本草》、陈藏器《本草拾遗》、王焘《外台秘要》、蔺道人《仙授理伤续断秘方》、昝殷《经效产宝》等著作中皆未提及"中气"一词。在这个时期载录"中气"一词的中医学代表著作主要有：晋代的王叔和《脉经》、皇甫谧《针灸甲乙经》，隋代的巢元方《诸病源候论》、杨上善《黄帝内经太素》，唐代的孙思邈《备急千金要方》《千金翼方》等。

一、晋代王叔和《脉经》"中气"含义

晋代王叔和著《脉经》十卷，搜集东汉以前的医学著作，阐述脉象24种，并论述脏腑、经络、病证、治则、预后等。《脉经》中仅有1处载录"中气"一词[14]。

《脉经·卷六》言："脾中风者，翕翕发热，形如醉人，腹中烦重，皮目瞤瞤而短气也。凡有所击仆，若醉饱入房，汗出当风，则伤脾，脾伤则中气，阴阳离别，阳不从阴，故以三分候死生。"此处"中气"为病证名，指类中风的一种病证类型，即气中，文中承接论述脾中风的症

状，继而阐述类中风病症的阴阳离别、阳不从阴的病机。

由此可见，晋代"中气"一词在中医文献中出现了一个新的概念。"中气"的"中"字，不读作 zhōng 而读作 zhòng，音异而义亦异，为"遭受、感染"之意，"中气"指机体因遭受气逆不顺而出现类中风的一种病证类型，与"中寒""中火""中湿""中暑""中痰""中食"等并列，又称作"气中"。后文可见唐代孙思邈《备急千金要方·卷十五·脾脏方（凡十类）·脾脏脉论第一》中言"有所击仆，若醉饱入房，汗出当风则伤脾，脾伤则中气，阴阳离别，阳不从阴，故以三分候死生。"此段与王叔和《脉经·卷六》中原文一致，"中气"为病证名，指类中风类型之一。后世明代戴元礼《证治要诀·卷一》解释为："中气，因七情内伤，气逆为病。痰潮昏塞，牙关紧急。但七情皆能使人中，因怒而中尤多。中气之状，大略与中风同，风与气亦自难辨。"作为类中风病证类型的"中气"，其病因病机多由情郁结或怒动肝气、气逆上行所致[15]。

二、晋代皇甫谧《针灸甲乙经》"中气"含义

晋代皇甫谧撰《针灸甲乙经》十二卷，论述生理、病理、诊断、经络、俞穴和针灸治疗等方面，是现存最早的一部针灸专书[16]。《针灸甲乙经》有5处载录"中气"一词，皆为引用《黄帝内经》原文，虽文字略有出入，但其含义相同，主要包括以下两种：

（一）指中焦脾胃之气

《针灸甲乙经·卷一·阴阳二十五人形性血气不同第十六》云"少阳之人，多阳而少阴，经小而络大，血在中而气在外，实阴而虚阳，独泻其络脉则强，气脱而疾，中气重不足，病不起矣。"此为引用《灵枢·通天第七十二》之原文，此处"中气"指的是脾胃中焦之气，文中阐述少阳之人泻络脉后脾胃之气不足的病机。

《针灸甲乙经·卷六·寿夭形诊病候耐痛不耐痛大论第十一》

云："凡五脏者中之府，中盛脏满，气胜伤恐者，声如从室中言，是中气之湿也。"此为引用《素问·脉要精微论篇第十七》之原文，此处"中气"指的是中焦脾胃之气，文中阐述中焦脾胃有湿气的症状。

《针灸甲乙经·卷十一·动作失度内外伤发崩中瘀血呕血唾血第七》云："有病胸胁满，妨于食，食至则先闻腥臊臭，出清涕，先唾血，四肢清，目眩，时时前后血，何以得之？对曰：病名曰血枯，此得之少年时，有所大夺血。若醉以入房，<u>中气</u>竭，肝伤，故使月事衰少不来也。治之以乌贼鱼骨、蘆茹二物并合，丸以雀卵，大如小豆，以五丸为后饭，饮以鲍鱼汁，以饮利肠中及伤肝也。"此为引用《素问·腹中论篇第四十》之原文，根据上下文所描述的症状及用药分析，此处"中气"指的是中焦脾胃之气，文中阐述血枯病症状及其脾胃耗竭肝气损伤之病机。

《针灸甲乙经·卷十二·欠哕唏振寒噫嚏泣出太息下耳鸣啮舌善忘善饥第一》云："故上气不足，脑为之不满，耳为之善鸣，头为之倾，目为之瞑；<u>中气</u>不足，溲便为之变，肠为之善鸣，补之足外踝下留之；下气不足，则乃为痿厥心闷。急刺足大指上二寸留之，一曰补足外踝下留之。"此为引用《灵枢·口问第二十八》之原文，此处"中气"指的是中焦脾胃之气，文中描述中焦脾胃之气不足导致二便不调肠鸣的症状。

（二）指皮肤内的经络之气

《针灸甲乙经·卷五·针道第四》云"补曰随之。随之意，若忘之。若行若按，如蚊虻止。如留如环，去如绝弦。令左属右，其气故止。外门已闭，<u>中气</u>乃实。必无留血，急取诛之。"此为引用《灵枢·九针十二原第一》之原文，此处"中气"指的是皮肤内的经络之气，文中用以描述针刺补法的时机。

综上所述，《针灸甲乙经》中的所载录"中气"一词5处，其中4处指中焦脾胃之气，1处指皮肤内经络之气，5处皆为引用《黄帝内经》原文，虽文字略有出入，但其含义相同。

《黄帝内经》「中气」概念及理论研究

三、隋代巢元方《诸病源候论》"中气"含义

隋代巢元方著《诸病源候论》五十卷，共分 67 门、1720 节，详载各科疾病的病因、病状[17]。《诸病源候论》有 1 处载录"中气"一词。

《诸病源候论·卷之十一·疟病诸候》云："夫瘅疟者，肺素有热，气盛于身，厥逆上冲，中气实而不外泄，因有所用力，腠理开，风寒舍于皮肤之内，分肉之间而发。"此为引用《素问·疟论篇第三十五》之原文，此处"中气"指的是胸中肺气，文中用以阐述瘅疟患者肺气壅盛的病机。

四、隋代杨上善《黄帝内经太素》"中气"含义

隋代杨上善编注《黄帝内经太素》（以下简称《太素》）三十卷，是《黄帝内经》的一种早期传本的注本。《太素》中有 9 处载录"中气"一词，其中 6 处为引用《内经》原文，3 处为解释《内经》原文发挥所作[18]。其含义主要包括以下三种：

（一）指中焦脾胃之气

《太素·卷第三·阴阳·阴阳杂说》于条文"大肠痹者，数饮出而不得，中气喘争，时发飧泄"下曰："邪客大肠及手阳明脉，大肠中热，大便难，肺气喘争，时有飧泄也。"此段是对《素问·痹论篇第四十三》"肠痹者，数饮而出不得，中气喘争，时发飧泄"（《素问》"肠"上无"大"字；"出而"作"而出"）的引用，阐述肠痹的病机和症状，"中气"指的是中焦脾胃之气。

《太素·卷第十四·诊候之一》于条文"黄帝曰：决死生奈何？岐伯对曰：形盛脉细，少气不足以息者危；形瘦脉大，胸中多气者死。"下曰："决于死生，凡有十八候，其形盛诊三部死候，并皆小，中气少，不足以息，是形胜气，其人性命是危，一也。其形瘠瘦，诊三部脉皆虚

大，胸中呼吸气多，是气胜形为死，二也。"此段是对《素问·三部九候论篇第二十》"帝曰：决死生奈何？岐伯曰：形盛脉细，少气不足以息者危。形瘦脉大，胸中多气者死。"这段原文的引用和解释发挥，描述了"形盛脉细"者病机、症状和预后，此处"中气"是指的是中焦脾胃之气。

《太素·卷第十六·诊候之三·杂诊》在条文"五脏者，中之腑也。中盛满，气伤恐，音声如从室中言，是<u>中气</u>之湿也。"下曰："次听声者也。六腑贮于水谷，以为外腑；五脏藏于精神，故为中腑。五脏之气有余盛满，将有惊恐。有伤者，乃是<u>中气</u>得湿，上冲胸嗌，故使声重如室中言也。"此段是对《素问·脉要精微论篇第十七》："五脏者，中之守也。中盛脏满，气盛伤恐者，声如从室中言，是<u>中气</u>之湿也。"（"中之腑也"《素问》作"中之守也"；"中盛满"作"中盛脏满"；"气伤恐"作"气胜伤恐者"。"音"字《素问》无。）的引用，阐述"中气之湿"的病机和症状，"中气"在此处指的是中焦脾胃之气。

《太素·卷第三十·杂病·血枯》在条文"黄帝曰：有病胸胁支满者，妨于食，病至则先闻腥臊臭，出清液，先唾血，四肢清，目眩，时时前后血，病名为何？何以得之？岐伯曰：病名曰血枯，此得之年少时有所大脱血，若醉以入房，<u>中气</u>竭，肝伤，故使月事衰少不来也。"下曰："血枯病形有八：一胸胁支满；二妨于食；三病将发，先闻腥臊臭气；四流出清液；五病先唾血；六四肢冷；七目眩；八大小便时复出血。有此八状，名曰血枯之病。此得由于少年之时有大脱血，若醉入房，<u>中气</u>竭绝，伤肝，遂使月经衰少，或不复来，以在此血枯之病也。"此段是对《素问·腹中论篇第四十》中"帝曰：有病胸胁支满者，妨于食，病至则先闻腥臊臭，出清液，先唾血，四支清，目眩，时时前后血，病名为何，何以得之？岐伯曰：病名血枯，此得之年少时，有所大脱血。若醉入房，<u>中气</u>竭，肝伤，故月事衰少不来也。"这段原文的引用和解释发挥，文中阐述了血枯病的病机为脾胃中焦之气耗竭，此处"中气"指的是中焦脾胃之气。

《太素·卷第二十七·邪论·十二邪》在条文"<u>中气</u>不足，溲便为之变，肠为之喜鸣"下曰："肠及膀胱为中也。邪至于中，则大小便色皆变于常，及肠鸣也。"此段是对《灵枢·口问第二十八》："凡此十二邪者，皆奇邪之走空窍者也。故邪之所在，皆为不足。故上气不足，脑为之不满，耳为之苦鸣，头为之苦倾，目为之眩。中气不足，溲便为之变，肠为之苦鸣。下气不足，则乃为痿厥心悗。补足外踝下留之。"（"喜"《灵枢》作"苦"）的引用和解释，根据上下文理解，"上气不足"表现为头倾脑空、耳鸣目眩等身体上部官窍的症状，"下气不足"则表现为足痿弱不收、气血厥逆等身体下肢的症状，因此，"肠及膀胱为中也"，其位置位于身体中部，其气为"中气"。脾主运化水液，因此中焦脾胃之气不足，不仅会导致大便异常和肠鸣等症状，也会出现水液运化不和的小便异常等症状，即杨上善所谓"大小便色皆变于常，及肠鸣"的症状，所以此处"中气"，指中焦脾胃之气。

值得注意的是，此处对于"中气"一词"中"字的含义，杨上善注解为"肠及膀胱为中也"，考证"膀胱"一词在唐以前中医学著作中含义，如汉代张仲景著作中，还有指代"大肠、小肠、膀胱腑、肾、女子胞等脏腑的总称"[19]。因此，联系上下文，"上气"指头部、官窍等身体上部之气；"下气"指腿足下肢等身体下部之气；"中气"或可理解为包括大肠、小肠、膀胱腑、肾、女子胞等脏腑在内的，位于身体中部之气，此解亦是对《灵枢·口问第二十八》原文"中气"一词的不同解释。

（二）指皮肤内经络之气

《太素·卷第二十一·九针之一·九针要道》在条文"外门已闭，中气乃实。"下曰："痏孔为外门也，补已不泄，故内气得实也。"此处此段是对《灵枢·九针十二原第一》："补曰随之，随之意，若妄之，若行若按，如蚊虻止，如留如还，去如弦绝，令左属右，其气故止，外门已闭，中气乃实，必无留血，急取诛之。"的引用，此处"中气"指的是皮肤内的经络之气，文中用以描述针刺补法的时机。

（三）指体内脏腑之气

《太素·第三·阴阳·阴阳大论》于条文"暴气象雷"下曰："人身中气，上下有声，故象雷也。"此段是对《素问·阴阳应象大论篇第五》中"暴气象雷，逆气象阳"的引用和解释发挥，此处"中气"以部位命名，指身体之中的脏腑之气。

《太素·遗文》在条文"气内为实。"下曰："天地间气为外气，人身中气为内气。外气裁成万物，是为外实；内气营卫裁生，故为内实。治病能求内气之理，是治病之要也。"此段杨上善引用《素问·疏五过论》"治病之道，气内为宝，循求其理，求之不得，过在表里。"（"实"《素问》作"宝"）原文及解释发挥，认为治病应当推求人身体内在气机之理，方为治病的关键所在。此处"中气"与天地间"外气"相对，指在人体内在之气，可理解为人体内部脏腑经络官窍四肢中的气。

（四）指胸中肺气

《太素·卷第二十五·伤寒·三疟》在条文"黄帝曰：瘅疟者何如？岐伯曰：瘅疟者，肺之素有热盛于身，厥逆上，中气实而不外泄，因有所用力，腠理开，风寒舍于皮肤之内，分肉之间而发，发则阳气盛，阳气盛而不衰，则病矣"下曰："瘅，热也。素，先也。人之肺中，先有热气，发于内热，内热盛而不衰，以成瘅疟之病也。"此段是对《素问·疟论篇第三十五》："帝曰：瘅疟何如？岐伯曰：瘅疟者肺素有热，气盛于身，厥逆上冲，中气实而不外泄，因有所用力，腠理开，风寒舍于皮肤之内，分肉之间而发，发则阳气盛，阳气盛而不衰，则病矣。"（"肺之素有热"《素问》无"之"字）的引用，阐述了瘅疟患者肺气壅盛的病机，此处"中气"指的是胸中肺气。

综上所述，《太素》所提及"中气"9处之含义，杨上善在引用《黄帝内经》原文6处时，其含义保持不变。但在注解《黄帝内经》条文时，则有所发挥，所论及"中气"的主要含义为"中焦脾胃之气"和"体内脏腑之气"两种。

五、唐代孙思邈《备急千金要方》《千金翼方》"中气"的概念

唐代有代表性的中医药学著作中，将"中气"作为独立术语而进行载录的只有孙思邈所著《备急千金要方》和《千金翼方》。唐代著名医家孙思邈著《备急千金要方》共三十卷，该书集唐代以前诊治经验之大成，主要内容有总论、本草、制药、妇科、儿科、七窍、诸风、脚气、伤寒、脏腑、杂病、消渴、淋闭、疔肿、痈疽、痔漏、解毒、杂治、备急诸术、食治、养性、平脉、针灸、孔穴等，总计233门，合方论5300首，是一部综合性临床医著，对后世医家影响极大。《千金翼方》三十卷，为孙思邈晚年所著，是《千金要方》的补编，主要内容有药物、伤寒、妇人、小儿、杂病、色脉、针灸等。孙思邈在《备急千金要方》和《千金翼方》中，载录"中气"处凡6处，且含义颇丰[20]。

（一）《备急千金要方》"中气"含义

孙思邈《备急千金要方》有5处载录"中气"一词，其中一处为引用《黄帝内经》原文，一处为引用《脉经》原文，其含义主要包括以下4种：

1. 指中焦脾胃之气

《备急千金要方·卷十八·大肠腑方（凡七类）·痰饮第六》："大半夏汤，治冷痰饮澼胸膈，<u>中气</u>不运方。半夏一升，白术三两，茯苓、人参、甘草、桂心、附子各二两，生姜八两。上八味㕮咀，以水八升，煮取三升，分三服。"此段是寒痰冷饮胸膈之间导致中气不运的治疗主方描述，根据上下文症状及药物功效分析，"中气"在此处指中焦脾胃之气。

2. 指类中风类型之一的病证名

《备急千金要方·卷十五·脾脏方（凡十类）·脾脏脉论第一》："有所击仆，若醉饱入房，汗出当风，则伤脾，脾伤则<u>中气</u>，阴阳离别，阳

不从阴，故以三分候死生。"此段与前文所述晋代王叔和《脉经·卷六》"脾中风者，翕翕发热，形如醉人，腹中烦重，皮目瞤瞤而短气也。凡有所击仆，若醉饱入房，汗出当风，则伤脾，脾伤则<u>中气</u>，阴阳离别，阳不从阴，故以三分候死生。"的原文一致，"中气"一词为病证名，指类中风类型之一，即气中。

3. 指胃肠之气

《备急千金要方·卷十五·脾脏方（凡十类）·秘涩第六》中曰："治胀满不通方。……又方：独头蒜烧熟去皮，绵裹，纳下部，<u>中气</u>立通。"此段是治疗腹胀不通药方的用法和效果描述，根据上下文，"中气"在此处指代胃肠之气。

4. 指胸膈中之积气的病证

《备急千金要方·卷十七·肺脏方（凡八类）·积气第五》中曰"灸法。……胸膈<u>中气</u>，灸阙输随年壮。扁鹊云：第四椎下，两旁各一寸半，名阙输。"此段描述治疗胸膈中积气的取穴和艾灸方法。阙输亦称巨阙俞，可用于治疗胸闷、憋气、咳嗽、呕吐、心痛、心悸等证。此处"中气"是一种病证名，指胸膈中之积气。

5. 指胸中肺气

《备急千金要方·卷十·伤寒方下（凡七类）·温疟第十五》中曰："瘅疟者，肺素有热，气盛于身，厥逆上冲，中气实而不外泄。"，此为引用《素问·疟论篇三十五》"帝曰：瘅疟何如？岐伯曰：瘅疟者，肺素有热，气盛于身，厥逆上冲，中气实而不外泄，因有所用力，腠理开，风寒舍于皮肤之内，分肉之间而发，发则阳气盛，阳气盛而不衰，则病矣。"的原文，此处"中气"指胸中肺气。

（二）《千金翼方》"中气"含义

孙思邈《千金翼方》中仅有1处提及"中气"。

《千金翼方·卷第二十七·针灸中·肺病第七》中曰"第四椎名巨阙俞，主胸膈<u>中气</u>，灸随年壮。"此段与《备急千金要方·卷十七·肺脏方（凡八类）·积气第五》中"灸法。……胸膈<u>中气</u>，灸阙输，随年壮"

互相呼应，此处"巨阙俞"即前文之"阙输"，其定位、功用、主治、灸法皆相同。此处"中气"是一种病证的称呼，指胸膈中之积气。

综上所著，孙思邈在《备急千金要方》和《千金翼方》中所载录之"中气"共计6处，主要用来描述疾病症状与病机。其含义包括"中焦脾胃之气""胃肠之气""胸膈中之积气""胸中肺气"4种。

六、唐代以前"中气"概念总结

综上所述，"中气"作为一个独立的中医学术语名词，在唐代以前的含义主要有如下10种：①中焦脾胃之气，具运化水谷、代谢水液之功能；②胸中肺气；③体内五脏的真气；④体内脏腑之气；⑤皮肤内的经络之气；⑥胃肠之气；⑦病证名，指类中风类型之一，即气中；⑧病证名，指胸膈中之积气的病证；⑨运气学术语，指中见之气或天气；⑩二十四节气内容，十二节、十二中气合为二十四节气。

通过对唐代以前中医学著作中"中气"概念的梳理，"中气"一词虽在《内经》中概念并不确定且含义较多，但从全文来看，"中气"主要指中焦脾胃之气，即脾胃对饮食的纳化输布、升清降浊等生理功能，为"五脏六腑"之本，是人体气机升降之枢纽，协调其他脏腑气机活动。后世著作如《伤寒杂病论》《针灸甲乙经》《黄帝内经太素》《备急千金要方》等在载录"中气"一词时，亦主要沿用这种解释，但亦有各自不同的发挥。用"中气"来指代运气学术语、二十四节气、病证名称等特有名词，但频率较低，而用于指代胸中、胃肠、经络、脏腑等身体内部之气，则需在前后文在语境中理解，所引用频次亦不高。

因此综合来看，唐以前中医学代表著作中"中气"一词最为广泛认同的概念为指中焦脾胃之气。

值得注意是，"中气"的前5种含义情况下，"中"字读音一致，皆读作 zhōng，其义为"中间、居中"之意；而其第6种含义，即指代类中风的一种病证类型时，"中"字的读音发生了变化，读作 zhòng，其义也变为"遭受、感染"之意，"中气"与"中寒""中湿""中痰""中恶"等并列，指机体因遭受气逆不顺而出现类中风的一种病证类型。"中气"的这种概念首见于晋代王叔和《脉经》，唐代孙思邈《备急千金要方》承袭其义，后世中医学诸多著作《金匮钩玄》《丹溪手镜》《慎斋遗书》《古今医统大全》《景岳全书》《医宗金鉴》等也在一直沿用。"中气"概念的这种变化，体现出同一字其音异而义亦异，字的读音发生改变时，其含义也随之发生变化，此为汉字的一大特点，也提醒我们需在阅读中医学古代文献时，需根据上下文语境判断其含义。

第五节　宋金元时期中医药学著作 "中气" 的概念

宋金元时期中医学理论发展到一个新的阶段，出现了历史上所说的"金元四家"的学术争鸣，分为"脾胃派""攻下派""滋阴派""清火派"等中医派别。有代表性的中医药著作中，北宋太医院编撰《圣济总录》、金元时期李东垣《脾胃论》《兰室秘藏》《医学发明》、朱丹溪《丹溪心法》、罗天益《卫生宝鉴》等书中均提及"中气"，其主要含义为"中焦脾胃之气"和"脏腑之气"两种。

一、北宋太医院编撰《圣济总录》"中气"含义

《圣济总录》，又名《政和圣济总录》《大德重校圣济总录》，成书于北宋政和至宣和年间（1111～1125）。该书是宋徽宗赵佶敕令朝廷编撰，汇集官方所藏及民间所献医方整理编纂而成，是宋代官修的一部大型方书。本书共录方近2万首，列200卷，主要按病证分为66门，内容极其丰富，包括运气、叙例、治法及临床各科病证，涉及内、外、妇、儿、五官、针灸诸科及养生之类，阐述病因病理，详述治法方药，本书是北宋时期搜方较多较全的医学全书[21]。"中气"一词在《圣济总录》中共出现21处，其中《卷第一》《卷第二》共计出现12处，论述《素

问·至真要大论》中六气的变化，其含义为运气学术语，指"中见之气"，本书略而不录，其他9处含义分列如下：

（一）指中焦脾胃之气

《圣济总录·卷第二十·诸痹门》出现3次："论曰：《内经》曰，肠痹者，数饮而出不得，<u>中气</u>喘争，时发飧泄。夫大肠者，传导之官，其所以传导者，皆冲和之气。今风寒湿三气乘虚客于肠间，则邪留而和气闭矣。故其证数饮而出不得，<u>中气</u>喘争，时发飧泄，大小肠气痹，水道不通，故虽多饮而不得溲便；并气于大肠，使糟粕不化，故<u>中气</u>喘争，时发飧泄也。"根据上下文症状分析，"中气"在此处指中焦脾胃之气。

《圣济总录·卷第三十九·霍乱门》出现1次："论曰干霍乱之状，<u>中气</u>喘争，而不吐不利是也。肠胃挟实，与冷气相搏，正气暴衰，神志昏冒，上下隔塞，白汗自出，治之稍缓，则不可救。"根据上下文症状分析，"中气"在此处指中焦脾胃之气。

《圣济总录·卷第六十一·胸痹门》出现1次："论曰胸痹之病。其脉阳微而阴弦。阳虚则知在上焦。阴弦故令胸痹心痛。古方用理中汤。取缓其<u>中气</u>则可也。然背者胸之府。或筑或悸或渴或腹痛或寒或腹满。其候不一。治当随宜加损也。治胸痹。"根据上下文症状及药物分析，"中气"在此处指中焦脾胃之气。

《圣济总录·卷第九十·虚劳门》出现1次："论曰虚劳之人，气弱血虚，营卫不足，食饮入胃，不能传化，故<u>中气</u>痞塞，胃胀不通，使人心腹痞满也。治虚劳心腹痞满，不思饮食，胸膈不利，参苓煮散方。"根据上下文症状及药物分析，"中气"在此处指中焦脾胃之气。

《圣济总录·卷第一百五十四·妊娠门》出现1次："妊娠恶阻。论曰妇人所食谷味，化为血气，下为月水，凡妊娠之初，月水乍聚，一月为胞，二月为胚，三月为胎，胎成则男女分，方食于母而口以焉，在胚之时，血气未用，五味不化，<u>中气</u>壅实，所以脾胃不思谷味，闻见于物，故恶心有所阻也，其病心中愦闷，头重目眩，四肢怠惰，恶闻食气是矣。治妊娠恶阻，呕逆恶心，四肢疼头痛，恶闻食气，心忪烦闷，多损坠，宜安胎调匀血脉。"根据上下文症状及药物分析，"中气"在此处指中焦脾胃之气。

《圣济总录·卷第二百·神仙服饵门》出现1次："凡服气面肿者，为饮淡水上冲，气壅不行，所以如此，食中尤忌胡荽芸薹邪蒿韭薤菠葱蒜，此物皆木之精，能损脾乱气，大不可食，夫恚怒伤魂，猝哀惊魄，哭泣之事，至人不为，必不得已而为之，可登时于一净处，晏坐安心，用气排恶气尽出，然后根据法服元气使足，又服丹田中气使足。"根据上下文症状分析，"中气"在此处指中焦脾胃之气。

（二）指胸中肺气

《圣济总录·卷第三十四·疟病门》出现1次："论曰瘅疟之状，内经所谓但热不寒，阴气先绝，阳气独发，少气烦冤，手足热而欲呕是也。得之邪热留于身中，厥逆上冲，中气实而不外泄，因用力腠理开，风寒舍于皮肤之内，分肉之间而发。发则阳气盛，不及于阴，故但热不寒，气内藏于心，外舍于分肉之间，令人销铄肌肉，名之曰瘅疟，以单阳无阴故也。"此为引用《素问·疟论篇第三十五》之原文，此处"中气"指的是胸中肺气，文中用以阐述瘅疟患者肺气壅盛的病机。

综上所述，《圣济总录》"中气"一词出现21处，其中《卷第一》《卷第二》共计出现12处，论述《素问·至真要大论》中六气的变化，其含义为运气学术语，指"中见之气"，为运气学术语。其他9处中有8处含义指中焦脾胃之气，1处指胸中肺气。

二、李东垣《脾胃论》《兰室秘藏》《医学发明》"中气"含义

李东垣（1180~1251），名杲，字明之，真定（今河北正定）人，晚年自号东垣老人，故后世多尊称他为"李东垣"。李东垣深研《内经》，从学于易水张元素（1110~1200），在其脏腑病机学说启发下，提出了"内伤脾胃，百病由生"的主张，善用温补脾胃之法，创补中益气

汤以治疗"饮食劳倦所伤始热中",临床中倡导"补脾胃，泻阴火"，
"以辛甘温之剂，补其中而生其阳，甘寒以泄其火则愈矣"，用补脾胃升
阳气的方法分别补益上、中、下三焦元气以疗愈内伤杂病。李东垣潜心
医术五十余年，将其所得撰为《脾胃论》《兰室秘藏》《医学发明》《内
外伤辨惑论》等，创立了脾胃学说，成为"金元四大家"中脾胃学派的
代表，朱丹溪给李东垣以很高的评价："仲景之书，详于外感；东垣之
书，详于内伤"。[22]李东垣在其代表作《脾胃论》《兰室秘藏》《医学发
明》中多处提及"中气"一词，现分列如下：

（一）《脾胃论》"中气"含义

李东垣在其代表作《脾胃论》提及"中气"凡 4 处，其中 3 处指
"中焦脾胃之气"，1 处指"酌中用药"之意。

1. 指中焦脾胃之气

《脾胃论·脾胃胜衰论》："如腹中急缩，或脉弦，加防风，急甚加
甘草。腹中窄狭，或气短者，亦加之。腹满气不转者，勿加。虽气不转，
而脾胃中气不和者，勿去，但加厚朴以破滞气，然亦不可多用，于甘草
五分中加一分可也。腹中夯闷，此非腹胀，乃散而不收，可加芍药收
之。"根据上下文症状及药物分析，"中气"在此处指中焦脾胃之气。

《脾胃论·调理脾胃治验治法用药若不明升降浮沉差互反损论》：
"戊申六月初，枢判白文举年六十二，素有脾胃虚损病，目疾时作，身
面目睛俱黄，小便或黄或白，大便不调，饮食减少，气短上气，怠惰嗜
卧，四肢不收。至六月中，目疾复作，医以泻肝散下数行，而前疾增剧。
予谓大黄、牵牛，虽除湿热，而不能走经络。下咽，不入肝经，先入胃
中。大黄苦寒，重虚其胃；牵牛其味至辛，能泻气，重虚肺本，嗽大作，
盖标实不去，本虚愈甚。加之适当暑雨之际，素有黄证之人，所以增剧
也。此当于脾胃肺之本脏，泻外经中之湿热，制清神益气汤主之而愈。
清神益气汤。茯苓、升麻（以上各二分）、泽泻、苍术、防风（以上各
三分）、生姜（五分）。此药能走经，除湿热而不守，故不泻本脏，补肺
与脾胃，本中气之虚弱。青皮（一分）、橘皮、生甘草、白芍药、白术

（以上各二分）、人参（五分）。此药皆能守本而不走经。不走经者，不滋经络中邪；守者，能补脏之元气。黄柏（一分）、麦门冬、人参（以上各二分）、五味子（三分）。此药去时令浮热湿蒸。上件如麻豆大。都作一服，水二盏，煎至一盏，去渣，稍热，空心服。"根据上下文症状及药物分析，"中气"在此处指中焦脾胃之气。

《脾胃论·三焦元气衰旺》："《黄帝针经》云：上气不足，脑为之不满，耳为之苦鸣，头为之倾，目为之瞑。中气不足，溲便为之变，肠为之苦鸣。下气不足，则为痿厥心悗，补足外踝下留之。此三元真气衰备，皆由脾胃先虚，而气不上行之所致也。加之以喜、怒、悲、忧、恐，危亡速矣"。此处李东垣引用《灵枢·口问》的原文而进行的阐述，根据上下文理解，此处"中气"为"三元真气"之一。《脾胃论·脾胃虚则九窍不通论》解释"真气"为："真气又名元气，乃先身生之精气也，非胃气不能滋之"。脾胃虚弱不能滋养先天元气（即：三元真气），因此，三元真气中的中焦元气不足，脾胃虚弱，就会出现溲便病变和肠鸣的症状。因此李东垣认为，《灵枢·口问》这段原文"中气"的含义为"中焦脾胃之气"。

2. 指"酌中用药"

《脾胃论·补脾胃泻阴火升阳汤》中，李东垣对于《素问·至真要大论》"岐伯曰：少阳太阴从本，少阴太阳从本从标，阳明厥阴不从标本，从乎中也。故从本者化生于本，从标本者有标本之化，从中者以中气为化也。"有一段阐述："经云：病有逆从，治有反正，除四反治法，不须论之。其下云：惟有阳明、厥阴，不从标本，从乎中也。其注者，以阳明在上，中见太阴，厥阴在上，中见少阳为说，予独谓不然，此中，非中外之中也，亦非上中之中也，乃不定之辞，盖欲人临病消息，酌中用药耳，以手足阳明、厥阴者，中气也，在卯酉之分，天地之门户也。春分、秋分，以分阴阳也，中有水火之异者也，况手厥阴为十二经之领袖，主生化之源；足阳明为十二经之海，主经营之气，诸经皆禀之。言阳明、厥阴与何经相并而为病，酌中以用药，如权之在衡，在两，则有在两之中；在斤，则有在斤之中也。所以言此者，发明脾胃之病，不可一例而推之，不可一途而取之，欲人知百病皆由脾胃衰而生也，毫厘之失，则灾害立生。假如时在长夏，于长夏之令中立方，谓正当主气衰而客气旺之时也，后之处方者，当从此法，加时令药，名曰补脾胃泻阴火升阳汤。"。此处的"中气"一般理解为运气学术语，然李东垣却不以为然，他认为"中气"表示"酌中用药"之意，即根据病人的临证情况酌情使用方药之意。

综上可以看出，李东垣在其代表作《脾胃论》提及"中气"凡4处，其中3处指"中焦脾胃之气"，1处借运气学术语"中气"而发挥，指"酌中用药"，即根据病人的临证情况酌情使用方药之意。

（二）《兰室秘藏》"中气"含义

李东垣在《兰室秘藏》中只有1处提及"中气"一词，其含义为"中焦脾胃之气"，如下：

《兰室秘藏·劳倦所伤论》"调经篇云：阴虚生内热。岐伯曰：有所劳倦，形气衰少，谷气不盛，上焦不行，下脘不通，而胃气热，热气熏胸中，故内热。举痛论云：劳则气耗，劳则喘且汗出，内外皆越，故气耗矣。夫喜怒不节，起居不时，有所劳伤，皆损其气，气衰则火旺，火旺则乘其脾土，脾主四肢，故困热无气以动，懒于语言，动作喘乏，表热自汗，心烦不安，当病之时，宜安心静坐以养其气，以甘寒泻其热火，以酸味收其散气，以甘温补其中气。经言劳者温之，损者温之者是也。"根据上下文症状及药物分析，"中气"在此处指中焦脾胃之气。

（三）《医学发明》"中气"含义

李东垣在《医学发明》中有2处提及"中气"一词，其含义皆为"中焦脾胃之气"，现分列如下：

《医学发明·本草十剂》"木香顺气汤。治浊气在上则生胀。木香三分，厚朴（姜制）四分，青皮（去白）、陈皮、益智仁、白茯苓（去皮）、泽泻、干生姜、半夏（汤洗）、吴茱萸（汤洗）各二分，当归五分，升麻、柴胡各一分，草豆蔻（面裹烧，去皮）三分，苍术（泔浸）

三分。右咬咀，都作一服，水二大盏，煎至一盏，去滓，大温服，食前，忌生冷硬物及怒。经云：留者行之，结者散之，以柴胡升麻苦平，行少阳阳明二经，发散清气，运行阳分为君，以生姜，半夏，草豆蔻仁，益智仁，辛甘大热，消散中寒为臣，厚朴，木香，苍术，青皮，苦辛大温，通顺滞，当归，人参，陈皮，辛甘温，调和荣卫，滋养中气，浊气不降，以苦泄之。吴茱萸，苦热泄之者也。气之薄者，阳中之阴，茯苓甘平，泽泻咸平气薄，引导浊阴之气自天而下，故以为佐，气味相合，散之泄之，上之下之，使清浊之气，各安其位也。范天骕夫人，先因劳役饮食失节，加之忧思气结，病心腹胀满，且食则不能暮食，两胁刺痛，诊其脉弦而细，至夜浊阴之气当降而不降，胀尤甚，大抵阳主运化，饮食劳倦，损伤脾胃，阳气不能运化精微，聚而不散，故为胀满，先灸中脘，乃胃之募穴，引胃中生发之气上行阳道，又以前药助之，使浊阴之气自此而降矣。"根据上下文症状及药物分析，"中气"在此处指中焦脾胃之气。

《医学发明·饮食劳倦论》云："补中益气汤主之。黄芪（五分，病甚劳役热甚者一钱），当归身（二钱，酒焙干或日干以和血脉），人参（去芦三钱，有嗽去之），白术（三分以调中气），柴胡（二分，引清气上升行少阳之经），炙甘草（五分），升麻（二分，引胃气上升而复其本位，便是行春升之令），橘皮（三分，以导滞气又能益元气，得诸甘药乃可，若独用泻胃气），一方加白芍药，黄柏，红花。右件咬咀，都作一服，水二盏煎至一盏，去粗，大温服，食远。"以上载录"中气"之处，根据上下文症状及药物分析，"中气"皆指中焦脾胃之气。

（四）李东垣著作"中气"概念小结

综上所述，李东垣在其代表作《脾胃论》《兰室秘藏》《医学发明》中提及"中气"一词合计7处，其中6处皆指中焦脾胃之气；1处借运气学术语"中气"而发挥，指"酌中用药"之意，即根据病人的临证情况酌情使用中药。

三、朱丹溪《丹溪心法》《格致余论》《金匮钩玄》《脉因证治》《丹溪手镜》《丹溪治法心要》"中气"含义

朱震亨（1281～1358），男，字彦修，号"丹溪翁"或"丹溪先生"，后世多称为"朱丹溪"，为元代著名医学家，婺州义乌（今浙江金华义乌）人。朱丹溪先习儒学，后深研医道，受业于刘完素的再传弟子罗知悌，成为融诸家之长的一代名医。朱丹溪倡导"阳常有余，阴常不足"之说，创阴虚相火病机学说，阐述人体阴气、元精之重要，被后世尊为"滋阴派"的创始人。与刘完素、张从正、李东垣并列为"金元四大家"，在中国医学史上占有重要地位。朱丹溪弟子众多，著作广传，著有《丹溪心法》《格致余论》《局方发挥》《金匮钩玄》《脉因证治》《本草衍义补遗》《丹溪手镜》《丹溪治法心要》等八部著作[23]，其中，除《局方发挥》《本草衍义补遗》未论及"中气"外，其余六部著作皆提及"中气"一词，共计 24 处，其中 21 处含义皆为"中焦脾胃之气"；2 处含义为病名，指类中风的一种类型；1 处含义为运气学术语，指中见之气。

（一）《丹溪心法》"中气"含义

朱丹溪在其代表著作《丹溪心法》中提及"中气"一词凡 7 次，其含义皆指"中焦脾胃之气"，分列如下：

《丹溪心法·卷一·火》："中气不足者，味用甘寒，山栀子仁大能降火从小便泄去，其性能屈曲下降，人所不知，亦治痞块中火邪。"根据上下文症状及药物分析，"中气"在此处指中焦脾胃之气。

《丹溪心法·卷二·痰》："脉浮当吐。久得脉涩，卒难开也，必费调理。大凡治痰用利药过多。致脾气虚，则痰易生而多。湿痰，用苍术、白术；热痰，用青黛、黄连、黄芩；食积痰，用神曲、麦芽、山楂；风泻亦不能去。风痰多见奇证，湿痰多见倦怠软弱。气实痰热结在上者，吐难得出。痰清者属寒，二陈汤之类。胶固稠浊者，必用吐。热痰挟风，

外证为多。热者清之；食积者，必用攻之；兼气虚者，用补气药送；痰因火盛逆上者，以致火为先，白术、黄芩、软石膏之类；内伤挟，必用参、芪、白术之属，多用姜汁传送，或加半夏；虚甚，加竹沥；中气不足，加参、术。痰之为物，随气升降，无处不到。脾虚者，宜清中气以运痰降下，二陈汤加白术之类，兼用升麻提起。中焦有痰则食积，胃气亦赖所养，卒不便虚，若攻之尽，则虚矣。痰成，或吐咯不出，兼气郁者，难治。气湿痰热者，难治。痰在肠胃间者，可下而愈；在经络中，非吐不可。吐法中就有发散之义焉。假如痫病，因惊而得，惊则神出舍，舍空则痰生也。血气入在舍，而拒其神，不能归焉。血伤必用姜汁传送。黄芩治热痰，假其下火也。竹沥滑痰。非姜汁不能行经络。"根据上下文症状及药物分析，"中气"在此处指中焦脾胃之气。

《丹溪心法·卷三·痞》："痞者，与否同，不通泰也，由阴伏阳蓄，气与血不运而成。处心下，位中央，满痞塞者，皆土之病也，与胀满有轻重之分。痞则内觉闷，而外无胀急之形者，是痞也。有中气虚弱，不能运化精微为痞者；有饮食痰积，不能化为痞者；有湿热太甚为痞者。古方，治痞用黄连、黄芩、枳实之苦以泄之；浓朴、生姜之辛以散之；人参、白术之甘苦以补之；茯苓、泽泻之淡以渗之。既痞，同湿治，惟宜上下分消其气。如果有内实之证，庶可略与疏导。世人苦于痞塞，喜行利药，以求其速效，暂时快通，痞若再作，益以滋甚。"根据上下文症状及药物分析，"中气"在此处指中焦脾胃之气。

《丹溪心法·卷三·鼓胀》："鼓胀又名单鼓，宜大补中气行湿，此乃脾虚之甚，必须远音乐，断浓味，大剂人参、白术，佐以陈皮、茯苓、苍术之类。有血虚者，用四物汤行血药。有脉实坚人壮盛者，或可攻之，便可收拾，用参、术为主。凡补气，必带浓朴宽满，浓朴治腹胀，因味辛以气聚于下焦故也，须用姜汁制之。"根据上下文症状及药物分析，"中气"在此处指中焦脾胃之气。

《丹溪心法·卷三·关格》："关格，必用吐，提其气之横格，不必在出痰也。有痰宜吐者，二陈汤吐之，吐中便有降。有中气虚不运者，补气药中升降。寒在上，热在下，脉两手寸俱盛四倍以上。"根据上下文症状及药物分析，"中气"在此处指中焦脾胃之气。

《丹溪心法·卷三·内伤》："内伤者，其源皆由喜怒过度，饮食失节，寒温不适，劳役所伤而然。元气者，乃生发诸阳上升之气。饮食入胃，有伤则中气不足，中气不足则六腑皆绝于外，是六腑之元病也。气伤脏乃病，脏病形乃应，是五脏六腑真气皆不足也。惟阴火独旺，上乘阳分，故卫失守，诸病生焉。始受饮食劳倦所伤之病，必气高而喘，身热而烦，及短气上逆，鼻息调，怠惰嗜卧，四肢困倦不收，无气以动，亦无气以言，皆为热伤元气。以甘温之剂以补气，即是泻火之药。凡所受病，扪摸之，肌肤间必大热，必燥热闷乱，心烦不安，或渴久病必不渴，或表虚恶风寒，慎不可以寒凉药与之。经言劳者温之，损者温之，惟以补中益气汤温药，以补元气而泻火邪。《内经》云温能除大热，正谓此也。"根据上下文症状及药物分析，"中气"在此处指中焦脾胃之气。

《丹溪心法·卷五·拾遗杂论》："凡补中气药，必多服而效迟；劫药必速效，如汗下之法。"根据上下文症状及药物分析，"中气"在此处指中焦脾胃之气。

综上所述，朱丹溪在其代表著作《丹溪心法》中提及"中气"一词凡7次，其含义皆指"中焦脾胃之气"。

（二）《格致余论》"中气"含义

朱丹溪在其著作《格致余论》中提及"中气"一词1次，其含义指"中焦脾胃之气"。

《格致余论·胎自堕论》："予见贾氏妇，但有孕至三个月左右必堕。诊其脉，左手大而无力，重取则涩，知其少血也。以其妙年，只补中气，使血自荣。时正初夏，教以浓煎白术汤下黄芩末一钱，服三四十帖，遂得保全而生。因而思之，堕于内热而虚者，于理为多。曰热曰虚，当分轻重。好生之工，幸毋轻视。"根据上下文症状及药物分析，"中气"在此处指中焦脾胃之气。

（三）《金匮钩玄》"中气"含义

朱丹溪在其著作《金匮钩玄》中提及"中气"一词4次，其中3处指"中焦脾胃之气"，1处为病名，指类中风的一种类型。

1. 指中焦脾胃之气

《金匮钩玄·卷第一·痰》："二陈汤一身之痰都能管。如在下，加下引药；如在上，加上引药。凡人身上中下有块者，多是痰也。问其平日好食何物，吐下后用药。许学士用苍术治痰饮成窠囊一边，行极效。痰挟瘀血，遂成窠囊。痰之清者属寒，用二陈汤之类。内伤挟痰，必用人参、黄芪、白术之属，多用姜汁传送。或用半夏之属。虚甚者，宜加竹沥。痰热者多挟风，外证为多。湿者多软，如身倦而重之类。热者清之；食积者必用攻之；兼气虚者，用补气药补之。因火盛逆上者，治火为先。白术、黄芩、石膏之类。中气不足，则加人参、白术。痰之为物，随气升降，无处不到。脾虚者，清中气。二陈加白术之类，兼用提药。中焦有痰与食积，胃气赖其所养，卒不便虚。若攻之尽，则虚矣。眩晕嘈杂，乃火动其痰。用二陈汤加栀子芩连类。噫气吞酸，此系食郁有热，火气上动。以黄芩为君，南星、半夏为臣，橘红佐之。热多者，加青黛。痰在胁下，非白芥子不能达。痰在皮里膜外者，非姜汁、竹沥不可达。痰在膈间，使人颠狂健忘，宜用竹沥。风痰亦服竹沥，又能养血。痰在四肢，非竹沥不开。痰结核在咽喉，燥不能出，入化痰药加软坚咸药。杏仁、海石、桔梗、连翘、栝蒌仁，少佐朴硝，以姜汁、蜜、调丸。嚼化之。"根据上下文症状及药物分析，此处两次出现"中气"一词，其含义为"中焦脾胃之气"。

《金匮钩玄·卷第一·鼓胀》："鼓胀，又名单鼓。其详在格致论中。大补中气行湿，此乃脾虚之甚。须必远音乐、断浓味。以大剂人参、白术，佐以陈皮、茯苓、苍术之类。有血虚，当以四物汤行血。脉实兼人壮盛者，或可用攻药，便用收拾白术为主。浓朴治腹胀，因味辛，以散其气在中焦故也。"根据上下文症状分析，此处"中气"一词，其含义为"中焦脾胃之气"。

2. 指类中风的一种类型

《金匮钩玄·卷第一·中风》："大率主血虚。有痰以治痰为先，或虚挟火与湿；亦有死血留滞者，外中于风者；亦有中气者，当从痰治，顺气化痰。若口开、手撒、眼合、遗尿、吐沫直视、喉如鼾睡、肉脱筋痛者，皆不治。"根据上下文症状分析，"中气"在此处为病名，指类中风的一种类型，即气中。

由此可见，朱丹溪在其著作《金匮钩玄》中提及"中气"一词凡4处，其中3处含义皆指"中焦脾胃之气"，1处为病名，指类中风的一种类型。

（四）《脉因证治》"中气"含义

朱丹溪在其著作《脉因证治》中提及"中气"一词凡4处，其中3处含义皆指"中焦脾胃之气"，1处含义为运气学术语，指中见之气。

1. 指中焦脾胃之气

《脉因证治·卷一·六·伤寒》："麻黄、桂枝之辈，汗而发之。葛根、升麻之属，因其轻而扬之。三承气、陷胸之辈，引之。泻心、十枣之类，中满泄之。在表宜汗，在里宜下，在半表半里宜和。表多里少，和而少汗之。里多表少，和而微下之。在上者，吐之。中气与脉气微者，温之。脉亦同法，又当求本。假令腹痛，用桂枝芍药汤。何不只用芍药？却于桂内加之。要知从太阳中来，故太阳为本。又如结胸，麻黄亦然。"根据上下文症状及药物分析，此处"中气"一词，其含义为"中焦脾胃之气"。

《脉因证治·卷二·二十二·心腹痛》："劳役太甚，饮食失节，中气不足；或寒邪乘虚而入客之，或久不散郁而生热，或素有热，虚热相搏，结于胃脘而痛。或有实积痰饮，或气与食相郁不散，停结胃口而痛。"根据上下文症状分析，此处"中气"一词，其含义为"中焦脾胃之气"。

《脉因证治·卷三·三十四·呕吐哕》："因胃口有热，膈上有痰，故呕吐。亦有寒气客于肠胃，厥逆上出，故痛而呕。因胃中虚，膈上热，故哕。亦有痰水满塞而哕。因胃气虚，阳火上冲，故吃逆。亦有痰热在胃，<u>中气</u>不降而呃。"根据上下文症状分析，此处"中气"一词，其含义为"中焦脾胃之气"。

2. 为运气学术语，指中见之气

《脉因证治·卷一·六·伤寒》："太阳，标本不同。标热，太阳发热；本寒，膀胱恶寒。故宜汗。阳明，从<u>中气</u>。标阳，本实，妄语。标阳，故宜解肌；本实，故宜下。少阳，标阳，发热；本火，恶寒。前有阳明，后有太阴，故宜和解。太阴，标阴；本湿，腹胀满，或嗌干，身目黄。从标治则温；从本治宜泄满下湿。少阴，标阴，爪甲清冷；本热，脉沉实，口干渴。标宜温，本宜下。厥阴，中气宜温；烦满囊缩，故为热，宜苦辛下之。"根据上下文分析，此处"中气"一词，其含义为运气学术语，指中见之气。

由此可见，朱丹溪在其著作《脉因证治》中提及"中气"一词凡4处，其中3处含义皆指"中焦脾胃之气"，1处含义为运气学术语，指中见之气。

（五）《丹溪手镜》"中气"含义

朱丹溪在其著作《丹溪手镜》中提及"中气"一词仅1处，为病证名，指类中风类型之一。

《丹溪手镜·卷之中·中风·十八》："中风涎壅，口目歪斜，语言謇涩。热甚生风，血虚有痰。中府者，面加五色有表证着四肢，脉浮，恶风寒，拘急不仁，先以小续命汤加减，发其表，调以通圣散辛凉之剂。中藏者，唇吻不收，舌不转而失音，耳聋而眼盲，鼻不闻香臭，便秘，宜三化汤通其滞，调以十全四物。血虚有痰半身不遂，涎潮昏塞，宜以四物四君子随气虚血虚加二陈汤用之，调以凉剂导痰行气也，或权宜吐之。中经者，内无便溺之阻，外无留结之患，宜大秦艽调之。……<u>中气</u>，一如中风于七情中发，宜顺其气，脉沉伏，大法风浮而气沉也。"根据上下文分析，此处"中气"含义为病证名，指类中风类型之一。

（六）《丹溪治法心要》"中气"含义

朱丹溪在其著作《丹溪治法心要》中提及"中气"一词凡7处，其中6处含义皆指"中焦脾胃之气"，1处为病名，指类中风的一种类型。

1. 指中焦脾胃之气

《丹溪治法心要·卷一·疟·第十七》："又方：槟榔、陈皮、白术、常山（以上各二钱）、茯苓、乌梅、浓朴（以上各一钱）。上作二帖，每服酒水各一盏，煎至半盏，当发前一日进一帖，临发日进一帖，服后少睡片时效。疟必数发之后，便以截药除之，最为好法。若发得中气虚弱，病邪愈深，或数月、周岁者，虽神医亦不能愈。虽治而暂安，或因饮食与外邪所伤，又复举发，近世多苦于此，用好常山一两，槟榔五钱为末，面糊丸，如桐子大，每丸当发前一日两服，即效。或常山饮子亦可。"根据上下文症状及药物分析，此处"中气"含义为"中焦脾胃之气"。

《丹溪治法心要·卷二·痰·第十九》："实脾土，燥脾湿，是治痰之本法也。许学士云：用苍术治痰饮成窠囊，行痰极有效，痰挟血遂成窠囊。痰病久得涩脉，卒难得开，必费调理。二陈汤加升麻、柴胡能使大便润而小便长，胸膈宽。内伤挟痰，必用参、芪、白术之类，多用姜汁传送，或加半夏之类，虚甚者加竹沥。痰热者，多挟风，外证为多；或成块吐咯不出，兼郁者难治。湿痰多软，如身倦体重之类。风痰多见奇证。食积痰，必用攻兼；气虚者，用补气药送之。因火盛逆上者，以治火为先，白术、黄芩、石膏之类。中气不足，则加白术、人参，然后治痰。痰之为物，在人身随气升降，无处不到，无所不之，百病中多有兼此者，世所不识。脾虚者，清中气以运痰降下，二陈汤加白术之类，兼用升麻提气。凡虚人中焦有痰，胃气亦赖所养，不可尽攻；若攻之，尽则愈虚也。眩运嘈杂乃火动其痰，用二陈汤加栀子。黄芩、黄连之类。痰结核在咽，喉开燥不能出者，化痰药加咸味软坚，栝蒌、杏仁、海石、桔梗、连翘，少佐以风硝、姜，蜜丸噙。痰在皮里膜外及经络中，非姜汁、竹沥、荆沥不可治。痰在四肢，非竹沥不行。喉中如有物，咯不出，咽不下，此是痰。重者吐之，轻者用栝蒌辈，气实必用荆沥。血滞不行，中焦有饮者，用韭汁冷冻饮料三、四酒盏，必胸中烦躁不宁，无妨，但服后即愈。"根据上下文症状及药物分析，此处"中气"含义为"中焦脾胃之气"。

《丹溪治法心要·卷三·臌胀·第三十一》："有实、有虚。实者，按之坚而痛；虚者，按之不坚不痛。实者，宜下之、削之，次补之；虚者，温之、升之，补为要。朝宽暮急者，血虚；暮宽朝急者，气虚；日夜急者，气血俱虚。臌胀又名曰蛊，即所谓单腹胀也。（其详在《格致余论》中。）治法大补中气，行湿为主，此脾虚之甚，必须远音乐，断浓味。有气虚者，大剂参、术，佐以陈皮、茯苓、黄芩、苍术之类；有血虚者，以四物为主，随证加减。实兼人壮盛者，或可用攻药，便用收拾，以白术为主。气虚中满，四君子加芎、归、芍药、黄连、陈皮、浓朴、生甘草。胃虚腹胀，调中汤：人参、白术、陈皮、甘草、半夏、浓朴、生姜。腹胀挟虚分消丸治之。寒而腹胀挟虚者，分消汤治之。寒胀，沉香尊重丸治之。腹胀挟内伤虚证，木香顺气汤并沉香交泰丸。伤寒、痞满、燥实四证，而人壮者，或杂证腹满如四证者，用大承气汤。太阴病，腹胀满，四肢肿，或一身肿，胸痞，不食，小便少，大便难或溏，或脾胀善哕，大满体重，服索矩三和汤。脾湿而腹胀满，面黄溺涩，胃苓汤。下虚腹胀气上，四物加人参、陈皮、木通、甘草、连翘；有食积者，吞保和丸。饮酒人胀，小便混浊，夜发足肿，桂苓甘露饮加人参。甘葛、藿香、木香。"根据上下文症状及药物分析，此处"中气"含义为"中焦脾胃之气"。

《丹溪治法心要·卷五·浊·第六十八》："尝闻之先生论曰：白浊多因湿气下流膀胱而成，赤白浊《灵枢经》所谓：中气不足，溲便为之变是也。先须补中气，使升举之，而后分其脏腑气血，赤白虚实以治，与夫其他邪热所伤者，固在泻热补虚，设肾气虚甚者，或火热亢极者，则不宜峻用寒凉，必以反佐治之，要在权量轻重而已。"根据上下文症状分析，此处"中气"含义为"中焦脾胃之气"。

《丹溪治法心要·卷六·口疮·第九十二》："口糜烂，野蔷薇根煎汤漱之。酒色过度，劳倦不睡，舌上光滑而无皮者，或因忧思，损伤中气，不得睡卧劳倦者，理中汤加附子，冷冻饮料之。口疮，若因中焦土虚且不能食，相火冲上无所阻碍，用理中汤者，参、术、甘草以补土之虚，干姜以散火之，甚者加附子。"根据上下文症状及药物分析，此处"中气"含义为"中焦脾胃之气"。

《丹溪治法心要·卷七·妇人科·胎孕·第二》："一妇人，但有孕至三个月左右必堕，其脉左手大而无力，重则涩，知其血少也。以其妙年，只补中气，使血自荣，时初夏，教以浓煎白术汤下黄芩末一钱，与数十帖得保全而生。因思之堕于内热而虚者，于理为多，日热日虚，当分轻重，盖孕至三月，上属相火，所以易堕，不然何以黄芩、熟艾、阿胶等为安胎药邪？妇人经候三月验胎，法川芎生末，空心浓汤调，下一匙，腹中微动是有胎。产前当清热养血，产妇胎前八九个月，因火动胎逆上作喘者，急可用条芩、香附之类为末，调下。将条芩更于水中，取沉重者用。"根据上下文症状及药物分析，此处"中气"含义为"中焦脾胃之气"。

2. 指类中风的一种类型

《丹溪治法心要·卷八·小儿科》："历节风（第十六），忽患病，手足挛痛，尽静夜剧，此历节风也。先进苏合香丸，次用生乌药顺气散及五积散，水酒各半盏，煎服，入麝香一字。腰痛腿痛，口眼㖞斜，半身不遂，手足不能屈伸，中气中风，气顺则风散，用白术四两（面煨），沉香五钱，天麻一两，天台乌药三两，青皮、白芷、甘草、人参各五钱（一云三钱），上姜三片，紫苏五叶。煎，空心服，名顺气散甚妙。大风历节，手指拘挛，痛不可忍，苍耳茎、叶、根、实，皆可为末，丸服。"根据上下文症状分析，"中气"在此处为病名，指类中风的一种类型，即气中。

综上朱丹溪在其著作《丹溪治法心要》中提及"中气"一词凡7处，其中6处含义皆指"中焦脾胃之气"，1处为病名，指类中风的一种类型。

（七）朱丹溪著作"中气"概念小结

综上所述，朱丹溪在其主要著作《丹溪心法》《格致余论》《金匮钩玄》《脉因证治》《丹溪手镜》《丹溪治法心要》中，提及"中气"一词共计24处，其中20处含义皆为"中焦脾胃之气"；3处含义为病名，指类中风的一种类型；1处含义为运气学术语，指中见之气，由此可见，朱丹溪在引用"中气"一词时，其主要概念指"中焦脾胃之气"。

四、罗天益《卫生宝鉴》"中气"含义

罗天益（1220～1290），字谦甫，元代真定路藁城人（今河北藁城县），另一种说法是真定（今河北正定）人，中医学家。师从李东垣，发挥了脾胃内伤学说，深入探讨了脾胃的生理功能。罗天益在其代表著作《卫生宝鉴》中提及"中气"一词凡17处，其含义皆指"中焦脾胃之气"，[24]现分列如下：

《卫生宝鉴·卷一·古方名实辨》："仲景以小柴胡治少阳证口苦舌干、往来寒热而呕。盖柴胡味苦平。行少阳经。黄芩味苦寒为佐。治发热口苦。生姜辛温。半夏辛热。治发寒而呕。人参甘温。安胃和中。大枣甘平温。和阴阳。调荣卫。生津液。使半表半里之邪而自解矣。大承气汤治阳明本实痞满燥实。枳实苦微寒、泄痞。浓朴苦温、除满。芒硝辛寒、润燥。邪入于腑而作热实。以大黄苦寒下之。酒制者为因用。热散气升而作汗解矣。因以承气名之。钱仲阳以升麻汤治小儿寒暄不时。阳明经受邪。身热目疼。鼻干不得卧。及疮疹未发。发而不匀。升麻苦平、葛根甘平、解散外邪。甘草甘温。芍药酸微寒。调和中气。拒邪不能伤其里。白术散治小儿阳明本虚。阴阳不和。吐利后而亡津液。虚热口干。人参、甘草、白术、甘温。和中补胃。藿香、木香辛温芳馨。可以助脾。茯苓甘平。分阴阳而导其湿。葛根甘平。倍于众药。其气轻浮。鼓舞胃气上行。生津液而解肌热。局方中四物汤。调荣养卫。益气滋血。当归辛温。熟地黄甘温能滋血。川芎辛温。白芍药味酸微寒。能养气。

盖血为荣。气为卫。四物相合。故有调益滋养之实。黄芪建中汤治面色萎黄。脐腹急痛。脾胃不足者。肝木乘之也。木胜其中。土走于外。故萎黄见于面。难经曰。其平和不可得见。衰乃见耳。黄芪、甘草。甘温能补脾土。芍药之酸。能泻肝木。水挟木势。亦来侮土。故作脐腹急痛。官桂辛热。散其寒水。生姜、大枣、饴糖。辛甘大温。益气缓中。又与脾胃行其津液。以养四脏。健脾制水。补子泻鬼。使四脏各安其气。必清必净。则病气衰去。建中之名。亦不诬矣。上数方。药证相对。名实相辅。可垂法于世。近世用双解散。治风寒暑湿。饥饱劳逸。殆无此理。且如风邪伤卫。必自汗而恶风。寒邪伤荣。必无汗而恶寒。又云。伤寒伤风。其证不同。中暑自汗。必身热而气虚。中湿自汗。必体疼而沉重。且四时之气。更伤五脏。一往一来。未有齐至者也。饥则损气。饱则伤胃。劳则气耗。逸则气滞。其证不同。治法亦异。盖劳者温之。损者补之。逸者行之。内伤者消导之。今内外八邪。一方治之。有此理乎。《内经》云：调气之方。必别阴阳。内者内治。外者外治。故仲景云。且除其表。又攻其里。言仍似是。其理实违。其是之谓欤。如搜风丸、祛风丸。有搜风祛风之名。无搜风祛风之实。百解散亦此类也。谚云看方三年。无病可医。疗病三年。无药可用。此亦名实不相辅故也。噫。去圣逾远。其术逾昧。人自为法。无可考证。昔在圣人。垂好生之德着本草。作内经。仲景遵而行之以立方。号群方之祖。后之学人。以仲景之心为心。庶得制方之旨。"此处为阐述方名立意的医理，根据上下文症状及药物分析，"中气"在此处指"中焦脾胃之气"。

《卫生宝鉴·卷一·阴盛阳虚汗之则愈下之则死》："仲景云。阴盛阳虚。汗之则愈。下之则死者。此言邪气在表之时也。夫寒邪属阴。身之外者属阳。且夫各脏腑之经络。亦属阳也。盖阳气为卫。卫气者所以温分肉。充皮毛。肥腠理。司开阖。此皆卫外而为固也。或烦劳过度。阳气外损。不能卫固。阳为之虚。阳虚者阴必凑之。故阴得以胜。邪气胜则实。阴盛阳虚者此也。阴邪既盛。腠理致密。阳气伏郁。不得通畅。所以发热恶寒。头项痛。腰脊强。应解散而药用麻黄者。本草云。轻可去实。葛根、麻黄之属是也。盖麻黄能退寒邪。使阳气伸越。作汗而解。

故曰阴盛阳虚。汗之则愈。里气和平而反下之。<u>中气</u>既虚。表邪乘虚而入。出是变证百出。故曰下之则死。外台秘要云。表病里和。汗之则愈。下之则死。正此意也。"此处为阐述阴盛阳患者误下之则死的医理，根据上下文症状及药物分析，"中气"在此处指"中焦脾胃之气"。

《卫生宝鉴·卷四》："癸丑岁。予随王府承应至瓜忽都地面住冬。有博兔赤马刺。约年三旬有余。因猎得兔。以火炙食之。各人皆食一枚。惟马刺独食一枚半。抵暮至营。极困倦渴。饮潼乳斗余。是夜腹胀如鼓。疼痛闷乱。卧而欲起。起而复卧。欲吐不吐。欲泻不泻。手足无所措。举家惊慌。请予治之。具说饮食之由。诊其脉。气口大一倍于人迎。乃应食伤太阴经之候也。右手关脉又且有力。盖烧肉干燥。因而多食则致渴饮。干肉得潼乳之湿。是以滂满于肠胃。肠胃乃伤、非峻急之剂则不能去。遂以备急丸五粒。觉腹中转失气。欲利不利。复投备急丸五粒。又与无忧散五钱。须臾大吐。又利十余行。皆物与清水相合而下。约二斗余。腹中空快。渐渐气调。至平旦。以薄粥饮少少与之。三日后。再以参术之药调其<u>中气</u>。七日而愈。或曰。用峻急之药。汝家平日所戒。今反用之何也。予对曰。理有当然。不得不然。内经曰。水谷入口。则胃实而肠虚。食下则肠实而胃虚。更虚更实。此肠胃传化之理也。今饮食过节。肠胃俱实。胃气不能腐熟。脾气不能运化。三焦之气不能升降。故成伤也。大抵内伤之理。伤之微者。但减食一二日。所伤之物自得消化。此良法也。若伤之稍重者。以药。内消之。伤之大重者。以药除下之。痹论有云、阴气者静则神藏。躁则消亡。饮食自倍。肠胃乃伤。今因饮食太过。使阴气躁乱。神不能藏。死在旦夕矣。孟子云。若药不瞑眩。厥疾弗瘳。峻急之剂。何不可用之有。或者然之。"此处为肠胃内伤的病案记载，根据上下文症状及药物分析，"中气"在此处指"中焦脾胃之气"。

《卫生宝鉴·卷五·温中益气治验》："中书左丞相史公，年六旬有七，至元丁卯九月间，因内伤自利数行，觉肢体沉重，不思饮食，嗜卧懒言语，舌不知味，腹中疼痛，头亦痛而恶心。医以通圣散大作剂料服之，覆以浓衣，遂大汗出。前证不除而反增剧。易数医，四月余不愈。

予被召至燕，命予治之。予诊视得六脉沉细而微弦，不欲食。食即呕吐，<u>中气</u>不调，滞于升降，口舌干燥，头目昏眩、肢体倦怠。足冷，卧不欲起。丞相素不饮酒，肢体本瘦，又因内伤自利，又复获汗，是重竭津液。脾胃愈虚，不能滋荣周身百脉，故使然也。非甘辛、大温之剂，则不能温养其气。经云：脾欲缓急，食甘以缓之。又脾不足者，以甘补之，黄芪、人参之甘，补脾缓中，故以为君。形不足者温之以气，当归辛温，和血润燥，木香辛温，升降滞气，生姜、益智、草豆蔻仁辛甘大热，以荡中寒，理其正气。白术、炙甘草、橘皮，甘苦温乃浓肠胃，麦面宽肠胃而和中，神曲辛热，导滞消食而为佐使也。上件㕮咀一两，水煎服之。呕吐止，饮食进，越三日。前证悉去。左右侍者曰：'前证虽去，九日不大便，如何？'予曰：'丞相年高气弱。既利且汗，脾胃不足，阳气亏损，津液不润也，岂敢以寒凉有毒之剂下之？!'仲景曰：大发汗后，小便数，大便坚，不可用承气汤。如此虽内结，宜以蜜煎导之。须臾去燥屎二十余块，遂觉腹中空快，上下气调。又以前药服之，喜饮食，但有所伤，则以橘皮枳术丸消导之。至月余，其病乃得平复，丞相曰："病既去矣，当服何药以防其复来？"予曰：'不然。但慎言语，节饮食，不可服药。夫用药如用刑民，有罪则刑之，身有疾则药之。无罪妄刑，是谓疟民。无病妄药，反伤正气。军志有曰：允当则归，服而舍之可也。'丞相说而然之。"此处为脾胃内伤的病案记录，根据上下文症状及药物分析，"中气"在此处指"中焦脾胃之气"。

《卫生宝鉴·卷五·虚中有热治验》："建康道按察副使奥屯周卿子。年二十有三。至元戊寅三月间病发热。肌肉消瘦。四肢困倦。嗜卧盗汗。大便溏多。肠鸣不思饮食。舌不知味。懒言语。时来时去。约半载余。请予治之。诊其脉浮数。按之无力。正应王叔和浮脉歌云。脏中积冷荣中热。欲得生精要补虚。先灸中脘。乃胃之经也。使引清气上行。肥腠理。又灸气海。乃生发元气。滋荣百脉。长养肌肉。又灸三里。为胃之合穴、亦助胃气。撤上热。使下于阴分。以甘寒之剂泻热。其佐以甘温。养其<u>中气</u>。又食粳米羊肉之类。固其胃气。戒于慎言语。节饮食。惩忿窒欲。病气日减。数月。气得平复。逮二年。肥盛倍常。或曰。世医治虚劳病。多用苦寒之剂。君用甘寒之药。羊肉助发热。人皆忌之。令食羊肉粳米之类。请详析之。予曰。《内经》云。火位之主。其泻以甘。藏气法时论云。心苦缓。急食酸以收之。以甘泻之。泻热补气。非甘寒不可。若以苦寒以泻其土。使脾土愈虚。火邪愈盛又曰。形不足者温之以气。精不足者补之以味。劳者温之。损者益之。十剂云。补可去弱。人参、羊肉之属是也。先师亦曰。人参能补气虚。羊肉能补血虚。虚损之病。食羊肉之类。何不可之有。或者叹曰。洁古之学。有自来矣。"此处为脏中积冷的病案记录，根据上下文症状及药物分析，"中气"在此处指"中焦脾胃之气"。

《卫生宝鉴·卷九·头面诸病》："或曰。升麻汤加黄连治面热。加附子治面寒。有何根据。答曰。出自仲景。云岐子注仲景伤寒论中辨葛根汤云。尺寸脉俱长者。阳明经受病也。当二三日发。以其脉夹鼻络目。故身热目疼鼻干不得卧。此阳明经受病也。始于鼻交额中。从头至足。行身之前。为表之里。阳明经标热本实。从标脉浮而长。从本脉沉而实。阳明为病。主蒸蒸而热。不恶寒。身热为标。阳明本实者。胃中燥。鼻干目疼。为肌肉之本病。兀兀而热。阳明禁不可发汗。在本者不禁下。发之则变黄证。太阳主表。荣卫是也。荣卫之下。肌肉属阳明。二阳并病。葛根汤主之。卫者桂枝。荣者麻黄。荣卫之中。桂枝麻黄各半汤。荣卫之下肌肉之分者。葛根汤主之。又名解肌汤。故阳明为肌肉之本。非专于发汗止汗之治。桂枝麻黄两方互并为一方。加葛根者。便作葛根汤。故荣卫。肌肉之次也。桂枝、芍药、甘草、生姜、大枣止汗。麻黄、桂枝、甘草、生姜发汗。葛根味薄。独加一味。非发汗止汗。从葛根以解肌。故名葛根汤。钱仲阳制升麻汤。治伤寒温疫风热壮热。头痛体痛。疮疹已发未发。用葛根为君。升麻为佐。甘草、芍药安其<u>中气</u>。朱奉议活人书。将升麻汤列为阳明经解。若予诊杨氏妇阳明标本俱实。先攻其里。后泻经络中风热。故升麻汤加黄连。以寒治热也。尼长老阳明标本俱虚寒。先实其里。次行经络。升麻汤加附子。以热治寒也。仲景群方之祖。信哉。"此为阐述治疗头面诸疾的病理，根据上下文症状及药物分析，"中气"在此处指"中焦脾胃之气"。

《卫生宝鉴·卷十三·胃脘当心而痛治验》："两浙江淮都漕运使崔君长男云卿。年二十有五。体本丰肥。奉养膏粱。时有热证。友人劝食寒凉物。及服寒凉药。于至元庚辰秋。病疟久不除。医以砒霜等药治之。新汲水送下。禁食热物。疟病不除。反添吐泻。脾胃复伤。<u>中气</u>愈虚。腹痛肠鸣。时复胃脘当心而痛。不任其苦。屡易医药。未尝有效。至冬还家。百般治疗而不瘥。延至四月间。因劳役烦恼过度。前证大作。请予治之。具说其由。诊得脉弦细而微。手足稍冷。面色青黄而不泽。情思不乐。恶人烦冗。饮食减少。微饱则心下痞闷。呕吐酸水。发作疼痛。冷汗时出。气促闷乱不安。须人额相抵而坐。少时易之。予思《内经》云。<u>中气</u>不足。溲便为之变。肠为之苦鸣。下气不足。则为痿厥心冤。又曰寒气客于肠胃之间。则卒然而痛。得炅则已。炅者、热也。非甘辛大热之剂。则不能愈。遂制此方。"此处为脾胃虚冷的病案记录，根据上下文症状及药物分析，"中气"在此处指"中焦脾胃之气"。

　　《卫生宝鉴·卷十五·疝气治验》："沉香桂附丸，治<u>中气</u>虚弱。脾胃虚寒。饮食不美。气不调和。退阴助阳。除脏腑积冷。心腹疼痛。胁肋膨胀。"此为阐述沉香桂附丸的治病机理，根据上下文症状及药物分析，"中气"在此处指"中焦脾胃之气"。

　　《卫生宝鉴·卷十六·泄痢门》："燕南河北道提刑按察司书吏高士谦。年逾四十。至元戊寅七月间。暑气未退。因官事出外劳役。又因过饮。午后大发热而渴。冰水不能解。其病早晨稍轻减。服药不效。召予治之。诊其脉弦数。金匮要略云。疟脉自弦。弦数者多热。疟论曰。瘅疟脉数。素有热气盛于身。厥逆上冲。<u>中气</u>实而不外泄。因有所用力。腠理开。风寒舍于皮肤之内、分肉之间而发。发则阳气盛而不衰。则病矣。其气不及于寒。故但热而不寒者。邪气内藏于里。而外舍于分肉之间。令人消烁脱肉。故名曰瘅疟。月令云。孟秋行夏令。民多瘅疟。洁古云。动而得之。名曰中暑。以白虎加栀子汤治之。士谦远行劳役。又暑气有伤。酒热相搏。午后时助。故大热而渴。如在甑中。先以柴胡饮子一两下之。后以白虎加栀子汤。每服一两。数服而愈。征南副帅大忒木儿。已未奉敕立息州。其地卑湿。军多病疟痢。予合辰砂丹、白术安

　　41

第二章　中医学「中气」概念研究

胃散。多痊效。"此处为瘅疟的病案记录，同时引用《素问·疟论篇第三十五》之原文，此处"中气"指的是胸中肺气，根据上下文症状及药物分析，文中用以阐述瘅疟患者肺气壅盛的病机。

《卫生宝鉴·卷十八·灸妇人崩漏及诸疾》："中气不足治验：佚庵刘尚书第五子太常少卿叔谦之内李氏。中统三年春。欲归宁父母不得。情动于中。又因劳役。四肢困倦。躁热恶寒。时作疼痛。不欲食。食即呕吐。气弱短促、怠惰嗜卧。医作伤寒治之。解表发汗。次日传变。又以大小柴胡之类治之。至十余日之后。病证愈剧。病家云。前药无效。莫非他病否。医曰。此伤寒六经传变。至再经传尽。当得汗而愈。翌日。见爪甲微青黑色。足胫至腰如冰冷。目上视而睸不转睛。咽溢不利。小腹冷。气上冲心而痛。呕吐不止。气短欲绝。召予治之。予诊其脉沉细而微。不见伤寒之证。此属中气不足。妄作伤寒治之。发表攻里。中气愈损。坏证明矣。太夫人泣下避席曰。病固危困。君尽心救治。予以辛热之药。咬咀一两。作一服。至夜药熟而不能饮。续续灌下一口。饮至半夜。稍有呻吟之声。身体渐温。忽索粥饮。至旦食粥两次。又煎一服。投之。至日高。众医皆至。诊之曰。脉生证回矣。众喜而退。后越三日。太夫人曰。病患大便不利。或以用脾约丸润之可乎。予曰。前证用大辛热之剂。阳生阴退而愈。若以大黄之剂下之。恐寒不协。转生他证。众以为不然。遂用脾约丸二十丸润之。至夜下利而行。翌日面色微青。精神困弱。呕吐复作。予再以辛热前药温之而愈矣。故制此方。〔温中益气汤〕附子（炮，去皮脐）、干姜（炮）各五钱，草豆蔻、甘草（炙）各三钱，益智仁、白芍药、丁香、藿香、白术各二钱，人参、陈皮、吴茱萸各一钱半，当归一钱。上十三味。咬咀。每服五钱。水二盏。煎至一盏。去渣。温服食前。病势大者。服一两重。论曰。《内经》云。寒淫于内。治以辛热。佐以苦甘温。附子、干姜大辛热。助阳退阴。故以为君。丁香、藿香、豆蔻、益智、茱萸辛热。温中止吐。用以为臣。人参、当归、白术、陈皮、白芍药、炙。甘草苦甘温。补中益气。和血脉协力。用以为佐使矣。"此处为中气不足的病案记录，根据上下文症状及药物分析，"中气"在此处指"中焦脾胃之气"。

《卫生宝鉴·卷十八·灸妇人崩漏及诸疾》："胀治验。范郎中夫人。中统五年八月二十日。先因劳役饮食失节。加之忧思气结。病心腹胀满。旦食则呕。暮不能食。两胁刺痛。诊其脉弦而细。黄帝针经五乱篇云。清气在阴。浊气在阳。乱于胸中。是以大㤞。内经曰。清气在下。则生飧泄。浊气在上。则生䐜胀。此阴阳返作病之逆从也。至夜。浊阴之气。当降而不降。䐜胀尤甚。又云。脏寒生满病。大抵阳主运化精微。聚而不散。故为胀满。先灸中脘穴。乃胃之募。引胃中生发之气上行。次以此方助之。［木香顺气汤］苍术、吴茱萸各五分（汤洗），木香、浓朴（姜制）、陈皮、姜屑各三分，当归、益智仁、白茯苓（去皮）、泽泻、柴胡、青皮、半夏（汤泡）、升麻、草豆蔻各二分（面裹煨）。上十五味。吹咀。作一服。水二盏。煎至一盏。去渣。稍热服。食前。忌生冷硬物及怒气。数日良愈。论曰。《内经》云。留者行之。结者散之。以柴胡、升麻、苦平。行少阳阳明二经。发散清气。营运阳分。故以为君。生姜、半夏、豆蔻、益智辛甘大温。消散大寒。故以为臣。浓朴、木香、苍术、青皮辛苦大温。通顺滞气。当归、陈皮、人参辛甘温。调和荣卫。滋养<u>中气</u>。浊气不降。以苦泄之。吴茱萸。苦热泄之者也。气之薄者。阳中之阴。茯苓甘平。泽泻咸平。气薄。引导浊阴之气。自上而下。故以为佐使也。气味相合。散之泄之。上之下之。使清浊之气。各安其位也。"此处为脏寒内满的病案记录，根据上下文症状及药物分析，"中气"在此处指"中焦脾胃之气"。

《卫生宝鉴·卷二十一·药味专精》："至元庚辰六月中。许伯威五旬有四。<u>中气</u>本弱。病伤寒八九日。医者见其热甚。以凉剂下之。又食梨三四枚。伤脾胃。四肢冷。时昏愦。请予治之。诊其脉动而中止。有时自还。乃结脉也。亦心动悸。呃噫不绝。色青黄。精神减少。目不欲开。倦卧恶人语。予以炙甘草汤治之。成无己云。补可去弱。人参大枣。甘。补不足之气。桂枝、生姜、辛。益正气。五脏痿弱。荣卫涸流。湿以润之。麻仁、阿胶、麦门冬、地黄之甘。润经益血。复脉通心。加桂枝。人参。急扶正气。减生地黄。恐损阳气。锉一两服之。不效。予再思脉病对。莫非药陈腐而不效乎。再于市铺选尝气味浓者。再煎服之。

其病减半。再服而愈。凡药昆虫草木。生之有地。根叶花实。采之有时。失其地。性味少异。失其时。气味不全。又况新陈不同。精粗不等。倘不择用。用之不效。医之过也。《内经》云。司岁备物。气味之专精也。修合之际。宜加意焉。"此处为脾胃内伤兼有脉结代的病案记录，根据上下文症状及药物分析，"中气"在此处指"中焦脾胃之气"。

《卫生宝鉴·卷二十三·中寒治验》："参政商公。时年六旬有二。元有胃虚之证。至元己巳夏。上都住。时值六月。霖雨大作。连日不止。因公务劳役过度。致饮食失节。每旦则脐腹作痛。肠鸣自利。须去一二行乃少定。不喜饮食。懒于言语。身体倦困。召予治之。予诊其脉沉缓而弦。参政以年高气弱。脾胃宿有虚寒之证。加之霖雨及劳役饮食失节。重虚中气。难经云。饮食劳倦则伤脾。不足而往。有余随之。若岁火不及。寒乃大行。民病鹜溏。今脾胃正气不足。肾水必挟木势。反来侮土。乃薄所不胜乘所胜也。此疾非甘辛大热之剂。则不能泻水补土。虽夏暑之时。有用热远热之戒。又云。有假者反之。是从权而治其急也。《内经》云。寒淫于内。治以辛热。干姜、附子辛甘大热。以泻寒水。用以为君。脾不足者。以甘补之。人参、白术、甘草、陈皮。苦甘温以补脾土。胃寒则不欲食。以生姜、草豆蔻辛温治客寒犯胃。浓朴辛温浓肠胃。白茯苓甘平助姜附。以导寒湿。白芍药酸微寒。补金泻木以防热伤肺气为佐也。不数服良愈。"此处为脾胃虚寒的病案记录，根据上下文症状及药物分析，"中气"在此处指"中焦脾胃之气"。

《卫生宝鉴·卷二十四·用热远热从乎中治》："郝道宁友人刘巨源。时年六十有五。至元戊寅夏月。因劳倦饮食不节。又伤冷冻饮料。得疾。医者往往皆以为四时证。治之不愈。逮十日。道宁请太医罗谦甫治之。诊视曰。右手三部脉沉细而微。太阴证也。左手三部脉微浮而弦。虚阳在表也。大抵阴多而阳少。今所苦身体沉重。四肢逆冷。自利清谷。引衣自覆。气难布息。懒语言。此脾受寒湿。中气不足故也。仲景言下利清谷。急当救里。宜四逆汤温之。内经复有用热远热之戒。口干但欲嗽水。不欲咽。早晨身凉而肌生粟。午后烦躁。不欲去衣。昏昏睡而面赤。隐隐红斑见于皮肤。此表实里虚故也。内虚则外证随时而变。详内外之证。乃饮食劳倦。寒伤于脾胃。非四时之证明矣。治病必察其下。今适当大暑之时。而得内寒之病。以标本论之。时为标也。病为本也。用寒则顺时而违本。用热则从本而逆时。此乃寒热俱伤。必当从乎中治。中治者、温之是也。遂以钱氏白术散。加升麻。就本方加葛根、甘草以解其斑。少加白术、茯苓以除湿而利其小便也。人参、藿香、木香。安脾胃。进饮食。哎咀。每服一两煎服。再服斑退而身温。利止而神出。次服异功散、治中汤辛温之剂。一二服。五日得平。止药主人曰。病虽少愈。勿药可乎。罗君曰。药。攻邪也。内经曰。治病以平为期。邪气既去。强之以药。变证随起。不若以饮食调养。待其真气来复。此不药而药、不治而治之理存焉。从之。旬日良愈。噫。谦甫之为医。深究内经之旨。以为据根据。不为浮议之所摇。胸中了然而无所滞。岂验方而用药者比也。巨源友旧。朝夕往视之。故得其详。不可不录之以为戒。五月二十五日郝道宁谨题。"此处为脾胃寒湿的病案记录，根据上下文症状及药物分析，"中气"在此处指"中焦脾胃之气"。

综上所述，罗天益在其代表著作《卫生宝鉴》中提及"中气"一词凡 17 处，其中论述医理 4 处，记载病案 13 处，根据上下文病机和症状的论述及药物的描述，"中气"一词的含义皆指"中焦脾胃之气"。

第六节　明代中医药学著作"中气"的概念

明代有代表性的中医药著作中，载录"中气"一词的著作主要有：明代周慎斋《慎斋遗书》、吴昆《医方考》、徐春甫《古今医统大全》、张景岳《类经》《景岳全书》等，书中提及"中气"其主要含义为"中焦脾胃之气"和"脏腑之气"两种。

一、周慎斋《慎斋遗书》"中气"含义

明代著名医家周之干，字慎斋（约 1508～1586），宛陵（今安徽宣

城）人。中年因病自习医学，潜心研究《黄帝内经》，私淑张元素、李东垣，参以刘河间，后又就正于薛己之门，问难数月，豁然贯通。周慎斋精通脉学，擅长于内伤证治，生前忙于诊务，无暇著述，今所存之著作皆为后人整理，现存《慎斋遗书》《医家秘奥》两种。周慎斋对脉理、内伤证治的论述，不仅丰富了中医的基础理论，同时也为后来者提供了极为重要的参考。《慎斋遗书》是周慎斋晚年总结平生医疗经验而成，大多出于门人纪录，周慎斋师承属于易水学派，其学术思想注重脾胃，强调"阴阳并重，以扶阳为先"的理论中，"扶阳"主要指胃阳。周慎斋在其代表作《慎斋遗书》中提及"中气"一词凡 41 次，[25]其中 40 处含义指"胃气"，亦即"中焦脾胃之气"的含义；1 处含义指类中风的一种类型，现分列如下：

（一）指中焦脾胃之气

《慎斋遗书·卷一·阴阳脏腑》："清气在下，能助命门之火。若阴气绝，浊气在上，则填实肺气，肺气不能行降下之令，则大便闭。心肺为阳，阳中有阴，故上行极而下。肝肾为阴，阴中有阳，故下行极而上。中气上升于肺则为气，从肺回下则化为血，人身胃气升降，而气血自然生生不已。中气即是胃气，人身以阳为主，一分阳气未绝，不至于死。一分阴气未尽，不得成仙。"根据上下文症状及药物分析，"中气"在此处指"胃气"，亦即"中焦脾胃之气"。

《慎斋遗书·卷二·望色切脉》："弱、紧、数之脉，表里俱虚。弱为中气不足，紧为肺虚不卫风寒；数为血不足也。缓为脾之本脉。缓而有力为太过，缓而无力为不足。若脾部见弦脉，为木乘土位，中气所致，是从所不胜来，为贼邪也。若见沉细，是水反侮土，从所胜来，为微邪也。见短涩是火克金，从后来为虚邪也。若见洪大是火生土，从前来为实邪也。凡看病先认定本部脉形，若兼见别部脉形，或从所生来者，或从所克来者，以五行之理推之，断病无差矣。……凡脉豁大外有火，沉细里有火。六脉俱有火者，宜八珍汤和之，脉大亦火之使然。凡脉浮大数，或两手俱浮大数，或轻按浮大，重按虚小，或肾脉重按无力不清，皆是<u>中气</u>不足。微紧、微弦、微数，皆系脾胃不足。……命门脉不起，是为心之正脉，沉小亦是正脉。豁大、心包络少血，宜归脾汤。为短为涩，俱是心包络不足。肝脉弦长，脾脉短，是为脾阴不足，宜山药、莲子、五味之类。带数，<u>中气</u>不足，补中益气汤。脾脉缓，肝脉或弦或紧，或弦紧洪数，俱从肝治之方愈。肺脉短涩，心脉浮洪，宜利小便，引心火下行。肺脉浮大，或豁大，或微细，纵心脉不平，亦当从肺治之。"根据上下文症状及药物分析，"中气"在此处指"胃气"，亦即"中焦脾胃之气"。

《慎斋遗书·卷二·辨证施治》："口不知味，有实热者，有虚热者。口不知谷味，中虚可知。盖谷气入脾胃，中气赖以养不喜非不足而何？二者各自不同，中气实则空，空则上通下达；<u>中气</u>虚则实，实则痰凝气滞如扑打损伤，服破血药，不得去者，必成中满，其毒气入脾故也。"根据上下文症状及药物分析，"中气"在此处指"胃气"，亦即"中焦脾胃之气"。

《慎斋遗书·卷三·二十六字符机》："资生万物位坤宫，忌湿宜温益理中；血气源头从此化，先天化育赖为宗。土为万物之母，在蔻、陈皮、山药之类相投，深有补益。先天后天所生气血，由此而化。凡治百病，先观胃气之有无，次察生死之变化。所<u>至</u>重者，惟<u>中气</u>耳，可不谨乎！……实虚相杂损元阳，攻补兼施细酌量，先理脾家为切要，气行无滞补何妨。兼治之法，攻补并泻，或腹痛，或胸胁满闷。怒气挟食伤肝，皆损<u>中气</u>，虽兼内外劳伤，头痛发热，务以调理脾胃为先。凡治吐泻腹痛满闷等证，先用温补，加香砂辛热之味，使诸证平复，而脾气营运，再用纯补之药，以俟汗解而愈。古云：气滞物伤，补益兼行消导，此之谓也。……食塞胃<u>中气</u>不调，越因越用法为高，若然反出因无火，温补中宫积自消。凡饮食不匀，有伤升降，心下泛泛然，或兼恼怒，则郁闷难舒，一吐即愈。皆越因越用之法也。若食入反出，王太仆云：是无火也。内必兼寒兼积，法宜温补中宫，用理中汤去甘草，加乌梅、生姜、消痰之药。（钱本多枳壳一味。）此则越法之内，而兼调中之意者也。"根据上下文症状及药物分析，"中气"在此处指"胃气"，亦即"中焦脾胃之气"。

《慎斋遗书·卷四·用药权衡》："中气足，则清升浊降，诸病皆愈。倘宜用寒凉药，须用一二味，引入小便去，能使中气伤寒证中，须知有内伤。杂病证中，须知重脾胃。胃气不伤，百病皆易痊。"根据上下文症状及药物分析，"中气"在此处指"胃气"，亦即"中焦脾胃之气"。

《慎斋遗书·卷五·古方解》："补中益气汤。补中者，补中气也。参、芪、术、草所以补脾，五行相制则生化，广皮以疏肝气，归身以养肝血，清气升则阴阳皆长，故用柴胡、升麻以升提清气，清气既升则阳生，阳生而阴自长矣。"根据上下文症状及药物分析，"中气"在此处指"胃气"，亦即"中焦脾胃之气"。

《慎斋遗书·卷六·寒热》："寒不得热，是无火也。寒之不寒，责其无水；热之不热，责其无火。经云：滋其化源，化源已绝，药之假，焉能滋其真水火也。（至真要大论。）帝曰：脉从而病反者，何如？岐伯曰：脉至而从，按之不鼓，诸阳皆然。（启元子注言：）病热而脉数，按之不鼓动，乃阴盛格阳所致，非热也。此一节言证属阳，脉亦从证，虽属热而反病寒也，诸阳皆然，谓诸阳概数而不鼓，太阳标本不同之脉也。（又至真要大论云：）帝曰：诸阴之反，何如？岐伯曰：脉至而从，按之鼓盛而甚也。（启元子注言：）形证皆寒，按之而脉鼓击于指下盛者，此为热甚拒阴所致，病非寒也。此一节言证属寒，脉亦从证，虽似寒而反病热也。是故百病之起，有生于本者，有生于标者，有生于中气者，有取本而得者，有取标而得者，有取中气而得者，有逆取而得者，有从取而得者。逆，正顺也。若顺逆也。故曰：知标与本，用之不殆，明知顺逆，正行无间，此之谓也。不知是者，不足以言诊，足以乱经。故大要曰：粗工嘻嘻，以为可知，言热未已，病寒复始，同气异形，迷诊乱经，此之谓也。夫标本之道，要而博，小而大，可以言一而知百病之害，言标与本，易而勿损，察本与标，气可令调，明知胜复，为万民式，天之道毕矣。（自"百病之起"至此亦是至真要大论中语。）六气之病，标本相反者，惟太阳少阴之病为最。盖太阳标热本寒，少阴标寒本热，启元子释诸阳脉至而从为病热，脉数者，太阳之标也。按之不鼓，为阴盛格

《黄帝内经》「中气」概念及理论研究

48

阳者，寒水之本，与标相反也。诸阴脉至而从为脉证，似寒者，少阴之标也。按之鼓盛，为热盛拒阴者，君火之本，与标相反也。是故不知相反者，逆标气之阴阳而正治，则顺本气之寒热而病如故，外则似顺，<u>中气</u>乃逆，故方若顺，乃实则逆也。知相反者，顺标气之阴阳而反治，则逆本气之寒热而愈，故外虽用逆，中乃顺也，此似逆而实正顺也。知标与本，用之不殆，明知顺逆，正行无间也。若脉从病反，言证似阳者，脉亦从证似阳，而其病反是寒也。证似阴者，脉亦从证似阴，而其病反是热也。故皆反其脉证施治。（下文详言脉证相反者之治法，当舍证从脉。然其中又有脉证相合，而病之真情实相反者，又宜反其证脉以施治。以总明病机千变万化，学人之不可不细审而详察也。）如身热烦躁面赤，其脉沉而微者，阴证似阳也。身热者，里寒故也；烦躁，阴盛故也；面赤，戴阳，下虚故也。若医者不知脉，误为实热，反用寒凉，则气消成大病矣。《外台秘要》云：阴盛发躁，欲坐井中者，宜以热药治之。故仲景以少阴证面赤者，四逆汤加葱白治之，以逆气象阳也。若寒凉之药入腹，周身之火得水则升走，阴躁之极，往往欲坐井中，医犹不悟，此是阴证，仍认为热，复以寒药投之，其死也何疑？或因呕吐，或因嗽而发躁，蒸蒸身热，如坐甑中，欲去衣近寒处，或饮食寒水则便振寒如故，上气短促，胸中满闷欲死，甚则口开目瞪，声闻于外，而泪涕痰涎大作，其发躁须臾而已。六脉沉细而涩，按之而虚，是大寒之证。以辛甘甘温之剂饮之则愈。《活人书》：手足逆冷，大便闭，小便赤，或大便黑色，脉沉而滑，阳证似阴也。轻者白虎汤，重者承气汤。伤寒失下，血气不通，令四肢逆冷，此是伏热，故厥亦深，速以大承气汤下之，汗出即愈。盖热厥与阴厥不同，热厥者微，厥即发热，阴厥不发热，四肢逆冷，恶寒，脉沉细，大小便滑泄。"根据上下文症状及药物分析，"中气"在此处指"胃气"，亦即"中焦脾胃之气"。

《慎斋遗书·卷六·内伤》："脉左手沉细虚，右手浮大数，或豁大无力，口不知谷味，得之劳心嗜欲、七情纵酒、饮食饮饱过度，此内伤也。初虽未觉，久则成患，以致身痛、头疼、潮热恶寒，证类伤寒，实非伤寒。倘用麻黄等剂，大发其汗，热不肯退，再以寒药泻火，以致清气下陷，浊气转升，因而食下胸满，又大下之，<u>中气</u>更不足，以致大汗亡阳，下多亡阴，阴气耗散，伤而又伤，所谓实实虚虚，损不足益有余，如此而死者，非医杀之耶？……**内伤之证，<u>中气</u>虚也。中气者，当脐中空处，两胁中间也。脾气在<u>中气</u>之内，与<u>中气</u>相为根据倚，非即<u>中气</u>也。中气以空为贵，其所以能空者，由脾能运转，阳气上升而后中能空也。**若脾气下陷，填塞其中，则脏腑之根蒂以伤，气血往来之道路以窒，病自此起矣。脾之所以能升者，由胃气升发，脾有所禀也。故脾气散精，上输于心，心输于肺，肺输于皮毛，轻清者入于经络为营，悍者入于皮肤为卫。故凡饮食入胃，全赖脾气运之，其精气上行于肺，化为津液，肺复降下，四布入心、入脾、入肝为血，入肾为精；其浊者入于脐下之幽门、转于小肠，达于大肠，会于阑门，糟粕出于广肠。津液沁于膀胱，所以清升浊降，生生不息，即寿且康也。倘或饮食伤胃，脾无所禀，或劳役伤脾，不能转运，脾胃之气既滞于中，则金无所借以滋养，而不能生水，水无所借以相生，而不能制火，命门之火必过旺矣。命门之火与心包络，一脉相通。命门火旺，心火亦旺。胸膈之间无非阴火之炽，火乘土位则金失其职，火从而克之，故气高而喘者，阴气填塞于肺，肺气为之不利也。身热而烦者，火盛血干，心神无所安养，故躁而烦热也，是心肺之气病而着见于外者如此。故或似伤风，或似伤寒，皆阳气不足之所致也。若认作外感汗之，则肺气益虚，下之则阳气下陷，轻者多重，重者多死。故东垣《内外伤辨》曰：外伤者是为有余，有余者宜泻之；内伤者是为不足，不足者宜补之，此补中益气汤所由设也。用人参、黄芪、白术、甘草、当归以补气血，用陈皮以理气滞，用柴胡、升麻以升清气，清气升，浊气自降，元气周流，营运不息，观之天地位而万物育。"根据上下文症状及药物分析，"中气"在此处指"胃气"，亦即"中焦脾胃之气"。

《慎斋遗书·卷七·吐血》："吐血血不归经，用炮姜温暖<u>中气</u>，使血归经。炮姜入脾、肺二经，脾统血，肺主气，气行血行也。……天一丸。黄柏、知母（俱童便炒）、生地、丹皮、杞子、五味子、牛膝、茯苓。蜜丸。血证药味各有专司。川芎血中气药，性味辛散，通肝经而行血滞于气也；地黄血中血药，通肾经，性味甘寒，能滋真阴；当归分三治，性味辛温，全用活血，血各归经；白芍阴分药也，通脾经，性味酸寒，能凉血，治血虚腹痛也；人参补血虚，阳旺则生阴血也。辅佐之属，若桃仁、红花、苏木、血竭、丹皮，血滞所宜；蒲黄、阿胶、地榆、百草霜、棕灰，血崩所宜；乳香、没药、五灵脂，血痛所宜；苁蓉、琐阳、牛膝、杞子、益母草、夏枯草、龟板，血虚所宜；乳酪血液之物，血燥所宜；炮姜、肉桂，血寒所宜；生地、苦参，血热所宜。验案。石埭陈友，年三十五岁，性嗜酒色，忽患吐血，一日三五次，不思饮食，每日只吃粥一碗，滚酒能饮数杯，次日清晨再吃粥，前粥尽行吐出，吐后反腹胀，时时作酸割痛，昼夜不眠，吃滚酒数杯略好，来日亦如此，近七月矣，医人俱言不可治，并无论及积血者。予诊之，六脉虚数，此证吐后宜宽反胀，吃滚酒略可，此积血之证也。盖酒是邪阳，色亦邪阳，邪阳胜则正阳衰，又兼怒气伤肝，肝不纳血，思虑伤脾，脾不统血，中气受伤，血不归络，积血中焦无疑。宜吐宜利，但脾胃大虚，不使阳气升发，阴寒何由而消？先用六君汤，白术、苍术制之，加丁香温胃，草蔻治中脘痛，三十余帖，再用良姜一两，百年陈壁土四两同煮，待土化切片，陈皮去白、草蔻、人参、白术、茯苓、甘草、胡椒、丁香各五钱，细辛四钱，共末，空心清盐酒送下二钱，此药功在扶阳，积血阴寒凝结，得阳旺而阴自化。服药后血从下行者吉，如血从上吐，约六七碗，胸中闷乱，手足逆冷，不醒人事。急煎人参五钱，炮姜八分，服之遂静。定后胸中闷乱，脐下火起而昏。用茯苓补心汤一帖而安，又用六味加人参。一人咳嗽吐血，用人参、花粉为末，蜜水调服而愈。一女白带、吐血，子午潮热，口干脉弦，此肝木大旺，脾之真元被木所夺也。清肺则木平，补脾则中气固，六味加人参、炮姜而愈。一人痰中见血，脉大有力，肺部更甚，此证肺失下降之令也。肺不降者，中宫为浊气郁结。"根据上下文症状及药物分析，"中气"在以上几处指"胃气"，亦即"中焦脾胃之气"。

《慎斋遗书·卷七·肠风》："一妇年四十八，八月患痢，所服清凉消导，以致脾胃受伤，血无所统，日下数碗，或住一二日，遇有所触，即下不止，至十月肌肉渐瘦。欲补血而脾胃寒冷，欲引血归经，而血枯待尽。只宜温养中气，阳生阴长，用理中汤一二帖，后以补中益气汤加防风三分、炮姜八分。"根据上下文症状及药物分析，"中气"在以上几处指"胃气"，亦即"中焦脾胃之气"。

《慎斋遗书·卷八·胀》："胀证从脾胃生，宜治其先天之水火，使火无上炎而釜底得温，则先后两天相生，肾气与胃气相接，自然饮食进而气无凝滞之患，胀自消矣。若仅用温肾扶脾，而金木之气不从其升降之令，则中气郁而不运转矣。故又须疏肝润肺，木升金降，以使天地得行交泰之道而愈可求也。然中宫青胀，真气多断，十活一二之凶证也。必兼和七情乃效，勿轻视之。验案。一人少腹青筋胀痛，小便不利，此伤肝也。肝主筋，肝伤则宗筋伤，小便不利矣。少腹肝之部也，青色，肝之色也，肝既伤，故少腹痛、青色见而胀也。用逍遥散加杜仲以达之。寒则伤脾，不若补脾以生肺金也。肺补得行降令，而下中自平矣。中气一足，邪火自退。故曰下病求上，上病求中。中者，气血之原也。昔有一女胀而脉沉。一医用青盐、黄柏、升麻而愈。今有一妇亦胀而脉沉，可例求乎？师曰：不可。前证因命门火郁，使肾之真阳不升，心之真阴不降，故用柏以解命门之火，使水中得升其真阳，用盐以润心，使无邪火之炽，而真水得下，水火既济，而复以升麻提其清气，清气一升，浊气自降，而脾肺无内郁之弊，胀证愈矣。盖其本在肾而标在心，故三药奏效捷也。今则本在心而标在肾，沉脉同而标本异矣。须温其心阳为主，而治肾为标。和中丸甚合正治之法也。一人腹胀时吐，小便利而大便闭，大便通而小便闭。此中气实故胀，浊阴不降故吐，清阳下陷，填塞下焦，故二便不能齐通。用炮姜三钱温中而健运，升麻一钱五分升于下，吴茱萸一钱降于上。八帖而愈。一人腹胀，大便燥结，小便赤涩，口微渴。方用山茱萸、丹皮、茯苓各七分，车前、牛膝各一钱，熟地一钱五分，泽泻三钱。盖脉洪大，服此而安。一人六脉沉细而数，中气不足，已成胀证。方用人参七分，黄芪、甘草各五分，苍术八分，升麻、柴胡各三分，陈皮、木香各五分，姜二片，枣三枚。有痰加半夏，腹痛加吴茱萸，小便不利加牛膝，肿加薏苡仁。服此方全愈甚多。一人单腹胀大，温中为主。人参五分，吴茱萸一分，苍术、白术、炮姜、茯苓各五分，炙甘草二分。腹痛加肉桂，小便滞增炮姜，加神曲。"根据上下文症状及药物分析，"中气"在以上几处指"胃气"，亦即"中焦脾胃之气"。

《慎斋遗书·卷八·疟》："疟久成痞，用大蒜捣烂，加麝少许，敷痞上一日见效。内用马料豆一斗，常煎服，或用似疟一日一来，来则身胀要打者，属脾虚不足，六君子汤。食嗳加神曲，血虚加归、芍五分，汗多加黄芪七分，吐清痰加五味、肉桂各三分，恶心加炮姜三似疟非疟，日久不愈，并久痢<u>中气</u>虚弱，用炮姜、附子、白术数十帖，必<u>中气</u>足而后病邪不复，若一二帖效而遂已，病必再发。"根据上下文症状及药物分析，"中气"在以上几处指"胃气"，亦即"中焦脾胃之气"。

《慎斋遗书·卷九·腹痛》："小腹痛，肝肾之部，虚寒气胜也；大腹痛，脾胃之部，食积停痰也。脐右为肺，左为肝，上为心，下为肾，中为脾。诸作痛者，皆<u>中气</u>不足，阳气不通所致也。（此指虚弱人而言。）中焦痛，食积者，多用二陈加消导之药；不愈，必系寒痛，用姜、桂温之，或理中去术，加吴萸。左右痛，大半是风；下焦痛，纯寒无热，除姜、桂，必无治法也。……腹痛不过脐与气海，其余痛，俱<u>中气</u>不足，和中散最是。下焦纯寒，用和中散，少加小茴。亦有血滞作痛者，必大小便见血，口内出血，以四物汤加延胡、香附、肉桂，从血分治上焦宜清，中焦宜温，惟食积停痰气实人，二陈汤随所伤而加以消导。伤热者少加黄连，有酒积者少加利湿清热药。若气虚人不可消导，六君子加砂仁、木香。"根据上下文症状及药物分析，"中气"在以上几处指"胃气"，亦即"中焦脾胃之气"。

《慎斋遗书·卷九·头晕》："头为诸阳之首，病患头晕，清阳不升也。头重不能抬起，阳虚不能撑持也。头晕有肾虚而阳无所附者，有血虚火升者，有脾虚生痰者，有寒凉伤其<u>中气</u>，不能升发，故上焦元气虚而晕者，有肺虚肝木无制而晕者。<u>中气</u>虚则脾不运化，以致生痰上逆而头晕者，四君子加半夏、天麻。五更头晕，阳气不足也。盖阳主动，动则阳气上升，故不晕，五更静极，阳气虚则潜于下，肾虚阳无所附而晕，六味汤加人参；血虚火升而晕，芎归芍药汤；脾虚生痰，四君子加半夏、天麻；寒凉伤气，气虚而晕，补中益气加附子；肝木无制而晕，黄芪建中汤；血虚头晕，便燥，归身、白芍、生地各一钱，川芎八分，荆芥七分，细辛一分。"根据上下文症状及药物分析，"中气"在以上几处指"胃气"，亦即"中焦脾胃之气"。

《慎斋遗书·卷十·妇人杂证·经水》："经行腹痛，愈痛而经愈多，至于痛死者，系火之搏击。宜行血散火，令脾能统血；然不兼之以破，则火不散，血无由而止也。用黄芩、芍药，所以敛血；用归身、川芎、白术、茯苓，理脾益血；益母草破气中血；延胡索行血中气；香附开郁热；虚则加人参。盖理脾则血能统，散火则血可止。气滞加砂仁、木香，勿用生地、熟地。调理经水，莫过八珍加益母、香附种子，夫妇可服菟丝子一斤，酒煮烂捣成饼，晒干，冻米一升，炒熟共末，空心滚汤调逍遥治妇人潮热，惟经水适来则可，其余潮热，阳生阴长之法治之。"根据上下文症状及药物分析，"中气"在此处指"胃气"，亦即"中焦脾胃之气"。

（二）指类中风的一种类型

《慎斋遗书·卷九·暴死》："暴病暴死，多属于火，宜左金丸。暴死有痰声，名痰厥。四君子汤加竹沥、姜汁。暴怒暴死，名气厥。木香、沉香、槟榔、枳实、乌药。中气暴死，六君子加天麻。中寒暴死，附子理中汤。中热、中暑暴死，冷水抉开口灌之，后服三黄汤。"根据上下文症状及药物分析，"中气"在此处指病症"类中风"的一种类型。

综上所述，周慎斋在《慎斋遗书》中，"中气"一词主要指"胃气"，并对此有一番自己独到的认识。《慎斋遗书·阴阳脏腑》曰："中气上升于肺则为气，从肺回下则化为血，人身胃气升降而气血自然生生不已。中气即是胃气，人身以阳为主，一分阳气未绝，不至于死。一分阴气未尽，不得成仙。"其中"中气"阐述为胃气，主要指胃中的阳气，主升降而能化生气血。《慎斋遗书·内伤》言："脾气在中气之内，与中气相为依倚，非即中气也。中气以空为贵，其所以能空者，由脾能运转，阳气上升而后中能空也……脾之所以能升者，由胃气升发，脾有所禀发也。"周慎斋在此处将"中气"明确为胃气，与脾气有别，而可以升发脾气。对于何为"胃气"，周慎斋在《慎斋遗书·望色巧脉》解释为："胃气者，谷气，营气，卫气，真元之气，少阳生气，总谓胃气也。脉有敦阜之象者，谷气也；脉有濡润之象者，营气也；脉有充实之象者，卫气也；脉有雍和软顺相续轻清之象者，真元之气也；脉有生动弦长而无亢厉之象者，少阳生气也。此数者皆胃气也，少一则胃气不足也。"周慎斋认为，中气为胃气，最为至重，为人体后天之本。正如他在《慎斋遗书·二十六字元机》对中气的阐述："资生万物位坤宫，忌湿宜温益理中；血气源头从此化，先天化育赖为宗。土为万物之母，在人身则属脾胃，喜温恶湿。地黄湿滞之物，非其所宜，唯与参、苓、芪、术、甘、姜、豆蔻、陈皮、山药之类相投，深有补益。先天后天所生气血，由此而化。凡治百病，先观胃气之有无，次察生死之变化。所至重者，惟中气耳，可不谨乎！"

二、吴昆《医方考》"中气"含义

明代医家吴昆（1551～1620），字山甫，号鹤皋，又号鹤皋山人、参黄子、参黄生，徽州府歙县澄塘村人，明代医家，新安医学名家之一。吴昆师从余午亭，以医为业，从三吴出发，遍历江浙、荆襄、燕赵等地，"师医道贤于己者"，自此之后医学大进。共撰述医书6种，其中《医方考》6卷、《脉语》2卷、《素问吴注》24卷、《针方六集》6卷4种现存于世，《十三科证治》《药纂》两种成书年代不详，已经亡佚。吴昆在其代表著作《医方考》中提及"中气"一词凡44次，根据上下文病机和症状的论述及药物的描述，"中气"一词的含义皆指"中焦脾胃之气"[26]，现分列如下：

《医方考·卷一·伤寒门第二》："邪在表则恶寒，邪在里则发热，邪在半表半里则恶寒且热，故令寒热往来。少阳之脉行于两胁，故令胁痛；其经属于胆，胆汁上溢故口苦。胆者，肝之腑，在五行为木，有垂枝之象，故脉弦。柴胡性辛温，辛者金之味，故用之以平木，温者春之气，故就之以入少阳；黄芩质枯而味苦，枯则能浮，苦则能降，君以柴胡，则入少阳矣。然邪之伤人，常乘其虚，用人参、甘草者，欲<u>中气</u>不虚，邪不得复传入里耳。是以中气不虚之人，虽有柴胡证俱，而人参亦可去也。邪初入里，里气逆而烦呕，故用半夏之辛以除呕逆，邪半在表，则荣卫争，故用姜、枣之辛甘以和荣卫。"此处为分析柴胡剂的用药思路，根据上下文症状及药物分析，"中气"在此处指"中焦脾胃之气"。

《医方考·卷一·伤寒门第二》："伤寒自表入里，传至三阴，三阴亦有在经表证。如太阴有桂枝加芍药汤，少阴有麻黄附子细辛汤，厥阴有当归四逆汤之类。若不治其表，而用承气汤下之，则伤<u>中气</u>，而阴经之邪乘之矣！以既伤之中气而邪乘之，则不能升清降浊，痞塞于中，如天地不交而成痞，故曰痞，泻心者，泻心下之邪也。姜、夏之辛，所以散痞气；芩、连之苦，所以泻痞热；以下之后，脾气必虚，人参、甘草、大枣，所以补脾之虚。"此处为分析承气汤下后的脾胃虚弱的病机，根据上下文症状及药物分析，"中气"在此处指"中焦脾胃之气"。

《医方考·卷一·伤寒门第二》："病在表而反下之，则逆矣。下面<u>虚</u>其<u>中气</u>，则表邪乘之而入，虚不任邪，故不利日数十行，今人谓之挟热利也。火性急速，谷虽入而未及化，故谷不化；虚阳奔迫，故令腹中雷鸣；中胃虚之圣药也。生姜、半夏、干姜，呕逆之圣药也；黄连、黄芩，痞热之圣药也。"此处为分析生姜泻心汤的对应病机，根据上下文症状及药物分析，"中气"在此处指"中焦脾胃之气"。

《医方考·卷一·伤寒门第二》："汗后身痛者，此由汗多耗损阴气，不能荣养筋骨，故令身痛。阳虚，故令脉迟；汗后，故令脉弱。黄芪、甘草之甘，补中气也，然桂中有辛，同用之足以益卫气而实表；芍药之酸，收阴气也，桂中有热，同用之足以利荣血而补虚，此方以建中名者，创建<u>中气</u>，使其生育荣卫，通行津液，则表不虚而身痛自愈矣。"此处为分析黄芪建中汤的功效，根据上下文症状及药物分析，"中气"在此处指"中焦脾胃之气"。

《医方考·卷一·伤寒门第二》："不当吐下而吐下之，故曰误吐下。如用栀子、瓜蒂之类以吐，又用承气之类以下，其性皆寒，误用之，则损中气。中气既虚且寒，便恶谷气，故食入口即吐。入口即吐者，犹未下咽之谓也。用干姜之辛热，所以散寒；用人参之甘温，所以补虚；复用芩、连之寒苦者，所以假之从寒而通格也。经曰：有假其气，则无禁也，正此之谓。自非深得经旨，故能通其变耶？"此处为分析干姜黄连黄芩人参汤的对应病机，根据上下文症状及药物分析，"中气"在此处指"中焦脾胃之气"。

《医方考·卷一·伤寒门第二》："下之利不止者，下之虚其里，邪热乘其虚，故利；虚而不能禁固，故不止；更无中焦之证，故曰病在下焦。涩可以固脱，故用赤石脂；重可以镇固，故用禹余粮。然惟病在下焦者可以用之。若病在中焦而误与焉！虚者则二物之寒，益坏中气；实者固而涩之，则邪无自而泄，必增腹胀且痛矣。慎之！"此处为分析赤石脂禹余粮汤对应的病机，根据上下文症状及药物分析，"中气"在此处指"中焦脾胃之气"。

《医方考·卷一·伤寒门第二》："汗、吐、下而解，则中气必虚，虚则浊气不降而上逆，故作痞硬；逆气上干于心，心不受邪，故噫气不除，《内经·宣明五气篇》曰：五气所病，心为噫是也。旋覆之咸，能软痞硬而下气；代赭之重，能镇心君而止噫；姜、夏之辛，所以散逆；参、草、大枣之甘，所以补虚。或曰：汗、吐中虚，肺金失令，肝气乘脾而作上逆，逆气于心，心病为噫。此方用代赭石，固所以镇心，而亦所以平肝也。亦是究理之论。"此处为分析旋覆代赭汤对应的病机，根据上下文症状及药物分析，"中气"在此处指"中焦脾胃之气"。

《医方考·卷一·伤寒门第二》："伤寒由汗、吐、下而瘥，必虚羸少气，虚则气热而浮，故逆而欲吐。竹叶、石膏、门冬之寒，所以清余热；人参、甘草之甘，所以补不足；半夏之辛，所以散逆气；用粳米者，恐石膏过寒损胃，用之以和中气也。"此处为分析竹叶石膏汤对应的功效，根据上下文症状及药物分析，"中气"在此处指"中焦脾胃之气"。

《医方考·卷一·感冒门第三》："风寒客于皮毛，理宜解表，四时不正之气由鼻而入，不在表而在里，故不用大汗以解表，但用芬香利气之品以主之；白芷、紫苏、藿香、陈皮、腹皮、浓朴、桔梗，皆气胜者也，故足以正不正之气；白术、茯苓、半夏、甘草，则甘平之品耳，所以培养<u>中气</u>，而树中营之帜者也。"此处为分析藿香正气散的功效，根据上下文症状及药物分析，"中气"在此处指"中焦脾胃之气"。

《医方考·卷一·暑门第四》："身热口渴，阳明证也；小便不利，膀胱证也；暑为热邪，阳受之则入六腑，故见证若此。滑石性寒而淡，寒则能清六腑，淡则能利膀胱；入甘草者，恐石性太寒，损坏<u>中气</u>，用以和中耳。经曰：治温以清，凉而行之。故用冷水调服。是方也，简易而效捷，暑途用之，诚为至便；但于老弱、阴虚之人，不堪与也。此虚实之辨，明者详之，否则蹈虚虚之戒，恶乎不慎！"此处为分析六一散对应的病机，根据上下文症状及药物分析，"中气"在此处指"中焦脾胃之气"。

《医方考·卷一·暑门第四》："暑令行于夏，至长夏则兼湿令矣，故此方兼而治之。暑热蒸炎，表气易泄，而<u>中气</u>者，又诸气之源，黄芪所以实表而固易泄之气；白术、神曲、甘草所以调中而培诸气之原；酷暑横流，肺金受病，人参、五味子、麦冬，一以补肺，一以收肺，一以清肺，此三物名曰生脉散，经所谓扶其所不胜也；火盛则水衰，故又以黄柏、泽泻滋其化源，液亡则口渴，故又以当归、干葛生其胃液；清气不升，升麻可升；浊气不降，二皮可理；苍术之用，为兼长夏之湿也。"此处为分析清暑益气汤对应的病机，根据上下文症状及药物分析，"中气"在此处指"中焦脾胃之气"。

《医方考·卷一·瘟疫门第六》："冬时触冒寒气，即病者名曰伤寒，不即病者，寒毒藏于肌肤，至春变为温病，至夏变为热病，以其阳毒最深，名曰瘟疫。寒变为温为热，故病壮热，不恶风寒而渴也。经曰：治温以清；又曰：开之发之，适事为故。羌活、独活、柴胡、前胡、川芎，皆轻清开发之剂也，故用之以解壮热；用黄芩、枳壳、桔梗者，取其清膈而利气也；用人参、茯苓、甘草者，实其<u>中气</u>，使瘟毒不能深入也。培其正气，败其邪毒，故曰败毒。"此处为分析败毒散加黄芩汤的功效，根据上下文症状及药物分析，"中气"在此处指"中焦脾胃之气"。

《医方考·卷二·斑疹门第九》："阳毒升麻汤。升麻半两，生犀角

（镑）、麝香、黄芩（炒）、人参、甘草各二钱五分。伤寒吐、下后，狂言面赤，阳毒发斑者，此方主之。吐、下后<u>中气</u>必虚，故用人参、甘草以补中；升麻、犀角寒而不滞，故为散斑之要药。佐以麝香，利气窍也。佐以黄芩，清阳毒也。"此处为分析阳毒升麻汤所对应的病机，根据上下文症状及药物分析，"中气"在此处指"中焦脾胃之气"。

《医方考·卷二·斑疹门第九》："大建中汤。人参、黄芪（炙）、当归、芍药（酒炒）、桂心、甘草（炙）、半夏（制）、黑附子（制）。<u>中气</u>不足，无根失守之火，出于肌表而成斑者，此方主之。此是汗、吐、下后之证。<u>中气</u>虚乏，则余邪无所归附，隐隐然见于肌表，其色淡红而不甚显为辨也。人参、黄芪所以补中，半夏、甘草所以调中，此皆健脾药也；复有当归、芍药之活血，则外溢之斑流而不滞；有桂心、附子之温中，则失位之火引而归原，此中营之帜一端，而失伍之师各就其列也。是方也，以附、桂、参、芪而治斑，法之变者也。医而未至于可以权，则不足以语此。"此处为分析大建中汤所对应的病机，根据上下文症状及药物分析，"中气"在此处指"中焦脾胃之气"。

《医方考·卷二·疟门第十》："小柴胡汤。柴胡（去芦）、黄芩（炒）、人参、甘草、半夏（法制）、生姜、大枣。疟发时，耳聋，胁痛，寒热往来，口苦，喜呕，脉弦者，名曰风疟，此方主之。此条皆少阳证也，以少阳为甲木，在天为风，故《机要》名为风疟。柴胡、黄芩能和解少阳经之邪，半夏、生姜能散少阳经之呕，人参、甘草能补<u>中气</u>之虚，补中所以防邪之入里也。正考见伤寒门。"此处为分析小柴胡汤的功效，根据上下文症状及药物分析，"中气"在此处指"中焦脾胃之气"。

《医方考·卷二·痢门第十一》："清暑益气汤。人参（去芦）、白术（炒）、陈皮（去白）、神曲（炒）、泽泻各五分，黄芪（炙）、苍术（制）、升麻、味子九粒，青皮（麸炒）、干葛各二分。痢疾已愈，元气虚弱，暑令尚在者，此方主之。痢疾已愈，则不当用行血理气之物矣。<u>中气</u>虚弱，理宜补之，参、芪、归、术、甘草，皆补虚也；暑令尚在，法宜清之，麦冬、五味，皆清药也；黄柏、泽泻，可以养阴水。"此处为分析清暑益气汤所对应的病机，根据上下文症状及药物分析，"中气"

在此处指"中焦脾胃之气"。

《医方考·卷二·泄泻门第十二》："诃黎勒散。诃子仁、肉豆蔻（面裹煨）、青皮各四两，附子一两，肉桂五钱。肠胃虚寒，滑泄腹痛者，此方主之。虚寒者，中气虚而生内寒也；滑泄者，土虚不足以防水也；腹痛者，湿淫而木气抑也。寒者温之，故用附子、肉桂；滑者涩之，故用诃子、肉蔻；抑者疏之，故用青皮。"此处为分析诃黎勒散所对应的病机，根据上下文症状及药物分析，"中气"在此处指"中焦脾胃之气"。

《医方考·卷二·泄泻门第十二》："补中益气汤去当归方。人参、甘草（炙）各一钱，升麻三分，黄芪（炙）一钱五分，白术（炒）、陈皮（去白）。滑泻痞闷者，此方主之。<内经>曰：清气在下，则生飧泄；浊气在上，则生膜胀。病由中气不足，而不能升清降浊故耳。是方也，有人参、黄芪、甘草、白术，所以补中；有陈皮，所以利气；有柴胡、升麻，所以升举陷下之阳，清阳升则浊阴自降。浊降则痞闷自除，清升则飧泄自止。去当归者，恶其滑利，而非飧泄所宜也，若西北高燥之区，则不必去矣。"此处为分析补中益气汤去当归方所对应的病机，根据上下文症状及药物分析，"中气"在此处指"中焦脾胃之气"。

《医方考·卷二·泄泻门第十二》："木香豆蔻丸。青木香、肉豆蔻。枣肉为丸，每下梧子大二十丸。《稽神录》云：江南司农少卿崔万安，常苦脾泄困甚，家人为之祷于后土祠，万安梦一妇人，簪珥珠履，授以此方，如其言服之而愈。昆谓青木香能伐肝，肉豆蔻能温中，枣肉能健脾。久泄脾虚，中气必寒，肝木必乘其虚而克制之。此方之用，宜其效也。"此处为分析木香豆蔻丸对应的病机，根据上下文症状及药物分析，"中气"在此处指"中焦脾胃之气"。

《医方考·卷二·霍乱门第十四》："回生散。陈皮（去白）、藿香各五钱。为末。中气不和，吐泻霍乱者，此方主之。**中气者，脾气也**。喜疏利而恶闭塞，喜香窜而恶腐秽，故用陈皮之辛以醒之，藿香之窜以开之。"此处为分析回生散对应的病机，根据上下文症状及药物分析，"中气"在此处指"中焦脾胃之气"。

《医方考·卷二·霍乱门第十四》：“冷香饮子。草果仁三两，附子一两，橘红一两，甘草五钱。姜煎冷服。夏月饮食，杂以水果、寒冰之物食之，胸腹大痛，霍乱者，此方主之。肉食得冰寒、水果而冷，冰寒、水果因肉食而滞，由是填塞至阴，乖隔而成霍乱。草果辛温，善消肉食；附子辛热，能散沉寒；橘红之辛，可调<u>中气</u>；甘草之温，堪以益脾。而必冷服者，假其冷以从治，《内经》所谓必伏其所主，而先其所因也。”此处为分析冷香饮子的功效，根据上下文症状及药物分析，“中气”在此处指“中焦脾胃之气”。

《医方考·卷二·霍乱门第十四》：“六和汤。砂仁、半夏、杏仁、人参、甘草各一两，浓朴、木瓜、藿香、白术、白扁豆、赤茯苓各二两。夏月饮食后，六腑不和，霍乱转筋者，此方主之。六和者，和六腑也。食饮为患，和以砂仁；夹涎吐逆，和以半夏；膈气不利，和以杏仁；胃虚不调，和以参、术；<u>中气</u>不快，和以藿香；伏暑伤脾，和以扁、朴；转筋为患，和以木瓜；三焦蓄热，和以赤苓；气逆急吐，和以甘草。正考见暑门。”此处为分析六和汤对应的病机，根据上下文症状及药物分析，“中气”在此处指“中焦脾胃之气”。

《医方考·卷三·虚损劳瘵门第十八》：“补中益气汤。人参、甘草（炙）各一钱，升麻五分，黄芪一钱五分（炙），当归、白术（炒）、陈皮（去白）、柴胡各五分。劳倦伤脾，<u>中气</u>不足，懒于言语，恶食溏泄，日渐瘦弱者，此方主之。脾主四肢，故四肢勤动不息，又遇饥馁，无谷气以养，则伤脾。伤脾故令中气不足，懒于言语。脾气不足以胜谷气，故恶食。脾弱不足以克制中宫之湿，故溏泄。脾主肌肉，故瘦弱。五味入口，甘先入脾，是方也，参、芪、归、术、甘草，皆甘物也，故可以入脾而补<u>中气</u>。**中气者，脾胃之气也**。人生与天地相似，天地之气一升，则万物皆生，天地之气一降，则万物皆死。故用升麻、柴胡为佐，以升清阳之气，所以法象乎天地之升生也。用陈皮者，一能疏通脾胃，一能行甘温之滞也。是证黄芪建中汤亦可主用，见伤寒门。”此处为分析补中益气汤对应的病机，根据上下文症状及药物分析，“中气”在此处指“中焦脾胃之气”。

《医方考·卷三·虚损劳瘵门第十八》："归脾汤。人参、白茯苓、龙眼肉、酸枣仁、黄芪、白术各二钱，远志一钱，木香、炙甘草、当归各五分。三曰：饮食太饱伤脾。脾伤则面黄善卧，宜此方主之。脾者，仓廪之官，故饮食太饱则伤之。中央土色，入通于脾，脾伤则其本色自见，故面黄。神者，<u>中气</u>之所生，脾伤则神亦倦，故善卧。《内经》曰：五味入口，甘先入脾。参、芪、苓、术、甘草，皆甘物也，故用之以补脾。虚则补其母，龙眼肉、酸枣仁、远志，所以养心而补母。脾气喜快，故用木香。脾苦亡血，故用当归。此主食去脾伤之方也，若停食之方，则以消磨之剂主之，而不专于补益矣。"此处为分析归脾汤对应的病机，根据上下文症状及药物分析，"中气"在此处指"中焦脾胃之气"。

《医方考·卷三·虚损劳瘵门第十八》："百劳丸。当归（炒）、乳香、没药、人参各一钱，大黄四钱（蒸），水蛭（炙黄）、虻虫（去翅足，炒）各十四枚。上为末，炼蜜作丸如梧子大，都作一服，可百丸，五更百劳水下，取下恶物为度。服白粥十日。百劳水者，用杓扬之百遍，即甘澜水也。一切劳瘵积滞，不经药而成坏证者，此方主之。此齐大夫传张仲景之方也。疾不经药而成坏证，则<u>中气</u>尚未坏也，有积滞者，蒸热之久，内仍干血也。故乳香、没药、大黄、䗪虫、水蛭，皆消瘀逐败之品。用当归所以生新血，用人参所以固元气耳。"此处为分析百劳丸所对应的病机，根据上下文症状及药物分析，"中气"在此处指"中焦脾胃之气"。

《医方考·卷三·五尸传疰门第十九》："《本事》云：飞尸者，游走皮肤，穿脏腑，每发刺痛，变作无常。遁尸者，附骨入肉，攻凿血脉，每发不可得近，见尸丧、闻哀哭便发。风尸者，淫濯四肢，不知痛之所在，每发昏沉，得风雪便作。沉尸者，缠骨结脏，冲心胁，每发绞切，遇寒冷便发。注尸者，举身沉重，精神错杂，常觉昏废，每节气至，辄变大恶。是方也，香能辟邪恶，故用沉、檀、脑、麝、安息、薰陆、苏油、青木、香附。温能壮胃气，故用荜茇、丁香。朱能辟鬼魅，故用朱砂。甘能守<u>中气</u>，故用白术。酸能致新液，故用河黎。犀能主虫疰，故用生犀。互考见中风门。"此处为分析苏合香丸所对应的病机，根据上下文症状及药物分析，"中气"在此处指"中焦脾胃之气"。

《医方考·卷三·气门第二十》："六君子汤。人参、白术、茯苓、甘草、半夏、陈皮。气虚，痰气不利者，此方主之。《内经》曰：壮者气行则愈，怯者着而成病。东南之土卑湿，人人有痰，然而不病者，气壮足以行其痰也。若中气一虚，则不足以运痰而痰证见矣。是方也，人参、白术、茯苓、甘草，前之四君子也，所以补气。乃半夏则燥湿以制痰，陈皮则利气以行痰耳。名之曰六君子者，表半夏之无毒，陈皮之弗悍，可以与参、苓、术、草比德云尔！"此处为分析六君子汤所对应的病机，根据上下文症状及药物分析，"中气"在此处指"中焦脾胃之气"。

《医方考·卷三·气门第二十》："补中益气汤。人参（去芦）、炙甘草各一钱，黄芪一钱五分（炙），升麻三分，白术（炒）、当归、陈皮、柴胡各五分。困乏劳倦，伤其中气者，此方主之。**中，脾也，坤也，万物之母。气，阳也，乾也，万物之父。**过于困乏劳倦，则百骸皆虚。百骸既虚，必盗父母以自养，而中气大伤矣。不有以补之，则形气不几于绝乎？故用白术、甘草之平补者以补中；用人参、黄芪之峻补者以益气。土欲燥，则当归随以润之。气欲滞，则陈皮随以利之。而升麻、柴胡者，所以升乎甲胆乙肝之气也。盖甲乙者，东方生物之始。甲乙之气升，则木、火、土、金、水次第而生生矣。"此处为分析补中益气汤所对应的病机，根据上下文症状及药物分析，"中气"在此处指"中焦脾胃之气"。

《医方考·卷三·呃逆门第二十四》："叙曰：呃逆一也，中下判焉。中焦呃逆其声短，水谷之病也。下焦呃逆其声长，虚邪相搏也。今考古方三首，辨其上下，察其虚实，则十全之工矣。若呃逆日久而且吞酸，则翻胃之前驱也，从火治之。橘皮竹茹汤。橘皮、竹茹各一升，人参、生姜各半两，甘草（炙）二两，大枣三十枚。大病后，呃逆不已，脉来虚大者，此方主之。呃逆者，由下达上，气逆作声之名也。大病后，则中气皆虚，余邪乘虚入里，邪正相搏，气必上腾，故令呃逆。脉来虚大，虚者正气弱，大者邪热在也。是方也，橘皮平其气，竹茹清其热，甘草和其逆，人参补其虚，生姜正其胃，大枣益其脾。丁香柿蒂竹茹汤。丁香三粒，柿蒂、竹茹各三钱，陈皮一钱。大病后，中焦气塞，下焦呃逆，此方主之。大病后，五脏皆伤，升降失常，故令中焦痞塞，五脏之阴既伤，则少阳之火奋于下，故令下焦呃逆，直冲清道而上也。是方也，丁香、陈皮，辛温者也，理中气之痞塞。竹茹、柿蒂，苦寒者也，疗下焦之呃逆。或问：降逆何以不用栀、柏？余曰：此少阳虚邪，非实邪也，故用竹茹、柿蒂之味薄者以主之。若栀、柏味浓，则益戕其中气，痞塞不益盛乎？古人盖亦深权之矣。"此处为分析橘皮竹茹汤及丁香柿蒂竹茹汤所对应的病机，根据上下文症状及药物分析，"中气"在此处指"中焦脾胃之气"。

《医方考·卷四·脾胃门第二十八》："补中益气汤。人参、炙甘草各一钱，黄芪一钱五分，陈皮、白术、当归、柴胡各五分，升麻三分。饥困劳倦，中气虚弱者，此方主之。**中气者，脾胃之气也。五脏六腑，百骸九窍，皆受气于脾胃而后治，故曰土者万物之母。**若饥困劳倦，伤其脾胃，则众体无以受气而皆病，故东垣谆谆以脾胃为言也。是方也，人参、微燥，故能健脾。当归质润辛温，故能泽土。术以燥之，归以润之，则不刚不柔，而土气和矣。复用升麻、柴胡者，升清阳之气于地道也。盖天地之气一升，则万物皆生。天地之气一降，则万物皆死，观乎天地之升降，而用升麻、柴胡之意，从可知矣。或曰：东垣谓脾胃一虚，肺气先绝，故用黄芪以益皮毛，不令自汗而泄肺气，其辞切矣。予考古人之方而更其论，何也？余曰：东垣以脾胃为肺之母故耳。余以脾胃为众体之母，凡五脏六腑、百骸九窍，莫不受其气而母之，是发东垣之未发，而广其意耳，岂曰更论！调中益气汤。黄芪一钱，升麻三分，陈皮六分，木香二分，人参、甘草（炙）、苍术、柴胡各五分。脾胃不调而气弱者，此方主之。脾胃不调者，肠鸣、飧泄、膨胀之类也。气弱者，语言轻微，手足倦怠也。补可以去弱，故用人参、黄芪、甘草，甘温之性行，则中气不弱，手足不倦矣。苍术辛燥，能平胃中敦阜之气。升麻、柴胡轻清，能升胃家陷下之气。木香、陈皮辛香，能去胃中陈腐之气。夫敦阜之气平，陷下之气升，陈腐之气去，宁有不调之中乎？升阳益胃汤。羌活、独活、防风、柴胡、白术、茯苓、泽泻、黄芪、人参、半夏、陈皮、黄连、甘草、白芍药。湿淫于内，体重节痛，口干无味，大便不调，小便频数，饮食不消，洒淅恶寒，面色不乐者，此方主之。湿淫于内者，脾土虚弱不能制湿，而湿内生也。湿流百节，故令体重节痛；脾胃虚衰，不能运化精微，故令口干无味。中气既弱，则传化失宜，故令大便不调，小便频数，而饮食不消也。洒淅恶寒者，湿邪胜也，湿为阴邪，故令恶寒。面色不乐者，阳气不伸也。是方也，半夏、白术能燥湿。茯苓、泽泻能渗湿。羌活、独活、防风、柴胡能升举清阳之气，而搜百节之湿。黄连苦而燥，可用之以疗湿热。陈皮辛而温，可用之以平胃气，乃人参、黄芪、甘草，用之以益胃。而白芍药之酸收，用之以和荣气，而协羌、防、柴、独辛散之性耳。仲景于桂枝汤中用芍药，亦是和荣之意。古人用辛散，必用酸收，所以防其峻厉，犹兵家之节制也。"此处为补中益气汤、调中益气汤及升阳益胃汤所对应的病机，根据上下文症状及药物分析，"中气"在此处指"中焦脾胃之气"。

《医方考·卷四·鼓胀门第三十七》："叙曰：鼓胀是虚中之实，宜分气、血、虫、食而治之，以朝宽暮急，能食不能食而辨之。实者可攻，虚者渐磨可也。例之相道焉，国内空虚，则宜惠养元气，恶能黩武？今考名方七首，示大法耳。或较形气、病气而攻补兼施，此在人之妙用，初不必泥也。大安丸。山楂肉二两（炒）、白术（炒）、神曲（炒）、半夏（制）、茯苓各一两，陈皮（去白）、连翘、萝卜子（生用）各五钱。饮食伤脾，成鼓胀者，此方主之。鼓胀者，腹皮虚大，鼓之坚急而有声也。经曰：阴之五宫，伤在五味。故饮食过其分量，则伤脾，脾伤则不能运化，积其谷气，虚大而鼓胀矣。然五味之变，酸性甘，腐胜焦，苦胜热，香胜腐，燥胜湿，淡胜饮，利胜滞，气胜味。故用山楂之酸以消肥甘，用神曲之腐以化焦炙，用连翘之苦以磨积热，用陈皮之香以开腐秽，用半夏之燥以胜土湿，用茯苓之淡以利水饮，用萝卜子之利以行食滞，用白术之气以胜五味。五味能胜，则脾不伤，脾不伤，则中气营运而无鼓胀矣。……六君子汤。人参、白术、茯苓、半夏（姜煮）、陈皮、甘草。脾虚鼓胀，手足倦怠，短气溏泄者，此方主之。经曰：脾主行气于三阴。三阴者，太阴脾、厥阴肝、少阴肾也。其脉皆行于腹里，脾病则三阴之气不行，故令鼓胀。手足倦怠者，四肢受气于脾，脾病则无以受气，故倦怠。短气者，脾病而<u>中气</u>弱也。溏泄者，土弱不能制湿也。是方也，人参、白术、茯苓、甘草，甘温益脾之物也。半夏、陈皮，快脾利气之物也。然温者益气，甘者守中，下咽之后，必增胀满，此勿疑之。经曰：塞因塞用，故用补剂以治胀满，初服则胀，久服则通。此惟精达经旨者知之，庸医未足道也。"此处为大安丸及六君子汤所对应的病机，根据上下文症状及药物分析，"中气"在此处指"中焦脾胃之气"。

　　《医方考·卷四·肥气丸息贲丸伏梁丸痞气奔豚丸五方总考》："东垣，百世之师也。其制肥气丸以治肝积，制息贲丸以治肺积，制伏梁丸以治心积，制痞气丸以治脾积，制奔豚丸以治肾积，率以攻下温热之品类聚为丸，夫五脏积气，辟在肠胃之外，而用巴霜、浓朴辈峻剂以攻肠胃之内，非其治也。人皆曰东垣方，余直以为非东垣之剂也。借曰东垣为之，则无《脾胃论》矣。明者辨之。《三因》散聚汤。半夏、槟榔、川归各四分，大黄（酒浸）、陈皮、杏仁、桂心、茯苓各一钱，甘草、附子、川芎各五分，枳壳、浓朴、吴茱黄各一钱五分。聚气在六腑，随其上下，发作有时，令人心腹痛，攻刺腰胁，少腹胀，大小便不利者，此方主之。上件皆六腑之病也。气之所积名曰积，气之所聚名曰聚。积者五脏之邪，聚者六腑之病也。是方名曰散聚者，所以散六腑之聚气耳。盖<u>中气</u>之道，热则施张，施张弗聚也。寒则收引，收引则气斯聚矣。故桂心、附子、吴朱黄辛热之品也，半夏、陈皮辛温之品也，川芎、当归、杏仁辛润之品也。辛则能散聚，热则能壮气，温者能和中，润者能泽六腑。乃茯苓、甘草之甘平，可以使之益胃。而槟榔、枳壳、浓朴、大黄，则皆推陈之品也。"此处为对《三因》散聚汤所指之证的病机分析，根据上下文症状及药物分析，"中气"在此处指"中焦脾胃之气"。

　　《医方考·卷五·腹痛门第五十六》："叙曰：腹中者，<u>中气</u>之所居也。一有疾痛，则坏<u>中气</u>，百骸十二官胡然受气而荣养乎？故考名方十一首，以治腹痛。……丁香止痛散。丁香、小茴香、良姜、炒甘草。此亦治寒气腹痛之方也。寒气入经，涩而稽迟，故令腹痛。经曰：得炅则痛立止。炅，热也，故用丁香、茴香、良姜之辛热者以主之。而复佐以甘草者，和中气于痛损之余也。"此处为腹痛病机分析及对丁香止痛散功效的说明，根据上下文症状及药物分析，"中气"在此处指"中焦脾胃之气"。

《医方考·卷六·痘门第六十九》："痘证三四日前诸方考。车前子、赤茯苓、山栀仁、生甘草梢、木通、萹蓄、龙胆草。小便秘涩者，此方主之。治痘而必欲利小便者，水循其道，而后地平天成故也。是方也，车前能滑窍，赤苓能渗热，木通能通滞，山栀能泻火，草梢能通茎，萹蓄能利水，胆草能利热。七物者，导其热邪，正其中气，故曰七正。……痘证五六日间方药考。人参、黄芪、白术、当归、柴胡、升麻、陈皮、甘草。中气虚弱，痘不起胀者，此方主之。《难经》曰：气主煦之。故气者，嘘长万物者也。痘不起胀，气之弱也可矣。……痘证七日八日九日间所用方药考。人参、豆蔻（白）、白术、当归、丁香、肉桂、浓朴、陈皮、半夏、茯苓、附子、木香。痘出不光泽，不起胀，根窠不红，表虚里盛者，此方主之。中气有余，气血充满，则痘光泽起发，根窠红活，表无痒塌之患。中气不足，则表亦虚，而诸证作矣。是方也，人参、白术、茯苓、当归，所以补胃；附子、肉桂、丁香、豆蔻，所以温胃；半夏、木香、陈皮、浓朴，所以调胃。胃，阳明也。陈氏云：阳明主肌肉，胃气充足，则肌肉温暖，自然光泽起胀，而无痒塌之患。亦见道之论也。……痘证七日八日九日间所用方药考。丁香九粒，干姜一钱。痘色灰白不起者，此方主之。气血原实，或以饮食凉剂，寒其中气，致痘不起。故只用丁香、干姜以温中。"此处是对痘证的病机分析及各种对应方药的功效说明，根据上下文症状及药物分析，"中气"在此处指"中焦脾胃之气"。

《医方考·卷六·妇人门第七十》："三合汤探吐法。人参、白术、茯苓、甘草、当归、川芎、芍药、地黄芪、半夏、陈皮。妊娠转胞，不得小便者，此汤服之，探吐数日愈。胞，非转也，由孕妇中气怯弱，不能举胎所以升提其气，上窍通而下窍自利也。束胎丸。白术二两，茯苓七钱半，陈皮三两（不见火），黄芩（夏一两，春秋七钱，冬五钱）。妊娠七、八月间，服此，胎气敛束，令人易产。凡患产难者，多由内热灼其胞液，以致临产之际，干涩而难，或脾气怯弱，不能运化精微，而令胞液不足，亦产难之道也。故用白术、茯苓益其脾土而培万物之母，用黄芩清其胎热，泻火而存胞液。乃陈皮者，取其辛利，能流动中气，化其肥甘，使胎气不滞，儿身勿肥耳。此束胎之义也。"此处对三合汤及束胎丸等所对应的病机及方药功效的说明，根据上下文症状及药物分析，"中气"在此处指"中焦脾胃之气"。

综上所述，吴昆在其代表著作《医方考》中提及"中气"一词凡44次，根据上下文病机和症状的论述及药物的描述，"中气"一词的含义皆指"中焦脾胃之气"。吴昆对"中气"的含义有自己的一番认识，如《医方考·卷四·脾胃门第二十八》："中气者，脾胃之气也。五脏六腑，百骸九窍，皆受气于脾胃而后治，故曰土者万物之母。若饥困劳倦，伤其脾胃，则众体无以受气而皆病，故东垣谆谆以脾胃为言也。"及《医方考·卷二·霍乱门第十四》："中气者，脾气也。喜疏利而恶闭塞，喜香窜而恶腐秽。"再如《医方考·卷三·气门第二十》："中，脾也，坤也，万物之母。气，阳也，乾也，万物之父。"《医方考·卷五·腹痛门第五十六》："腹中者，中气之所居也。一有疾痛，则坏中气，百骸十二官胡然受气而荣养乎？"由此可见，吴昆认为，"中气"即脾胃之气，居于腹中，主五脏六腑百骸九窍之气，与人体非常重要，其含义指"中焦脾胃之气"，此论亦承东垣脾胃学说。

三、徐春甫《古今医统大全》"中气"含义

徐春甫，字汝元（或作汝源），号东皋，又号思敏、思鹤。祁门（今安徽歙县）人，明代医学家。徐春甫出身于诗书之家，父、祖俱业儒。早年攻举业，因苦学失养，体弱多疾，遂改攻医，师事当地医家汪宦，博览医书，通内、妇、儿等科。徐氏着有《古今医统大全》《医门

捷径》《内经要旨》《妇科心镜》《螽斯广育》《幼幼汇集》《痘疹泄密》等著作，其中以《古今医统大全》影响最大。徐春甫对李东垣的脾胃学说很为推崇，并认为明医应当兼通针药，用药不可泥守古方，临证应会变通加减等，他的医论和著述对后世有一定影响。徐春甫在其代表作《古今医统大全》提及"中气"一词凡91处，其含义包括以下5种：①为引用《内经》原文，其含义遵《内经》之义不变，合计6处；②为运气学术语，指中见之气，合计11处；③指二十四气，"中气"与"节气"相对，合指二十四气，二十四气包括以四立为主的十二节气，与以二分二至为主的十二中气，合计6处；④为病证名，指类中风类型之一，即"气中"，合计9处；⑤指"中焦脾胃之气"，合计59处[27]。现罗列如下：

（一）引用《内经》原文，其含义遵《内经》之义不变，合计6处

《古今医统大全·卷之二·内经要旨（上）·病能篇第三》："今疟不必应者何也？曰：此应四时者也。其病异形者，反四时也。其以秋病者寒甚，以冬病者寒不甚，以春病者恶风，以夏病者多汗。曰：夫病温疟与寒疟而皆安舍？舍于何脏？曰：温疟得之冬中于风，寒气藏于骨髓之中，至春则阳气大发，邪气不能自出，因遇大暑，脑髓烁，肌肉消，腠理发泄，或有所用力，邪气与汗皆出，此病藏于肾，其气先从内出之于外也。如是者，阴虚而阳盛，则热矣，衰则气复反入，入则阳虚，阳虚则寒矣，故先热而后寒，名曰温疟。帝曰：瘅疟何如？曰：瘅疟者，肺素有热气盛于身，厥逆上冲，<u>中气</u>实而不外泄，因其所用力，腠理开，风寒舍于皮肤之内、分肉之间而发，发则阳气盛，阳气盛而不衰则病矣。其气不及于阴，故但热而不寒，气内藏于心，而外舍于分肉之间，令人消烁脱肉，故命曰瘅疟。"此为引用《素问·疟论篇第三十五》之原文，此处"中气"指的是胸中肺气，文中用以阐述瘅疟患者肺气壅盛的病机。

《古今医统大全·卷之二·内经要旨（上）·病能篇第三》："《脉要精微篇》曰：五脏者，中之守也。中盛脏满，气胜伤恐，声如从室中

69

第二章 中医学"中气"概念研究

言，是中气之湿也。"此为引用《素问·脉要精微论篇第十七》之原文，此处"中气"指的是中焦脾胃之气，文中阐述中焦脾胃有湿气的症状。

《古今医统大全·卷之三·翼医通考（上）·望闻问切订》："闻其五音，以别其病，如经云：言而微，终日乃复言者，此夺气也。中盛脏满，声如从室中言，此中气之湿也。因于暑汗，烦渴而喘，静则多言。衣被不敛，言语善恶不避亲疏者，此神明之乱也。病患五脏已夺，神明不守，声嘶者死。病患寻衣缝谵语者不可治。内伤饮食劳倦证，不欲言，纵强言之，声必怯弱而低微，内伤不足之验。"此为引用《素问·脉要精微论篇第十七》之原文，此处"中气"指的是中焦脾胃之气，文中阐述中焦脾胃有湿气的症状。

《古今医统大全·卷之七·针灸直指·内经补泻》："补曰随之，随之之意，若忘若行，若按，如蚊虻止，如留如环，去如弦绝，令左属右，其气故止。外门已闭，中气乃实，必无留血，必取诛之。刺之而气不至，无问其数，刺之而气至，乃去之勿复针。"此为引用《灵枢·九针十二原第一》之原文，此处"中气"指的是皮肤内的经络之气，文中用以描述针刺补法的时机。

《古今医统大全·卷之三十七·疟证门》："帝曰：瘅疟何如？岐伯曰：瘅疟者，肺素有热，气盛于身，厥逆上冲，中气实而不外泄，因有所用力，腠理开，风寒舍于皮肤之内、分肉之间而发，发则阳气盛而不衰，则病矣。其气不及于阴，故但热而不寒。气内藏于心而外舍于分肉之间，令人消烁脱肉，故名曰瘅疟。"此为引用《素问·疟论篇第三十五》之原文，此处"中气"指的是胸中肺气，文中用以阐述瘅疟患者肺气壅盛的病机。

《古今医统大全·卷之四十六·声音门》："风寒燥热致声不清者，人共知之。暑湿相干者鲜有知也。经曰：因于湿，首如裹。声如从室中言，此中气之湿也。《直指》：风寒暑湿燥火，痰气有干于心肺者，病在上脘，随证解之。邪气散则天籁鸣矣。惟夫肾虚为病，不能纳诸气以归元。故气奔而上，咳嗽痰壅，或喘或胀，足冷骨痿，胸腹百骸俱为之牵掣。其嗽愈重，其气愈乏，其声愈干。君子当于受病之处图之可也。"

此为引用《素问·脉要精微论篇第十七》之原文，此处"中气"指的是中焦脾胃之气，文中阐述中焦脾胃有湿气的症状。

（二）为运气学术语，指"中见之气"，合计 11 处

《古今医统大全·卷之二·内经要旨（下）·标本篇第十》："六气标本，所从不同奈何？岐伯曰：气有从本者，有从标本者，有不从标本者。少阳太阴从本，少阴太阳从本从标，阳明厥阴不从标本，从乎中也。故从本者化生于本，从标本者有标本之化，从中者以<u>中气</u>为化也。"此处"中气"是运气学术语，指"中见之气"，即本气之中可以见到的气，其性质与本气相关或相反。六气的变化分为标、本、中见之气。此"中气"为中见之气，如少阳以火气为本，以少阳为标，以厥阴为中见之气；阳明以燥气为本，以阳明为标，以太阴为中见之气。

《古今医统大全·卷之二·内经要旨（下）·标本篇第十》："是故百病之起，有生于本者，有生于标者，有生于<u>中气</u>者；有取本而得者，有取标而得者，有取中气而得者，有取标本而得者，有逆取而得者，有从取而得者。逆，正顺也。若顺，逆也。"此处"中气"是运气学术语，指"中见之气"。

《古今医统大全·卷之五·运气易览·运气诸说总例》："岁半之后，地气阳明主之。其化不从标本，而从太阴之<u>中气</u>。当其时，燥湿并行而无偏胜者，阳明之化也。或燥淫所胜，则雾清瞑。民病善呕，呕有苦，善太息，心胁痛，不能反侧。甚则嗌干面尘，身无膏泽，足外反热。其法治以苦温，佐以酸辛，以苦下之。（出至真要大论。）"此处"中气"是运气学术语，指"中见之气"。

《古今医统大全·卷之五·运气易览·六气标本论》："《至真要大论篇》曰：六气标本，所从不同，奈何？岐伯曰：气有从本者，有从标从本者，有不从标本者也。少阳太阴从本，少阴太阳从本从标，阳明厥阴不从标本从乎中也。故从本者化生于本，从标本者有标本之化，从中者以<u>中气</u>为化也。……

标之位，犹有地之六气应之，如初风木，二君火，三相火，四湿土，

五燥金，而终寒水。地气之下应者既异，则三阴三阳之加临，亦从其化矣。所谓标本不同，气应异象者，此也。又造化之理，阳主进，故以九为老；阴主退，故以六为老。故凡本气之所在，必审本位之阴阳而进退之，俱由风木而左旋，当其见下之一气以为标之所治，则标本中见，三才之气可列矣。标本同者从本，有互相为标本者，则亦互相从，标本不同者从乎中焉。如少阳之上，火气为本，中见厥阴风木，以风为<u>中气</u>。而少阳为标，则以少阳左位阳明以为地气风木之所始。循次左行，至见下标位，当其三气，相火应之。此标本俱火，故从本之火也。……

又如太阴之上，湿气为本，中见阳明燥金，以燥为<u>中气</u>。而太阴为标，则以太阴右位少阴以为地气风木之所始。循次左行，至见下标位，其四气，湿土应之。此标本俱湿，故从本之湿也。……

又如少阴之上，热气为本，中见太阳寒水，以寒为<u>中气</u>，而少阴为标。少阴宜右退而左数之，则终气寒水当标之位，而标之少阴亦从寒化矣。此本热而标寒，故少阴所至为热生，中为寒。治者或从热而从寒也。……

又如太阳之上，寒气为本，中见少阴热气，以热为<u>中气</u>，而太阳为标。太阳宜左进而顺数之，则二气君火当标之位，而标之太阳亦从热化矣。此本寒而标热，故太阳所至为寒生，中为湿。治者或从寒而从热也。是少阴太阳互为标本，故有标本之化者论也。……

又如阳明之上，燥气为本，中见太阴湿土。以湿为<u>中气</u>，而阳明为标。从阳明左位太阳数起，循次左行，至见下标位，当其四气，湿土应之，则标之阳明亦从湿化矣。此本燥而标湿，为标本不同，故不从标本，从乎中之湿也。……

又如厥阴之上，风气为本，中见少阳火气。以火为<u>中气</u>，而厥阴为标。从厥阴右位太阳数起，循次左行，至见下标位，当其五气，燥金应之，则标之厥阴亦从燥化矣。此本风而标燥，亦为标本不同，故不从标本从乎中之火也。是阳明厥阴标本不同，故以中气为化者论也。此皆有自然之法象存焉，而岂人意所可损益者哉！"以上7处"中气"皆是运气学术语，指"中见之气"。

《古今医统大全·卷之二十三·脾胃门》："经云：病有逆从，治有反正。除四反治法，不须论之。其下云：惟有阳明厥阴不从标本从乎中，其注者以阳明在上，中见太阴；厥阴在上，中见少阳为说。予独谓不然。此中非中外之中也，亦非上中之中也，乃不定之辞，盖欲人临病消息酌中用药耳。以手足阳明厥阴者，<u>中气</u>也，在卯酉之分，天地之门户也。春分秋分，以分阴分阳也，中有水火之异者也。况乎厥阴为十二经之领袖，主生化阴阳；足阳明为十二经之海，主经营之气，诸经皆禀之。言阳明厥阴与何经相并而为病，酌中以用药，如权之在衡，在两则有两之中，在斤则有斤之中也。所以言此者，发明脾胃之病，不可一例而推之，不可一途而取之，欲人知百病皆由脾胃衰而生也。毫厘之失，则灾害立生。假如时在长夏，于长夏之令中立方，谓正当主气衰而客气旺之时也。后之处方者，当从此法加时令药，名曰补脾胃泻阴火升阳汤。"此处"中气"是运气学术语，指"中见之气"。

（三）指二十四气，"中气"与"节气"相对，合指二十四气，二十四气包括以四立为主的十二节气，与以二分二至为主的十二中气，合计 6 处

《古今医统大全·卷之五·运气易览·论交六气时日》："经曰：显明（日也）之右，（卯位。）君火之位；君火之右，（辰位。）退行一步，（一步六十日八十七刻半。）相火治（主也）之；复行一步，土气治之；复行一步，金气治之；复行一步，水气治之；复行一步，木气治之，乃六气之主位也。自十二月<u>中气</u>大寒日交木之初气，次至二月<u>中气</u>春分日交君火之二气，（即前君火之位。）次至四月小满日交相火之三气。（即前君火之右，退行一步，相火治之谓也。）次至六月<u>中气</u>大暑日交土之四气，次至八月<u>中气</u>秋分日交金之五气，次至十月<u>中气</u>小雪日交水之六气。每气各主六十日八十七刻半，总之三百六十五日二十五刻，共周一岁也。若（若字作除，理似顺也。）岁外之余，（余者于三百六十五日除去五日作余。）及小月之日，（小月者有六日亦除之。）则不及也。（除前余日五日，又除小月六日，共除十一日，止有三百五十四日，不及三百

六十五日也。）但推之历日，根据节令交气，常为每岁燥湿寒暑风火之主气，乃六气之常纪。此谓地之阴阳，静而止位者也。"以上5处"中气"与"节气"相对，合指二十四气。二十四气包括以四立为主的十二节气，与以二分二至为主的十二中气。节气在斗历上的方位，以天干中的甲乙丙丁庚辛壬癸与艮巽坤乾四卦命名，分主东南西北，东北，东南，西南，西北。因戊己的方位在中，所以未用。中气在斗历上的方位以十二地支命名，方位与节气同。不仅如此，就干支与卦象之理，还寓有阴阳消长的精神在内，因此，此处的"中气"一词指二十四节气的内容。

《古今医统大全·卷之五·运气易览·运气诸说总例》："初之气始于癸亥岁十二月中气大寒日寅初，终于是年二月终气春分日子初，凡六十日有奇。"此处"中气"与"节气"相对，合指二十四气。

（四）为病证名，指类中风类型之一，即"气中"，合计9处

《古今医统大全·卷之八·中风门》："许学士云：世言气中者，虽不见方书，然暴怒伤阴，暴喜伤阳，忧愁不已，气多厥逆，往往得此疾。便觉涎潮昏塞，牙关紧急。若便作中风用药，多致杀人。惟宜苏合香丸灌之便醒。然后随寒热虚实而调之，无不愈者。经曰：无故而喑，肺不至，不治自己，谓气暴逆也，气复则已。审如是，虽不服药亦可。《玉机微义》云：中气即七情内火之动，气厥逆，由其本虚故也。用苏合香丸，通行经络，其决烈之性，如摧枯拉朽，恐气血虚者，非所宜也。后云不治自复之意，盖警用药之失，实胜误于庸医之所为也。《发明》云：经曰阳之气，以天地之疾风名之，此中风者，非外来风邪，乃本气病也。凡人年逾四旬气衰之际，或因忧喜忿怒伤其气者，多有此疾，壮岁之时无有也，若肥盛则间有之，亦是形盛气衰而如此。治法当和脏腑，通经络便是治风。然亦有贼风袭虚伤之者也。治法轻重有三，见前在经、在腑、在脏之异。……

治卒中法。天南星（圆白者湿纸里煨）、南木香、苍术、细辛、甘草（生用）、石菖蒲（细切）各一钱，白羊眼、半夏（用百沸汤泡少顷）各一钱。上件锉散，分作二服，水一盏半，生姜七浓片，煎取其

半，乘热调苏合香丸半丸灌下。痰盛者，加全蝎二枚炙。治一切卒中，不论中风、中寒、中暑、中湿、中气及痰厥、饮厥之类，初作皆可用此，先以皂角去皮弦，细辛、生南星、半夏为末，揭以管子吹入鼻中，俟其喷嚏即进前药。牙噤者，中指点南星、半夏、细辛末并乌梅肉，频擦自开。

起死歌。治一切中风、中气、痰，卒暴死证。

暴死南星半夏菖，木香苍术细辛甘。

姜煎一剂调苏合，全蝎加时可散痰。

先用半星辛角末，鼻中吹入嚏声还。

即将前药频频灌，口噤乌梅肉最良。

将来共捣辛星末，中指揩牙口自张。

记取此歌能济世，何妨死去不回阳。……

匀气散。治中风、中气。半身不遂，口眼㖞斜，先宜服此。

白术二钱，天麻五分，沉香、白芷、青皮、甘草（炙）三分，人参五分，乌药一钱半，紫苏、木瓜各三分。上水二盏，姜三片，煎八分服。风气腰疼亦宜服之。"根据上下文及药物分析，以上 4 处"中气"一词的含义皆为病证名，指类中风类型之一，即"气中"。

《古今医统大全·卷之四十三·痰饮门》："（《澹寮》）顺元散。治气虚，中气痰厥，虚寒厥冷，不得睡卧。南星（制）一两，川乌（制）、附子（制）各半两，木香二钱半。上㕮咀，每服三钱，水一盏，姜十片，煎七分，热服。"根据上下文症状及药物分析，"中气"在此处为病证名，指类中风类型之一，即"气中"。

《古今医统大全·卷之八十二·妇科心镜（上）·中风门》："妇人中风，角弓反张，风痹手足不随，偏枯口噤，口眼歪斜，风眩头痛，血风，心神惊悸，癫狂，骨节痛风，血风走注，瘙痒瘾疹，风痰，脚气，腰痛诸疾，以上诸证，虽各有方论，亦要先明其大体，察脉之虚实，辨证之冷热，相人之强弱，入脏入腑，在络在经，首以局方调治，未可孟浪处施。今之治法，先宜顺气，然后治风，万不失一。盖有中风、中寒、中暑、中痰、中气，皆能令人涎潮昏塞，所谓朱紫相临，玉石不分，医者不可不详也。如中风若作<u>中气</u>治之，十愈八九；<u>中气</u>若作中风治之，十无一生。所以疑惑之间，不问中风<u>中气</u>，首以苏合香丸、麝香煎、五积散。如中痰则有参苏饮，如中寒则有理中汤，如中暑有白虎汤。"根据上下文症状及药物分析，以上 4 处"中气"为病证名，指类中风类型之一，即"气中"。

（五）指"中焦脾胃之气"，合计 59 处。

《古今医统大全·卷之二·内经要旨（下）·脉候篇第五》："帝曰：脾脉独何主？曰：脾脉者土也，孤藏以灌四傍者也。善者不得见，恶者可见。（脾寄旺于四季，故善不可见，恶可见。）其来如水之流，此为太过，病在外；如鸟之啄，此谓不及，病在中。太过则令人四肢不举，不及则令人九窍不通。<u>中气</u>不足，不能灌溉于四旁，则五脏不和，故九窍不通也。"根据上下文论述分析，"中气"在此处指"中焦脾胃之气"。

《古今医统大全·卷之十三·伤寒门（上）·证候》："伤寒六日，邪气入胃，是在腹也。脾为中央之土，所以腹满多属太阴也。经谓非太阴，腹中无虚满。常痛者为里实，下之时减者为里虚，当温之。若表解内不消，非大满，犹寒热，亦未可下，是邪全未入腑。若大满大实，兼有燥便，须满之四五日方可与下，谓邪已入腑也。大抵阳热为邪，则腹满而吐利，食不下。若曾经吐汗下后而腹满，治法各有不同，是又不可不知。

［和解］腹中满痛，小柴胡汤去黄芩。阳明发热，腹满微喘，口苦咽干，或不大便谵语者，并小柴胡汤。哕而小便难者加茯苓。三阳合病，腹满身重，难以转侧，谵语，口中不仁，小柴胡汤；有汗，白虎汤。

［和<u>中气</u>］汗后胀满，浓朴半夏甘草人参汤、桔梗半夏汤。腹满痛者，脾不胜水，水与气搏皮肉之间，腹中漉漉有声，小半夏茯苓汤加桂枝。

［温］太阴腹满，吐，食不下，枳梗理中丸。下利腹满身痛，先温其里，四逆汤；后攻其表，桂枝汤。太阳病反下之，因而腹满时痛，桂枝芍药汤。

［下］少阴六七日不大便，腹满痛者，急下之，大小承气汤。大实痛者，桂枝大黄汤。谵妄脉沉数，烦渴，不拘日，调胃承气汤。"根据上下文症状及药物分析，"中气"在此处指"中焦脾胃之气"。

《古今医统大全·卷之十五·中寒门》："术附汤。治中寒，中气，四肢逆冷，口噤，牙关紧急，痰盛脉弱。白术一钱，附子（炮）二钱，甘草二钱。上作二服，每服姜三片，煎七分，化苏合香丸，并连进三服有功。或气短，头晕，手足厥逆未退者，可进养正丹三十粒至百粒，效。"根据上下文症状及药物分析，"中气"在此处指"中焦脾胃之气"。

《古今医统大全·卷之十七·湿证门》："经曰：诸湿肿满，皆属脾土。又曰：湿热伤脾。诸颈项强，皆属于湿。因于湿，首如裹。湿热不攘，大筋软短，小筋弛长。软短为拘，弛长为痿。因于气，为肿。四维相代，阳气乃竭。风寒湿三气杂至，合而为痹。又曰：地之湿气，感则害人皮肤、筋脉。湿盛则濡泄，湿气甚者为着痹。声如从室中言，此<u>中气</u>之湿也。"根据上下文症状及药物分析，"中气"在此处指"中焦脾胃之气"。

《古今医统大全·卷之二十·火证门》："中焦实热与痛，须黄连以泻心火，<u>中气</u>脾虚，不能转运，有郁热者，黄芩、葛根、白术以代之。如胸中烦热，须用栀子，实热者切当。若虚烦须用补药为主，人参、白术、黄芩、芍药、麦冬、大枣之类。"根据上下文症状及药物分析，"中气"在此处指"中焦脾胃之气"。

《古今医统大全·卷之二十三·脾胃门》："汉张仲景著伤寒论，专以外伤为法。其中顾盼脾胃元气之秘，世医鲜有知之。观其少阳证，小柴胡汤用人参，则防邪气之入三阴，或恐脾胃稍虚，邪乘而入，必用人参甘草固脾胃以充<u>中气</u>，是外伤未尝不内因也。至于阳毒升麻汤、人参败毒散、化斑汤、黄连汤、知母葛根汤、白通汤、理中汤、炙甘草汤、橘皮汤、五味子汤、栝蒌根汤、建中等汤，未尝不用参草以治外感，可见仲景公之立方神化莫测。……

虽气不转，而脾胃<u>中气</u>不和者勿去，但加浓朴以破滞气。然亦不可多用，于甘草五分中加一分可也。腹中夯闷，此非腹胀，乃散而不收，可加芍药收之。如肺气短促或不足者，加人参、白芍药。中焦用白芍药，则脾中升阳，使肝胆之邪不敢犯也。腹中窄狭及急缩者去之，及诸酸涩药亦不可用。腹中痛者加甘草、白芍药。甘草作甘，甘者己也。曲直作酸，酸者甲也。甲己化土，此仲景妙法也。腹痛兼发热，加黄芩。恶寒或腹痛觉寒，加桂。怠惰嗜卧有湿，胃虚不能食，或沉困，或泄泻，加苍术。自汗加白术。小便不利加茯苓，渴亦加之。气弱者加白茯苓、人参。气盛者加赤茯苓、缩砂仁。气复不能转运有热者，微加黄连，心烦乱亦如之。"根据上下文症状及药物分析，"中气"在以上2处皆指"中焦脾胃之气"。

《古今医统大全·卷之二十三·内伤门》："夫元气、谷气、荣气、清气、卫气、生发诸阳上升之气，此六者皆饮食入胃，谷气上行，胃气之异名，其实一也。既脾胃有伤，则中气不足；中气不足，则六腑之气皆绝于外。……

故经言五脏之气已绝于外者，是六腑之元气病也。气伤脏乃病，脏病则形乃应。是五脏六腑真气皆不足也。惟阴火独旺，上乘阳分，故荣卫失守，诸病生焉。其中变化皆由中气不足，乃生发耳。后有脾胃已受劳役之疾，饮食又复失节，耽病日久，事息心安，饱食太甚，病乃大作。……

暨其外伤风寒，六淫客邪，皆有余之病，当泻不当补；饮食失节，中气不足之病，当补不当泻。举世医者皆以饮食失节，劳役所伤，中气不足，当补之证，认作外感伤寒，有余客邪之病，重泻其表，使荣卫之气外绝，其死只在旬日之间，所谓差之毫厘，谬以千里，可不详辨乎？……

东垣曰：古人以脉上辨内外伤于人迎气口。人迎脉大于气口为外伤，气口脉大于人迎为内伤。此辨固是，但其说有所未尽耳。（愚按脉辨内外伤以人迎气口，诚是也。何则？人迎为胃之动脉，当主内伤；气口为肺之动脉，当主外伤。外伤风寒，风寒伤皮，皮膝司于肺，故气口主之。内伤脾胃，脾胃主乎中气，故人迎主之。古有人迎气口之辨，即胃脉与肺脉，而主于内伤外感，各指其所司也。若只以气口手脉辨之，惟以两关之脉辨之可也。右关脾胃以主内伤，左关肝木以主外伤。外伤风寒，内应肝木；内伤元气，内应脾胃。只以左右气口辨之，斯为至理。）"根据上下文症状及药物分析，"中气"在以上6处皆指"中焦脾胃之气"。

《古今医统大全·卷之二十四·呕吐哕门》："久病吐者，胃气虚不纳谷也，生姜、人参、白术、黄芪、香附治之。凡痞满短气而呕，宜补中气，止可用调中益气汤。恶心吐清水者，有热有痰有虚，皆用生姜，随证佐药治之。"根据上下文症状及药物分析，"中气"此处指"中焦脾胃之气"。

《古今医统大全·卷之二十六·郁证门》："一男子年三十，房后骑马渡溪，遇深渊沉没复起，湿衣坐马行十五里抵家。次日憎寒壮热，肢节酸痛如疟状。医作虚以补中气治，又作劳治，以四物汤加黄柏、知母服之，反加满闷不食。召予诊。六脉皆洪缓，重按若牢，右手为甚。作湿郁处治，用平胃散加苍术、白术、半夏、茯苓、川芎、香附、砂仁、防风、羌活、加姜，煎服三帖，诸病皆减。后以茯苓渗湿汤倍加白术，服二十帖全安。"根据上下文症状及药物分析，"中气"此处指"中焦脾胃之气"。

《古今医统大全·卷之二十七·嗝噎门》："嗝噎多因饮食不节，痰饮停滞，或因七情过用，脾胃内虚。而古方不察病因，悉指为寒，用辛燥大热之药治之。七情之火，反有所炽；脾胃之阴，反有所耗。是以药助病邪，日以深痼。治此疾也，咽嗌闭塞，胸膈痞闷，此属气滞。然有服耗气药过多，中气不运而致者，当补气而自运。大便结燥如羊粪，此属血虚。若服通剂过多，血液耗竭而愈结，法当补血。有因火逆上，食不得入，关脉洪大有力而数者，为痰饮阻滞，而脉结涩者，当清痰退热，其火自降。亦有脾胃阳大衰，脉沉细而寒者，当以辛热之药温其气，仍以益阴之药养其血，斯故合两全而治之，审矣。"根据上下文症状及药物分析，"中气"此处指"中焦脾胃之气"。

《古今医统大全·卷之二十九·痞满门》："盖由阴伏阳蓄，气血不运而成，位心下中央，中满痞塞，皆土邪之所为也。有因误下，里气虚，邪乘虚而入于心之分为痞者，有不因误下而得之，如中气虚弱，不能运化精微为痞者，有饮食痰积不能施化为痞者，有湿土太甚邪着心下为痞者。"根据上下文症状及药物分析，"中气"此处指"中焦脾胃之气"。

《古今医统大全·卷之三十·胀满门》："《内经》曰：留者行之，结者散之。以柴胡升麻之苦平，行少阳阳明二经，发散清气，营运阳分为君；以生姜、半夏、草豆蔻、益智仁辛甘大热，消散中寒为臣；以浓朴、木香、苍术、青皮苦辛大温，通顺滞气；以当归、陈皮、人参之辛甘温，调和荣卫，滋养中气。浊气不降，以苦泄之，吴茱萸之苦热泄之者也。气之薄者为阳中之阴。茯苓、甘草平，泽泻咸平气薄，引导浊阴之气自天而下，故以为佐。气味相合，散之泄之，上之下之，使清浊之气各安其位也。"根据上下文症状及药物分析，"中气"此处指"中焦脾胃之气"。

《古今医统大全·卷之三十七·疟证门》："凡疟数作之后，发散和解了，便宜截之。久则中气虚弱，邪愈深而难治。"根据上下文症状及药物分析，"中气"此处指"中焦脾胃之气"。

《古今医统大全·卷之四十二·血证门》："滑伯仁医一人呕血，甚至盈盆，二年，素劳役，致中气损，先与八宝散；一二日，服黄芩芍药汤；少有动作，即进犀角地黄汤加桃仁、大黄；稍间服宁神散，有痰用礞石丸。其脉始芤大，后渐平，三月而愈，屡获安验。"根据上下文症状及药物分析，"中气"此处指"中焦脾胃之气"。

《古今医统大全·卷之四十三·痰饮门》："凡治痰用利药过多，致脾胃虚，则痰反易生而多矣。治痰病久滞不通，状若寒凝，不用温药导引，必有拒格之患。况有风寒外束，痰气内郁者，不用温散，亦何以开郁行滞也？亦有峻用利药过多，则脾气愈虚，津液不运，痰反易生，法当补脾胃，清中气，则痰自运下。治痰用寒凉攻击药过多而痰不去，此必脾气虚而不营运也，亦须佐以温补。……

酒痰用天花粉、黄连、白术、神曲。痰因火盛逆上者，治火为先，白术、黄芩、石膏之类，中气不足加参、术。痰结核在咽喉咯唾不出，化痰药加咸能软坚之味，栝蒌仁、杏仁、海石、连翘，佐以朴硝、姜汁。

二陈汤丹溪谓一身之痰都管治，如要下行加引下药，要上行加引上行药，噫！斯言过矣。按：二陈不过治轻小饮食之湿痰耳。痰势甚者，宜各从其门户，如火炎上者用流金膏、滚痰丸，胶固者老痰丸，饮积者小胃丹之类是也。如此对证，尚有不去，况二陈乎？润下丸降痰最妙，可以常服。小胃丹治痰饮必用之药，实者用之亦二三服而已，虚者便不宜多用。滚痰丸治火痰必用之药，亦不宜多用。竹沥导痰，非姜汁不能行经络。荆沥治痰速效，能食者用之。二沥佐以姜汁，治经络中痰最效。痰中带血者，加薷汁效。海粉热痰能清，湿痰能燥，坚痰能软，顽痰能消，可入丸药，亦可入煎药。南星治风痰湿痰，半夏油炒大治湿痰喘气心痰。石膏坠痰火极效，黄芩治热痰，假其下火也。枳实去痰，有冲墙倒壁之功。五倍子能治老痰，人鲜知之。天花粉治热痰酒痰最效，又云大治膈上热痰。玄明粉治热痰老痰速效，能降火软坚故也。硝石礞石大能消痰结，降痰火，研细末和白糖置手心，舌舐服甚效。苍术治痰饮成窠囊，行痰极效，（即神术丸。）"根据上下文症状及药物分析，"中气"此处指"中焦脾胃之气"。

《古今医统大全·卷之四十三·痰饮门》："（丹溪）香莎丸调中气，散郁痰。香附子、苍术各四两，黄芩二两。上为末，蒸饼为丸，如梧桐子大。每服五十丸，白汤下。"根据上下文症状及药物分析，"中气"此处指"中焦脾胃之气"。

《古今医统大全·卷之四十八·虚损门》："经曰：阴虚生内热（云）。又曰：劳则气耗。劳则喘且汗出，内外皆热，故气耗矣。夫喜怒不节，起居不常，有所劳伤，皆损其气。气衰则火旺，火旺则乘其脾土。土主四肢，故困热，无气以动，懒于言语，动作喘乏，表热自汗，心烦不安。当病之时，宜安心静坐，以养其气。以甘寒泻其火热，以酸味收其散气，以甘温补其中气。经云：劳者温之，损者益之是也。……黄柏（属水，滋贤，味苦以坚精。去皮，盐酒炒匀，至褐色，取净末三两六钱），知母（属金，主润肺，苦以降火。佐黄柏，为水金相生。去毛净，酒浸宿，微炒，取净末三两六钱），破故纸（属火，收敛神明，能使心包之火与命门之火相通，故元阳坚固，骨髓充实，涩以治胞。新瓦炒香，净罗二两八钱），胡桃仁（属木，润血。血恶燥，故润之。佐故纸，为木火相生。古书谓：黄柏无知母，故纸无胡桃，皆不成功。去皮，研三两二钱），砂仁（属土，醒脾开胃，引诸药归宿丹田，和五脏中和之气，如天以土为中气也。一两分二处，以一处同花椒五钱炒，去椒。）"根据上下文症状及论述分析，"中气"此处指"中焦脾胃之气"。

《古今医统大全·卷之五十五·皮风瘙痒门》："郁热生风作痒者，宜清热、疏风、凉血，子和法妙。经曰：诸痒为虚。肺主气，司布皮毛。肺气不通而痒者，宜防风、参、芪、白术之类补之。卫阳腠实闭固，热郁，卫气不和，为之实，宜调气、和血、散郁之剂。……加味补中益气汤，治中气不足，卫气不舒，以致瘙痒。人参、黄芪、当归、白术各一钱，陈皮、甘草、升麻、柴胡、防风、白芷、川芎各五分。加姜枣煎服。"根据上下文症状及论述分析，"中气"此处指"中焦脾胃之气"。

《古今医统大全·卷之五十六·心痛门》："因平日喜食热物，以致死血留于胃口而痛者，宜桃仁承气汤下之，或玄胡索一两半，桂、滑石、红花、面各半两，桃仁三十枚，蒸饼丸服。有劳役太甚，饮食失节，中气不足，或寒邪乘虚而客，或久不散郁而生热，或素有热，虚热相搏结于胃口而痛，或食积痰，或乘气而食相郁不散，停结胃口而痛也。"根据上下文症状及论述分析，"中气"此处指"中焦脾胃之气"。

《古今医统大全·卷之五十七·腹痛门》："东垣曰：腹中诸痛皆因劳役过甚，咳食失节，中气不足，寒气乘虚而入客之，故卒然而作大痛，经言得炅则止。炅者以热治寒，治之正也。然腹痛有部分，脏位有高下，治之者宜分之。……腹痛以手按之而痛甚者，手不可近者，皆实也，宜大黄、芒硝之类下之。瘦黑人是实热，宜下之。跌扑损伤而痛，是瘀血，宜桃仁承气汤加当归、红花、苏木下之。腹大痛，脉沉细实，附子理中汤合大承气汤下之。饮食过伤而腹痛者，宜木香槟榔丸下之。壮实与初病之人元气未虚，宜下之。虚人与久病者，宜升之、消散之。中气不足，脾胃虚弱之人，伤饮食而腹痛，宜调补胃气并消导药，用人参、白术、山楂、神曲、枳实、麦芽、木香、砂仁之类。若腹痛不禁下者，宜川芎苍术汤以治之。川芎、苍术、白芷、香附子、茯苓、滑石、姜，水煎服。

小腹因寒而痛，宜用桂、吴茱萸，甚者附子汤。因寒气而作腹痛者，小建中汤加官桂、干姜、台芎、苍术、白芷。或小腹实痛，用青皮以行其气。因热而痛者，二陈汤加黄芪、黄连、栀子，痛甚者加炒干姜从之。若腹中常有热而痛，此为积热，宜调胃承气汤下之。腹中鸣声，乃火击动其水也，盖水欲下，火欲上，相触而然，用二陈汤加栀子、芩、连之属。腹痛宜分三阴部分而治，中脘太阴，脐腹少阴，小腹厥阴也。肥白人腹痛多是气虚湿痰，宜半夏、人参、二术。芍药止治血虚腹痛，余俱不治，以其酸寒收敛而别无温散之功。脐下忽大痛，人中黑色者死。有卒然心腹大痛，欲吐不吐，欲泻不泻，唇青厥逆，死在须臾。此内因食积，外感寒邪，名干霍乱之候也，宜急以盐汤灌之，而以鹅翎探吐取涎而愈。若夫清痰留滞于胸腹之间，食积郁结于肠胃之内，皆能令人腹痛。"根据上下文症状及论述分析，"中气"此处指"中焦脾胃之气"。

　　《古今医统大全·卷之六十·疝气门》："（《宝鉴》）沉香桂附丸。治中气虚弱脾胃虚寒，脏腑积冷，心腹痛，手足厥逆，便利无度，七疝引痛不可忍，喜热熨少缓者。沉香、附子（炮）、官桂、干姜（炮）、良姜、川乌（炮）、茴香（炒）、吴茱萸（汤泡）各一两。上末，好醋糊丸，梧桐子大。空心米饮下五十丸，渐加七八十丸。"根据上下文症状及论述分析，"中气"此处指"中焦脾胃之气"。

　　《古今医统大全·卷之六十三·口病门》："脉候。左寸脉浮而数者，口生疮。洪数，心热口苦。右寸脉浮数，肺热口辛。左关弦数而虚，胆虚口苦甚。左关洪而实，肝热口酸。右关沉实，脾胃有热口甘。兼洪数者，口疮，或为重舌、木舌。脉虚者，中气不足。口疮服凉药不愈，宜理中汤。治法。实热口疮新发者，用凉膈散、甘桔汤之类皆可愈。西瓜浆水徐徐饮妙。冬月无瓜以烧灰噙之。酒色过度之人服凉药久而不愈者，乃中气不足。虚火泛上无制，用理中汤反治之而愈甚者，加附子或用官桂噙之亦妙。"根据上下文症状及论述分析，"中气"此处指"中焦脾胃之气"。

　　《古今医统大全·卷之六十六·腮候》："一人年六十，身瘦弱，病头面不耐寒，气弱不敢当风行坐，诸药不效。医为诊脉皆弦细而微，且其人年高，素食茶果，而阳明之经本虚。经云：气不足，则身以前皆寒栗。此由胃气虚，不上荣于头面，故恶风寒，先以附子理中汤温其中气，次以升麻加附子主之。"根据上下文症状及论述分析，"中气"此处指"中焦脾胃之气"。

《古今医统大全·卷之七十六·瘴气门》："岭南既号炎方而又濒海，地卑而土薄。炎方土薄，故阳燠之气常泄；濒海地卑，故阴湿之气常盛。二气相搏，此寒热之气所由作也。阳气泄，故冬无霜雪，四时放花。人居其地，气多上壅，肤多汗出，腠理不密，盖阳不反本而然。阴气盛，故晨夕雾昏，春夏淫雨，一岁之间，蒸湿过半，三伏之内，反不甚热，盛夏连雨，即复凄寒，饮食衣服药物之类往往生醭。人居其间，类多中湿，肢体重倦，又多脚气之疾。盖阴常偏胜而然。阴阳之气既偏而相搏，故人亦因之而感受其寒热不齐之病也。又阳燠既泄，则使人本气不坚，阳不下降常浮而上，故病者多上脘郁闷，胸中虚烦。阴湿既盛，则使人下体多寒，阴不上升，常沉而下，故病者多腰膝重疼，腿足寒厥。予观岭南瘴疾证候，虽或不一，大抵阴阳各不升降，上热下寒者，十有八九。况人一身上本属阳，下本属阴，兹又感此，阳燠阴湿，不和之气自多上热下寒之证也。得病之因，正以阳气不固，每发寒热，身必大汗，又复投之以麻黄、金沸、青龙等汤发表，则旋踵受毙。甚者又以胸中痞闷，用利药下之，病患下体既冷，下之者十无一生。若此者医害之也。其年余染瘴疾，全家特甚，余悉用温中固下，升降阴阳正气之药，十治十愈。二仆皆病胸中痞闷，烦躁昏不知人，一云愿得凉药清膈。余审其证，上热下寒，皆以生姜附子汤冷温服之，即日皆醒，自言胸膈清凉，得凉药而然也，实不知附子也。翌日各与丹朱丸一粒，令空心服之，遂能食粥，然后用正气、平胃等药，自尔遂得平安，更治十数人皆安。盖附子用生姜煎，既能发散，以热攻热，又能导虚热向下焦，除宿冷，又能固接元气。若烦闷者放冷服之，若病烦躁不好饮水，反畏冷不能饮者，皆其虚热非真热也，宜服姜附汤。沈存中治瘴用七枣汤，正与此同，亦一服而愈，有用术附汤而病愈甚。盖术附相济，能固热气不能发散，惟附子一味为最妙。或有脉证实，非上热下寒，面目黄赤，不可用附子。脉若浮供而数，寒热往来，无汗，乃小柴胡汤证。若审证可疑，寒热不辨，宜服嘉禾散。若热多者冷服之，嘉禾散能调<u>中</u>气，升降阴阳，治下虚中满，疗四时瘟疫、伤寒，使无变动。虽伤暑及阳证，伤寒服之亦解。若或寒多服之，尤宜服二三日，即寒热之证自判，然后随证调治之，无不愈。大抵岭南之地卑湿，又人食槟榔，多气疏而不实，四时汗出不宜更用汗药，此理甚明，亦有当汗下者，终不多也，明者察之。"根据上下文症状及论述分析，"中气"此处指"中焦脾胃之气"。

《古今医统大全·卷之八十·外科理例（上）·外科引》："凡疗毒痛甚者，则灸至不痛；不痛者，灸至痛，亦无不愈。中虚者，不灸而服毒药，则疮毒未除，<u>中气</u>先伤，未有不败者也。李氏云：治疽之法，着艾胜于用药，缘热毒中隔，内外不通，不发泄则不解散。又有处贫居僻，一时无药，用灸尤便。大概用蒜取其散毒有力，着艾炷多者，取其火力透也，如法灸之。疮发脓溃，继以神异膏贴之，不日而安。一则疮不开大，二则内肉不溃，三则疮口易合，见效甚速。"根据上下文症状及论述分析，"中气"此处指"中焦脾胃之气"。

《古今医统大全·卷之八十·外科理例（上）·内托》："彼以治痰为先，乃服苦寒化痰药，不应，又加破气药，病甚，始用六君子汤加芎归，数剂，饮食少思；以补中益气汤加白术，月余，<u>中气</u>少复，又以益气养荣汤，月余，肿消而气血亦复。夫右关脉弦，弦属木，乃木盛而克脾土，为贼邪也。虚而用苦寒之药，是虚虚也。况痰为病不一，主治之法不同。凡治痰，利药太多，则脾虚而痰反易生，如<u>中气</u>不足，必用参术为主，佐以痰药。"根据上下文症状及论述分析，"中气"此处指"中焦脾胃之气"。

《古今医统大全·卷之八十·外科理例（下）·外科附方》："加味四君子汤。治痔漏下血，面色萎黄，脾胃虚弱，四肢乏力，饮食无味，<u>中气</u>下陷不能摄血，致便血不禁。人参、白术、茯苓、黄芪、白扁豆（炒）、甘草（炙）各五分。为末，每服三钱，滚白汤调下。"根据上下文症状及论述分析，"中气"此处指"中焦脾胃之气"。

《古今医统大全·卷之八十二·妇科心镜（下）·妇人滞下候》："古

之滞下之病，即今之赤白痢疾者是也。治此者，当审贫富而别病机。贫人之妇，未有不因外感寒、暑、燥、湿、风、火之气而伤于脾胃。脾胃既伤，而又内伤饮食劳倦，不能克化，致令积滞而成滞下。富家妇女，尽是膏粱之变，兼受外邪，内伤生冷湿热之邪而成滞下。古人云：无积不成痢者，此也。凡滞下多生于秋后，何也？脾胃久伤，饮食之积至夏秋之间，复感暑湿之邪，触动而作。其始，腹痛洞泻，泻后里急后重，欲去不去，欲下不下，故曰滞下。今概云痢，世俗之称也。其证或红或白，或红白杂下，甚者一日一夜常行百度。其始作者，若是贫家，不论虚实，当先用神术散，发散外感、六淫之邪气，次服感应丸、承气汤之类，逐其内邪。内邪既去，再服平胃、五苓之类，调和中气，未有不效者也。若是富室，当先用感应丸、木香槟榔丸、山楂神曲麦芽汤之类，消导积滞，次用香连丸、黄连解毒汤，五苓散之类调和中气，亦未有不安者也。惟妊娠之妇，不可峻下，比之常妇，减药之半而下之，亦无伤于胎孕也。若不微下，其积不去，而痢终莫能止，此又量人之虚实轻重而施之可也。"根据上下文症状及论述分析，"中气"此处指"中焦脾胃之气"。

《古今医统大全·卷之八十六·老老余编（上）》："答懿子问孝曰：无违。随其所欲，严戒婢使子孙不令违背。若愤怒一作，血气虚弱，中气不顺，因而饮食，便成疾患。深意体悉，当令人随侍左右，不可令孤坐独寝，缘老人孤癖，易于伤感，才觉孤寂，便生郁闷。养老之法，凡人平生为性各有好嗜之事，见则喜之。有好书画者，有好琴棋者，有好博弈者，有好珍奇者，有好药饵者，有好禽马者，有好古物者，有好佛事者，有好丹灶者。人之僻好不能备举，但以其平生偏嗜之物，时为寻求，择其精绝者布于左右，使其喜爱玩悦不已。老人衰倦无所用心，若只令守家孤坐，自成滞闷。今见所好之物自然用心于物上，日自看承戏玩，自以为乐，虽有劳倦咨煎，性气自然可灭。"根据上下文症状及论述分析，"中气"此处指"中焦脾胃之气"。

《古今医统大全·卷之九十一·痘疹泄秘·治法》："痘疮养胃者，所以养其正而固其本也。书曰养正能避诸邪，此之谓也。所以痘疹无故泄泻，凶之兆也。大抵调脾胃，节饮食，<u>中气</u>足，邪气消。胃气弱者，以四君子汤为主随证加减。苦或作泻者，急治之以豆蔻丸、参茯散之类。故泄泻一证，最可当忧，<u>中气</u>稍虚，邪气阙之，乘机内陷，其危矣乎！……

痘灌浆时毒尽在表，须要里实托载。苟略泄泻则<u>中气</u>虚弱，毒气乘虚内陷，宜速救里。……

肉豆蔻（味辛气温）。治痘疮寒泻，能救<u>中气</u>，止冷泻。……

紫草（味苦气温）。能补<u>中气</u>而制诸邪，散痘毒，利九窍。……

糯米（味甘气温）。滋养脾胃，益<u>中气</u>，使痘毒不致内攻。"根据上下文症状及论述分析，"中气"此处指"中焦脾胃之气"。

《古今医统大全·卷之九十四·本草集要（上）·药有四气五味》："盖天地定位，惟五行生化万类。生物者，气也；成之者，味也。如寒气坚，故咸味可用以软；热气软，故苦味可用以坚；风气散，故酸味可用以收；燥气收，故辛味可用以散；土为<u>中气</u>，无所不和，故甘味可用以缓。此四气五味，药之纪纲，业医者须详明之，方可以为司命之寄也。"根据上下文症状及论述分析，"中气"此处指"中焦脾胃之气"。

《古今医统大全·卷之九十七·当禁不禁犯禁必死》："伤寒之后，忌荤肉、房事，犯之者不救。水肿之后忌油盐。肚脾胃伤者，节饮食。滑泻之后忌油腻。此数者决不可轻犯也。唐尧臣，山东人，在北吏部当该，缘家富，平素嗜膏粱，数伤脾胃。时长夏，因过食伤脾作泻而腹满。求予治，以补<u>中气</u>兼消导而悉愈。随即速欲食肉类，食复伤又胀而泻。予治之，又愈。竟数日断荤，切欲食肉，命家人烹牛肉和酒食之，惟饱闷而烦躁，求予消导之，不愈。自云数日不大便，恐后闭所致，欲通之。予以屡伤脾胃，元气未复，何敢通？道不信，别求医通利，不一日口干燥，心烦而死。原病伤食而又犯之，原病下泄，今又犯之，犯之又犯，其死必矣。"根据上下文症状及论述分析，"中气"此处指"中焦脾胃之气"。

综上所述，徐春甫在《古今医统大全》提及"中气"一词凡 91 处，其含义包括以下 5 种：①为引用《内经》原文，其含义遵《内经》之义不变，合计 6 处；②处为运气学术语，指中见之气，合计 11 处；③指二十四气，"中气"与"节气"相对，合指二十四气，二十四气包括以四立为主的十二节气，与以二分二至为主的十二中气，合计 6 处；④为病证名，指类中风类型之一，即"气中"，合计 9 处；⑤指"中焦脾胃之气"，合计 59 处。徐春甫对李东垣的脾胃学说很为推崇，对"中气"概念的阐述和引用主要为指"中焦脾胃之气"，他的医论和著述对后世有一定影响。

四、张景岳《类经》《景岳全书》"中气"含义

张景岳（1563 年–1640 年），本名介宾，字会卿，号景岳，别号通一子，因善用熟地黄，人称"张熟地"，浙江绍兴府山阴（今浙江绍兴）人，是明代杰出医学家，温补学派的代表人物。张景岳幼随其父游京城，十四岁时从京华名医金英学医，尽得其传。中年从军，曾到过燕、冀、鲁等地，后回乡致力于医学。于医之外，亦旁通象数、星纬、堪舆、律吕等学。张景岳著有《类经》《类经图翼》《类经附翼》《景岳全书》《质疑录》等中医学经典著作，张景岳的主要学术思想，根据《黄帝内经》"阴平阳秘，精神乃治"，提出"阳非有余"及"真阴不足""人体虚多实少"等理论，主张补益真阴元阳，慎用寒凉和攻伐方药，在临证上常用温补方剂，被称为"温补学派"，其学术思想对后世影响很大。张景岳广采前贤之长，既师法于李东垣、薛立斋的温补脾胃、温补肾命的理论，又对王冰水火相济之说有所发挥，兼评刘完素、朱震亨之说而又有所取舍。对李东垣之脾胃学说推崇备至，言"人以水谷为本，故脾胃为养生之本，惟东垣独知其义"切，张景岳在其代表著作《类经》《景岳全书》中对"中气"一词颇多载录，并有所阐述。[28]

（一）张景岳《类经》"中气"含义

张景岳在《类经》提及"中气"一词凡 72 处，其含义包括以下 3 种：①为运气学术语，指中见之气，合计 23 处；②指经络之气，合计 4

处；③指"中焦脾胃之气"，合计 35 处[29]。现分列如下：

1. 为运气学术语，指中见之气，合计 23 处

《类经·十卷·标本类·一·六气标本所从不同》："帝曰：六气标本，所从不同奈何？（六气者，风寒暑湿火燥，天之令也。标，末也。本，原也。犹树木之有根枝也。分言之则根枝异形，合言之则标出乎本。此篇当与六微旨大论，少阳之上，火气治之，中见厥阴之义参看，详运气类第六。）岐伯曰：气有从本者，有从标本者，有不从标本者也。帝曰：愿卒闻之。（不从标本者，从中气也。）岐伯曰：少阳太阴，从本；（六气少阳为相火，是少阳从火而化，故火为本，少阳为标。太阴为湿土，是太阴从湿而化，故湿为本，太阴为标。二气之标本同，故经病之化皆从乎本。）少阴太阳，从本从标；（少阴为君火，从热而化，故热为本，少阴为标，是阴从乎阳也。太阳为寒水，从寒而化，故寒为本，太阳为标，是阳从乎阴也。二气之标本异，故经病之化，或从乎标，或从乎本。）阳明厥阴，不从标本，从乎中也。（阳明为燥金，从燥而化，故燥为本，阳明为标。厥阴为风木，从风而化，故风为本，厥阴为标。但阳明与太阴为表里，故以太阴为中气，而金从湿土之化。厥阴与少阳为表里，故以少阳为中气，而木从相火之化。是皆从乎中也。详义见图翼三卷，上中下本标中气图解。）故从本者，化生于本；从标本者，有标本之化；从中者，以中气为化也。（六气之太过不及皆能为病，病之化生必有所因，故或从乎本，或从乎标，或从乎中气，知其所从，则治无失矣。）帝曰：脉从而病反者，其诊何如？（谓脉之阴阳必从乎病，其有脉病不应而相反者，诊当何如也。）"根据上下文论述，以上 6 处"中气"含义为运气学术语，指"中见之气"。

《类经·十卷·标本类·二·病有标本取有逆顺》："是故百病之起，有生于本者，有生于标者，有生于中气者；有取本而得者，有取标而得者，有取中气而得者，有取标本而得者；有逆取而得者，有从取而得者。（百病之生于本标中气者，义见前篇。中气，中见之气也，如少阳厥阴互为中气，阳明太阴互为中气，太阳少阴互为中气，以其相为表里，故其气互通也。取，求也。病生于本者，必求其本而治之。病生于标者，

必求其标而治之。病生于<u>中气</u>者，必求<u>中气</u>而治之。或生于标、或生于本者，必或标或本而治之。取有标本，治有逆从。以寒治热，治真热也。以热治寒，治真寒也，是为逆取。以热治热，治假热也，以寒治寒，治假寒也，是为从取。逆从义，详论治类第四。）……夫标本之道，要而博，小而大，可以言一而知百病之害，言标与本，易而勿损，察本与标，气可令调，明知胜复，为万民式，天之道毕矣。（要而博、小而大者，谓天地之运气，人身之疾病，变化无穷，无不有标本在也。如三阴三阳，皆由六气所化，故六气为本，三阴三阳为标。知标本胜复之化，则气可令调，而天之道毕矣。然疾病之或生于本，或生于标，或生于<u>中气</u>，凡病所从生，即皆本也。夫本者，一而已矣。故知其要则一言而终，不知其要则流散无穷也。）"根据上下文论述，以上10处"中气"为运气学术语，指"中见之气"。

《类经·二十三卷·运气类·六·天地六六之节标本之应亢则害承乃制》："少阳之上，火气治之，中见厥阴；（此以下言三阴三阳，各有表里，其气相通，故各有互根之<u>中气</u>也。少阳之本火，故火气在上。与厥阴为表里，故中见厥阴，是以相火而兼风木之化也。此有上中下本标<u>中气</u>图解，在《图翼》四卷。）阳明之上，燥气治之，中见太阴；（阳明之本燥，故燥气在上。与太阴为表里，故中见太阴，是以燥金而兼湿土之化也。）……本标不同，气应异象。（本标不同者，若以三阴三阳言之，如太阳本寒而标阳，少阴本热而标阴也。以中见之气言之，如少阳所至为火生，而中为风；阳明所至为燥生，而中为湿；太阳所至为寒生，而中为热；厥阴所至为风生，而中为火；少阴所至为热生，而中为寒；太阴所至为湿生，而中为燥也。故岁气有寒热之非常者，诊法有脉从而病反者，病有生于本、生于标、生于<u>中气</u>者，治有取本而得、取标而得、取<u>中气</u>而得者，此皆标本之不同而气应之异象，即下文所谓物生其应、脉气其应者是也。故如瓜甜蒂苦、葱白叶青、参补芦泻、麻黄发汗、根节止汗之类，皆本标不同之象。此一段义深意圆，当与标本类诸章参悟。）"根据上下文论述，以上4处"中气"为运气学术语，指"中见之气"。

《类经·二十四卷·运气类·九·上下升降气有国中神机气立生死为用》："岐伯曰：初凡三十度而有奇，<u>中气</u>同法。（度，即日也。一步之数，凡六十日八十七刻半，而两分之，则前半步始于初，是为初气，凡三十度而有奇。奇，谓四十三刻又四分刻之三也。后半步始于中，是为<u>中气</u>，其数如初，故曰同法。）帝曰：国中何也？岐伯曰：所以分天地也。帝曰：愿卒闻之。岐伯曰：初者地气也，中者天气也。（国中者，所以分阴阳也。凡一气之度必有前后，有前后则前阳而后阴。阳主进，自下而上，故初者地气也。阴主退，自上而下，故中者天气也。愚按：国中者，初言其始，气自始而渐盛也。中言其盛，气自盛而渐衰也。但本篇所谓国中者，以一步之气为言，故曰初凡三十度而有奇，<u>中气</u>同法。然阴阳之气，无往不在，故国中之数，亦无往不然。如以一岁言之，则冬至气始于北，夏至气中于南，北者盛之始，南者衰之始，此岁气之国中也。以昼夜言之，夜则阳生于坎，昼则日中于离，坎者升之始，离者降之始，此日度之国中也。不惟是也，即一月一节、一时一刻，靡不皆然。"根据上下文论述，以上 3 处"中气"为运气学术语，指"中见之气"。

2. 指经络之气，合计 4 处

《类经·四卷·藏象类·三十·人有阴阳治分五态》："少阳之人，多阳少阴，经小而络大，血在中而气外，实阴而虚阳，独泻其络脉则强，气脱而疾，<u>中气</u>不足，病不起也。（经脉深而属阴，络脉浅而属阳，故少阳之人，多阳而络大，少阴而经小也。血脉在中，气络在外，所当实其阴经而泻其阳络，则身强矣。惟是少阳之人，尤以气为主，若泻之太过，以致气脱而疾，则<u>中气</u>乏而难于起矣。）阴阳和平之人，其阴阳之气和，血脉调，谨诊其阴阳，视其邪正，安容仪，审有余不足，盛则泻之，虚则补之，不盛不虚，以经取之。此所以调阴阳，别五态之人者也。（不盛不虚以经取之者，言本无盛虚之可据，而或有邪正之不调者，但求所在之经以取其病也。）"根据上下文论述分析，此 2 处"中气"指"经络之气"。

《类经·十九卷·针刺类·七·用针虚实补泻》："补曰随之，随之

第二章 中医学『中气』概念研究

意若妄之，若行若按，若蚊虻止，（此下皆言补法也。随者，因其气去，追而济之也。妄，虚妄也。意若妄之，言意会于有无之间也。若行若按，言行其气按其处也。若蚊虻止，言当轻巧无迹而用得其精也。）如留如还，去如弦绝，（留，留针也。还，出针也。去如弦绝，轻且捷也，故无损而能补。）令左属右，其气故止，外门已闭，<u>中气</u>乃实，（右手出针，左手随而按扪之，是令左属右也。故门户闭于外，<u>中气</u>实于内。）必无留血，急取诛之。（凡取血络者，不可使有留血，宜急去之也。）持针之道，坚者为宝，正指直刺，无针左右，（坚而有力，则直达病所。正而不斜，则必中气穴。）"根据上下文论述分析，以上2处"中气"指"皮肤内经络之气"。

3. 指"中焦脾胃之气"，合计35处

《类经·二卷·阴阳类·一·阴阳应象》："故曰：冬伤于寒，春必病温；（冬伤于寒者，以类相求，其气入肾，其寒侵骨。其即病者，为直中阴经之伤寒；不即病者，至春夏则阳气发越，营气渐虚，所藏寒毒，外合阳邪而变为温病。然其多从足太阳始者，正以肾与膀胱为表里，受于阴而发于阳也。愚按：伤寒温疫，多起于冬不藏精，及辛苦饥饿之人。盖冬不藏精，则邪能深入，而辛苦之人，其身常暖，其衣常薄，暖时窍开，薄时忍寒，兼以饥饿劳倦，致伤<u>中气</u>，则寒邪易入，待春而发，此所以大荒之后，必有大疫，正为此也。但此辈疫气既盛，势必传染，又必于虚者先受其气，则有不必冬寒而病者矣。避之之法，必节欲节劳，仍勿忍饥而近其气，自可无虑。）"根据上下文论述分析，"中气"此处指"中焦脾胃之气"。

《类经·三卷·藏象类·十五·寿夭》："黄帝曰：形气之相胜以立寿夭奈何？伯高答曰：平人而气胜形者寿；（人之生死由乎气，气胜则神全，故平人以气胜形者寿。设外貌虽充而<u>中气</u>不足者，必非寿器。）病而形肉脱，气胜形者死，形胜气者危矣。（若病而至于形肉脱，虽其气尚胜形，亦所必死。盖气为阳，形为阴，阴以配阳，形以寓气，阴脱则阳无所附，形脱则气难独留，故不免于死。或形肉未脱而元气衰竭者，形虽胜气，不过阴多于阳，病必危矣。按：本篇大义，乃自天禀而言；

又如五常政大论以阴阳高下言人寿夭，则地势使然，又不可不知也。详运气类十六。）"根据上下文论述分析，"中气"此处指"中焦脾胃之气"。

《类经·五卷·脉色类·十一·脉分四时无胃曰死》："盛喘数绝者，则病在中；（若虚里动甚而如喘，或数急而兼断绝者，由<u>中气</u>不守而然，故曰病在中。数音朔。）结而横，有积矣；（胃气之出，必由左乳之下，若有停阻则结横为积，故凡患积者多在左肋之下，因胃气积滞而然。如五十六难曰，肝之积名曰肥气在左胁下者，盖以左右上下分发五行而言耳，而此实胃气所主也。）"根据上下文论述分析，"中气"此处指"中焦脾胃之气"。

《类经·六卷·脉色类·十九·脏脉六变病刺不同》："大甚为击仆；微大为疝气，腹里大，脓血在肠胃之外。（脾主<u>中气</u>，脾脉大甚为阳极，阳极则阴脱，故如击而仆地。若其微大为疝气，以湿热在经，而前阴为太阴阳明之所合也。腹里大者，以脓血在肠胃之外，亦脾气壅滞所致。）……诸小者，阴阳形气俱不足，勿取以针，而调以甘药也。（脉小者为不足，勿取以针，可见气血俱虚者，必不宜刺而当调以甘药也。愚按：此节阴阳形气俱不足者，调以甘药，甘之一字，圣人用意深矣。盖药食之入，必先脾胃，而后五脏得禀其气。胃气强则五脏俱盛，胃气弱则五脏俱衰。胃属土而喜甘，故<u>中气</u>不足者，非甘温不可。土强则金旺，金旺则水充，此所以土为万物之母，而阴阳俱虚者，必调以甘药也。虽至真要等论所列五味，各有补泻，但彼以五行生克之理，推衍而言；然用之者，但当微兼五味而以甘为主，庶足补中，如四季无土气不可，五脏无胃气不可，而春但微弦、夏但微钩之义皆是也。观阴阳应象大论曰：形不足者温之以气，精不足者补之以味。故气味之相宜于人者，谓之为补则可；若用苦劣难堪之味，而求其能补，无是理也。气味攻补之学，大有妙处，倘不善于调和，则开手便错，此医家第一着要义。）"根据上下文论述分析，以上2处"中气"指"中焦脾胃之气"。

《类经·六卷·脉色类·二十四·诸经脉证死期》："脉至如丸泥，是胃精予不足也，榆荚落而死。（丸泥者，泥弹之状，坚强短涩之谓，此胃精中气之不足也。榆荚，榆钱也，春深而落。木旺之时，土败者死。）脉至如横格，是胆气予不足也，禾熟而死。（横格，如横木之格于指下，长而且坚，是为木之真脏，而胆气之不足也。禾熟于秋，金令王也，故木败而死。）脉至如弦缕，是胞精予不足也，病善言，下霜而死；不言，可治。（弦缕者，如弦之急，如缕之细，真元亏损之脉也。胞，子宫也，命门元阳之所聚也。胞之脉系于肾，肾之脉系舌本，胞气不足，当静而无言；今反善言，是阴气不藏，而虚阳外见，时及下霜，虚阳消败而死矣。故与其善言者，不若无言者为肾气犹静，而尚可治也。）"根据上下文论述分析，"中气"此处指"中焦脾胃之气"。

《类经·六卷·脉色类·二十五·决死生》："中部之候虽独调，与众脏相失者死。中部之候相减者死。（三部之脉，上部在头，中部在手，下部在足。此言中部之脉虽独调，而头足众脏之脉已失其常者，当死。若中部之脉减于上下二部者，中气大衰也，亦死。）目内陷者死。（五脏六腑之精气，皆上注于目而为之精，目内陷者，阳精脱矣，故必死。）"根据上下文论述分析，"中气"此处指"中焦脾胃之气"。

《类经·十二卷·论治类·十八·五过四德》："治病之道，气内为宝，循求其理，求之不得，过在表里。（气内者，气之在内者也，即元气也。凡治病者，当先求元气之强弱，元气既明，大意见矣。求元气之病而无所得，然后察其过之在表在里以治之，斯无误也。此下五节，亦皆四德内事。愚按：气有外气，天地之六气也。有内气，人身之元气也。气失其和则为邪气，气得其和则为正气，亦曰真气。但真气所在，其义有三，曰上中下也。上者所受于天，以通呼吸者也；中者生于水谷，以养荣卫者也；下者气化于精，藏于命门，以为三焦之根本者也。故上有气海，曰膻中也，其治在肺；**中有水谷气血之海，曰中气也，其治在脾胃**；下有气海，曰丹田也，其治在肾。人之所赖，惟此气耳，气聚则生，气散则死，故帝曰气内为宝，此诚最重之辞，医家最切之旨也。即如本篇始末所言，及终始等篇，皆以精气重虚为念，先圣惜人元气至意，于此可见。奈何今之医家，但知见病治病，初不识人根本。凡天下之理，亦焉有根本受伤而能无败者，伐绝生机，其谁之咎？所以余之治人，既察其邪，必观其正，因而百不失一，存活无算。故于诸章之注，亦必以元气为首务，实本诸此篇，非亿见也。凡心存仁爱者，其毋忽于是焉。又真气义，见疾病类四。）"根据上下文论述分析，"中气"此处指"中焦脾胃之气"。

《类经·十三卷·疾病类·一·病机》："诸病有声，鼓之如鼓，皆属于热。（鼓之如鼓，胀而有声也。为阳气所逆，故属于热。然师传篇曰：胃中寒则腹胀，肠中寒则肠鸣飧泄。口问篇曰：<u>中气</u>不足，肠为之苦鸣。此又皆寒胀之有声者也。）……诸转反戾，水液混浊，皆属于热。（诸转反戾，转筋拘挛也。水液，小便也。河间曰：热气燥烁于筋则挛瘛为痛，火主燔灼燥动故也。小便混浊者，天气热则水混浊，寒则清洁，水体清而火体浊故也。又如清水为汤，则自然浊也。此所谓皆属于热，宜从寒者是也。然其中亦各有虚实之不同者，如伤暑霍乱而为转筋之类，宜用甘凉调和等剂清其亢烈之火者，热之属也。如感冒非时风寒，或因豪雨之后，湿毒中藏而为转筋霍乱，宜用辛温等剂，理<u>中气</u>以逐阴邪者，寒之属也。大抵热胜者必多烦燥焦渴，寒胜者必多厥逆畏寒。故太阳之至为痉，太阳之复为腰脊反痛、屈伸不便，水郁之发为大关节不利，是皆阳衰阴胜之病也。水液之浊，虽为属火，然思虑伤心，劳倦伤脾，色欲伤肾，三阴亏损者多有是病。治宜慎起居，节劳欲，阴虚者壮其水，阳虚者益其气，金水既足，盒饭自清，若用寒凉，病必益甚。故玉机真藏论曰：冬脉不及则令人少腹满，小便变。口问篇曰：<u>中气</u>不足，溲便为之变。阴阳盛衰，义有如此，又岂可尽以前证为实热。）诸病水液澄澈清冷，皆属于寒。（水液者，上下所出皆是也。水体清，其气寒，故凡或吐或利，水谷不化而澄澈清冷者，皆得寒水之化，如秋冬寒冷，水必澄清也。）"根据上下文论述分析，以上 3 处"中气"指"中焦脾胃之气"。

《类经·十三卷·疾病类·四·邪变无穷》："黄帝曰：余闻气者，有真气，有正气，有邪气，何谓真气？岐伯曰：真气者，所受于天，与谷气并而充身也。（真气，即元气也。气在天者，受于鼻而喉主之；在水谷者，入于口而咽主之。然钟于未生之初者，曰先天之气；成于已生之后者，曰后天之气。气在阳分即阳气，在阴即阴气，在表曰卫气，在里曰营气，在脾曰充气，在胃曰胃气，在上焦曰宗气，**在中焦曰中气，**在下焦曰元阴元阳之气，皆无非其别名耳。）"根据上下文论述分析，"中气"此处指"中焦脾胃之气"。

《类经·十三卷·疾病类·十七·五脏虚实病刺》："虚则腹满肠鸣，飧泄食不化。（足太阴之脉属脾络胃，脾虚则失其健运之用而中气不治，故为此诸病。飧音孙。）取其经太阴、阳明，少阴血者。（脾与胃为表里，故当取足太阴、阳明之经。少阴，肾脉也。脾主湿，肾主水，水能助湿伤脾，故当取少阴之血以泄其寒实。如《厥病篇》治脾心痛者，亦取肾经之然谷、太溪，义犹此也。详针刺类六十四。）"根据上下文论述分析，"中气"此处指"中焦脾胃之气"。

《类经·十五卷·疾病类·二十六·情志九气》："思则心有所存，神有所归，正气留而不行，故气结矣。（思之无已，则系恋不释，神留不散，故气结也。愚按：世有所谓七情者，即本经之五志也。五志之外，尚余者三。总之曰：喜怒思忧恐惊悲畏，其目有八，不止七也。然情虽有八，无非出于五脏。如《阴阳应象大论》曰：心在志为喜，肝在志为怒，脾在志为思，肺在志为忧，肾在志为恐。此五脏五志之分属也。至若五志有互通为病者，如喜本属心，而有曰肺喜乐无极则伤魄，是心肺皆主于喜也。盖喜生于阳，而心肺皆为阳脏，故喜出于心而移于肺，所谓多阳者多喜也。又若怒本属肝，而有曰胆为怒者，以肝胆相为表里，肝气虽强而取决于胆也。有曰血并于上，气并于下，心烦惋善怒者，以阳为阴胜，故病及于心也。有曰肾盛怒而不止则伤志，有曰邪客于足少阴之络、令人无故善怒者，以怒发于阴而侵乎肾也。是肝胆心肾四脏皆能病怒，所谓多阴者多怒，亦曰阴出之阳则怒也。又若思本属脾，而此曰思则心有所存，神有所归，正气留而不行，故气结矣。盖心为脾之母，母气不行则病及其子，所以心脾皆病于思也。又若忧本属肺，而有曰心之变动为忧者，有曰心小则易伤以忧者，盖忧则神伤，故伤心也。有曰精气并于肝则忧者，肝胜而侮脾也。有曰脾忧愁而不解则伤意者，脾主中气，中气受抑则生意不伸，故郁而为忧。是心肺肝脾四脏，皆能病于忧也。又若恐本属肾，而有曰恐惧则伤心者，神伤则恐也。有曰血不足则恐，有曰肝虚则恐者，以肝为将军之官，肝气不足，则怯而恐也。有曰恐则脾气乘矣，以肾虚而脾胜之也。有曰胃为气逆为哕为恐者，以阳明土胜，亦伤肾也。是心肾肝脾胃五脏皆主于恐而恐则气下也。五志互病之辨，既详如上。此外尚有病悲者，如曰肝悲哀动中则伤魂，悲伤于肝也。有曰精气并于肺则悲，有曰悲则肺气乘矣，亦金气伤肝也。有曰心虚则悲，有曰神不足则悲，有曰悲哀太甚则胞络绝，胞络绝则阳气内动，发则心下崩，数溲血者，皆悲伤于心也。此肝肺心三脏皆病于悲而气为之消也。有病为惊者，曰东方色青，入通于肝，其病发惊骇，以肝应东方风木，风主震动而连乎胆也。有曰阳明所谓甚则厥，闻木音则惕然而惊者，肝邪乘胃也。有曰惊则心无所倚，神无所归者，心神散失也。此肝胆胃心四脏皆病于惊而气为之乱也。有病为畏者，曰精气并于脾则畏，盖并于脾则伤于肾，畏由恐而生也。由此言之，是情志之伤，虽五脏各有所属，然求其所由，则无不从心而发。故《本神篇》曰：心怵惕思虑则伤神，神伤则恐惧自失。《邪气脏腑病形篇》曰：忧愁恐惧则伤心。《口问篇》曰：悲哀忧愁则心动，心动则五脏六腑皆摇。可见心为五脏六腑之大主，而总统魂魄，兼该志意。故忧动于心则肺应，思动于心则脾应，怒动于心则肝应，恐动于心则肾应，此所以五志惟心所使也。设能善养此心而居处安静，无为惧惧，无为欣欣，婉然从物而不争，与时变化而无我，则志意和，精神定，悔怒不起，魂魄不散，五脏俱安，邪亦安从奈我哉?）"根据上下文论述分析，以上 2 处"中气"指"中焦脾胃之气"。

《类经·十五卷·疾病类·三十六·厥逆头痛·五有余二不足者死》："帝曰：有癃者，一日数十溲，此不足也。身热如炭，颈膺如格，人迎躁盛，喘息气逆，此有余也。太阴脉细微如发者，此不足也。其病安在？名为何病？（癃，小水不利也。一日数十溲，数欲便而所出不多也。如炭者，热之甚也。颈言咽喉，膺言胸臆。如格者，上下不通，若有所格也。人迎躁盛者，足阳明动脉在结喉两旁，所以候阳也。喘息者，呼吸急促也。气逆者，治节不行也。太阴脉微细者，即两手寸口之脉，所以候阴也。瘕，良中切。溲音搜。）岐伯曰：病在太阴，（脾肺二脏皆属太阴，观下文复云颇在肺，则此节专言脾阴可知。如上文云太阴之脉细微者，正以气口亦太阴也，藏气不足，则脉见于此。又《口问篇》曰：中气不足，溲便为之变。今其瘕而数十溲者，亦由中气之不足耳，故病在脾阴。气口亦太阴义，详藏象类十一。）"根据上下文论述分析，以上2处"中气"指"中焦脾胃之气"。

《类经·十五卷·疾病类·三十九·伤寒》："帝曰：治之奈何？岐伯曰：治之各通其脏脉，病日衰已矣。其未满三日者，可汗而已；其满三日者，可泄而已。（各通其脏脉，谓当随经分治也。凡传经之邪，未满三日者，其邪在表，故可以汗已。满三日者，其邪传里，故可下。然此言表里之大体耳。按《正理伤寒论》曰：脉大浮数，病为在表，可发其汗；脉实沉数，病为在里，可下之。故日数虽多，但有表证而脉浮大者，犹宜发汗；日数虽少，但有里证而脉沉实者，即当下之。此汗下之法，但当以表里为据，有不可以执一也。愚按：伤寒一证，感天地阴厉之气，变态不测，最为凶候，治一有差，死生反掌。在古人垂训之多，何止百家千卷，其中立法之善，无出仲景，用药之善，须逊节庵，凡于曲折精微，靡不详尽，余复何言；然尤有不能已者，在苦于条目之浩繁，而后学求之不易也。观陶氏家秘的本曰：伤寒治法，得其纲领如拾芥，若求之多岐，则支离破碎，如涉海问津矣，盖脉证与理而已。斯言也，予殊佩之。然求其所谓纲领者，谓操其枢要，切于时用者是也。所谓多岐者，谓检遍方书，无方可用者是也。所谓脉证者，谓表里阴阳寒热虚实之辨也。所谓理者，谓见之真、法之要也，得其理则治无一失矣。是以法必贵详，用当知约，详而不约，徒详何益？诚若望洋，无所用之地矣。予请约之曰：凡治伤寒，其法有六，曰吐汗下温清补也。盖吐中有发散之意，可去胸中之实，可举陷下之气，若无实邪在上，不可用之，所用既少，法亦无多，故舍吐之外而切于用者，惟汗下温清补五法而已。所谓汗者，治表证也，寒邪在表，不汗何从而解？然汗法有三：曰温散，曰凉解，曰平解。温散者，如以寒胜之时，阴胜之脏，阳气不充，则表不易解。虽身有大热，亦必用辛温，勿以寒凉为佐，此即寒无犯寒之谓也。凉解者，如炎热炽盛，表里枯涸，则阴气不营，亦不能汗，宜用辛凉，勿以温热为佐，此即热无犯热之谓也。若病在阴阳之间，既不可温，又不可凉，则但宜平用，求其解表而已也。然无表证者不可汗，似表非表者不可汗，咽中闭塞者不可汗，诸动气者不可汗，淋家不可汗，诸亡血者不可汗，脉微弱者无阳也不可汗，脉微恶寒者阴阳俱虚不可汗吐下。其可汗者，如仲景曰：凡发汗温服汤药，其方虽言日三服，若病剧不解，当促之于半日中尽三服。又曰：凡作汤药，不可避晨夜，觉病须臾，即宜便治，不等早晚，则易愈矣。此所以汗不嫌早也。所谓下者，攻其内也，实邪内结，不下何从而去？然表邪未解者不可下，诸虚者不可下，阳微者不可下，诸外实者不可下，咽中闭塞者不可下，诸动气者不可下，脉弱者不可下，脉浮而大者不可下，病呕吐者不可下，大便先硬后溏者不可下，非有大满燥实坚者不可下，此所以下不嫌迟也。所谓温者，温其中也，脏有寒气，不温之何自而除？有客寒者，寒自外入者也。有主寒者，气虚者也。盖气为阳，气不足则寒生于中，寒即阴证之属，温即兼乎补也。所谓清者，清其热也，有热无结，本非大实，不清之何由而散？表热者宜于清解，里热者宜于清降，热即阳证之属，清即类乎泻也。若此四者，古人发明已尽，余不过述其要耳，学人仍当由博而约，勿谓止于是也。惟补之一字，则所系尤切，而人多不知之。夫用补之法，岂止因于<u>中气</u>，盖实兼乎表里。如表邪不解，屡散之而汗不出者，中虚无力，阴气不能达也。盖汗即水也，水既不足，汗自何来？人知汗属阳分，升阳可以解表，而不知汗生于阴，补阴最能发汗，今有饮水而汗出者，即其义。又如内热不解，屡清之而火不退者，阴不足也。人知惟寒可以去热，而不知壮水方能息火也。又如正气不足，邪气有余，正不胜邪，病必留连不解。有如是者，不可攻邪，但当实其<u>中气</u>，使正气内强，则根本无害，逼邪外出，则营卫渐平，所谓温中自有散寒之意，此不散表而表自解，不攻邪而邪自退，不治之治，尤非人之所知也。惟是用补之法，则脏有阴阳，药有宜否，宜阳者必先于气，宜阴者必先乎精。阳以人参为主，而芪术升柴之类可佐之；阴以熟地为主，而茱萸山药归杞之类可佐之。然人参随熟地，则直入三阴；熟地随芪术，亦上归阳分。但用药当如盘珠，勿若刻舟求剑。且人伤于寒而传为热，则阳胜伤阴者多，故利于补阴者十之七八，利于补阳者十之二三。然阴中非无阳气，佐以桂附，则真阳复于命门；佐以姜草，则元气达于脾胃。药不及病，与不药同。故当随病重轻以为增减，此余之百战百胜者，所活已多，非谬说也。或曰：古人之治伤寒，皆重在汗吐下三法而后于补，今子所言，则似谆谆在补而后于攻者何也？曰：三法已悉，无待再言，独于用补，殊未尽善，故不得不详明其义，以补古人之未备。试以《伤寒论》观之，曰：阴证得阳脉者生，阳证得阴脉者死。迄今说者，无不为然。愚谓阳证阳脉、阴证阳脉者，本为顺证，可以无虑；惟阳证阴脉，则逆候也，为伤寒之最难，故古人直谓之死，则其无及于此也可知矣，余所谓切于补者，正在此也。今以余所经验，凡正气虚而感邪者多见阴脉。盖证之阳者，假实也；脉之阴者，真虚也。阳证阴脉，即阴证也。观陶节庵曰：凡察阴证，不分热与不热，须凭脉下药，至为切当。不问脉之浮沉大小，但指下无力，重按全无，便是伏阴，不可与凉药，服之必死。然则脉之沉小者，人知其为阴脉矣；而浮大者亦有阴脉，则人所不知也。治以凉药犹且不可，况其他乎？故余于此证，必舍证从脉，所以十全其九。然所用之法，多非本门正方，随手而应，见者无不异之，夫亦何异之有，药对证而已矣，余请再悉其义。夫伤寒之千态万状，只虚实二字足以尽之。一实一虚，则邪正相为胜负，正胜则愈，邪胜则死，死生之要，在虚实间耳。若正气实者，即感大邪，其病亦轻；正气虚者，即感微邪，其病亦甚。凡气实而病者，但去其邪则愈矣，放胆攻之，何难之有？此而当余，亦不过若吹灰拉朽耳，无足齿也。虽付之庸手，自无难愈。即不治之，俟其经尽气复，亦无不愈。此譬之两敌相持，主强则客不能胜，必自解散而去，何患之有？故凡正气实者，无论治与不治，皆无虑也。所可虑者，惟挟虚伤寒耳。凡疾病相加，未有元气不竭而死者，强弱相攻，未有根本不伤而败者，此理势之必然也。伤寒之难，止于此耳。奈何庸浅之辈，初不识人虚实，但见发热，动手便攻。夫不可攻而攻之，则未有不死者何也？盖攻者所以攻邪，然必借元气以为之帅，设主气不足而强攻其邪，则邪气未去，而正气因攻先败矣。如此杀人，罪将谁委？又其最可怪者，则有曰伤寒无补法，惑乱人心，莫此为甚。独不观仲景立三百九十七法，而脉证之虚寒者一百有余；定一百一十三方，而用人参者三十，用桂附者五十有余。此下如东垣、丹溪、陶节庵辈所用补中益气、回阳返本、温经益元等汤，皆未尝不用补也，孰谓伤寒无补法耶？此其立法，固为不少，但在余则犹谓未尽，在人则目为异常，不惟异常，而且曰无之，高明者岂其然哉？矧今人之患挟虚伤寒者十尝六七，传诵伤寒无补法者十之八九，虚而不补，且复攻之，余目睹其受害者盖不可胜纪矣，心切悲之，故力辨于此，欲以救时弊耳，非好补也。观者惟加详察，则苍生大幸。）"根据上下文论述分析，以上2处"中气"指"中焦脾胃之气"，张景岳在此处论述补益脾胃对于治疗伤寒病的重要性，因此处论述与"中气"理论与张景岳学术思想关系密切，故为保留作者完整原意，此处大段引用，望读者详参。

《类经·十六卷·疾病类·四十八·疟》："帝曰：瘅疟何如？岐伯曰：瘅疟者，肺素有热，气盛于身，厥逆上冲，<u>中气</u>实而不外泄，因有所用力，腠理开，风寒舍于皮肤之内、分肉之间而发，发则阳气盛，阳气盛而不衰则病矣，其气不及于阴，故但热而不寒。（肺素有热者，阳盛气实之人也。故邪中于外，亦但在阳分而不及于阴，则但热不寒也。）气内藏于心，而外舍于分肉之间，令人消烁脱肉，故命曰瘅疟。帝曰：善。（气藏于心，阳之藏也。热在肌肉之间，故令人消烁。然则瘅疟之所舍者，在肺心两经耳。）"根据上下文论述分析，"中气"此处指"中焦脾胃之气"。

《类经·十六卷·疾病类·四十九·又论疟》："然法虽如此，犹有其要，则在乎标本虚实四者而已。盖标以邪言，邪盛则实；本以正言，正夺则虚。如果有实证实脉之可据，则指其所在而直取之，拔去其邪，诸病自愈，此治标也。如无实脉实证而病不愈者，必其元气之虚，但当温补真元，培其根本，使<u>中气</u>渐实，则逼邪外出，病必自愈，此治本也。故有标则治标，无标则治本，是得其要矣。"根据上下文论述分析，"中气"此处指"中焦脾胃之气"。

《类经·十六卷·疾病类·五十二·咳证》："大法治表邪者，药不宜静，静则留连不解，久必变生他病，故最忌寒凉收敛之剂，如《五脏生成篇》所谓肺欲辛者此也。治里证者，药不宜动，动则虚火不宁，真阴不复，燥痒愈增，病必日甚，故最忌辛香助阳等剂，如《宣明五气篇》所谓辛走气，气病无多食辛者此也。然治表者虽宜从散，若形气病气俱虚者，又当补其<u>中气</u>而佐以温解之药，若专于解散，恐肺气益弱，腠理益疏，外邪乘虚易入，而病益甚也。治里者虽宜静以养阴，若命门阳虚，不能纳气，则参姜桂附之类亦所必用，否则气不化水，终无济于阴也。"根据上下文论述分析，"中气"此处指"中焦脾胃之气"。

《类经·十六卷·疾病类·六十三·血枯》："岐伯曰：病名血枯，此得之年少时，有所大脱血，若醉入房，<u>中气</u>竭，肝伤，故月事衰少不来也。（血枯者，月水断绝也。致此之由，其源有二：一则以少时有所大脱血，如胎产既多及崩淋吐衄之类皆是也；一则以醉后行房，血盛而热，因而纵肆，则阴精尽泄，精去则气去，故<u>中气</u>竭也。夫肾主闭藏，肝主疏泄，不惟伤肾，而且伤肝，及至其久，则三阴俱亏，所以有先见诸证如上文所云，而终必至于血枯，则月事衰少不来。此虽以女子为言，若丈夫有犯前证，亦不免为精枯之病，则劳损之属皆是也。）"根据上下文论述分析，以上 2 处"中气"指"中焦脾胃之气"。

《类经·十六卷·疾病类·七十九·口问十二邪之刺》："故上气不足，脑为之不满，耳为之苦鸣，头为之苦倾，目为之眩；（倾者，沉重不能支也。眩音玄，又去声。）<u>中气</u>不足，溲便为之变，肠为之苦鸣；水由气化，（故<u>中气</u>不足则溲便变常，而或为黄赤，或为短涩，多有情欲劳倦、过伤精气而然，昧者概认为火，鲜不误矣。且<u>中气</u>不足，则浊气居之，故肠胃为之苦鸣也。溲音搜。）"根据上下文论述分析，以上 3 处"中气"指"中焦脾胃之气"。

《类经·十六卷·疾病类·九十一·失守失强者死》："五脏者，中之守也。（五脏者各有所藏，藏而勿失则精神完固，故为中之守也。）中盛藏满，气胜伤恐者，声如从室中言，是<u>中气</u>之湿也。（中，胸腹也。藏，脏腑也。盛满，胀急也。气胜，喘息也。伤恐者，肾受伤也。声如从室中言，混浊不清也。是皆水气上逆之候，故为<u>中气</u>之湿证，此脾肺肾三脏之失守也。）言而微，终日乃复言者，此夺气也。（气虚之甚，故声不接续，肺脏失守也。）衣被不敛，言语善恶，不避亲疏者，此神明之乱也。（神明将脱，故昏乱若此，心脏之失守也。）仓廪不藏者，是门户不要也。（要，约束也。幽门、阑门、魄门皆仓廪之门户，门户不能固则肠胃不能藏，所以泄利不禁，脾脏之失守也。要，平声。）水泉不止者，是膀胱不藏也。（膀胱与肾为表里，所以藏津液，水泉不止而遗溲失禁，肾脏之失守也。）得守者生，失守者死。（五脏得守，则无以上诸病故生，失守则神去而死矣。）"根据上下文论述分析，以上2处"中气"指"中焦脾胃之气"。

《类经·十九卷·针刺类·十·九针推论》："大热在上，推而下之，（推而逐之，抑其高也。）从下上者，引而去之，（引而去之，泄于下也。）视前痛者，常先取之。（先取其本也。）大寒在外，留而补之，入于中者，从合泻之。（大寒在外，补中气可以拒之。泻合穴可以除之。）针所不为，灸之所宜。（凡不宜于针者，当灸以治之。）上气不足，推而扬之，下气不足，积而从之。（推而扬之，引致其气以补上也。积而从之，留针随气以实下也。）阴阳皆虚，火自当之，厥而寒甚，骨廉陷下，寒过于膝，下陵三里。（火自当之，宜于灸也。若厥而寒甚，阳气大虚，当灸下陵，即阳明经三里穴也。）"根据上下文论述分析，"中气"此处指"中焦脾胃之气"。

《类经·二十一卷·针刺类·三十六·刺诸风》："风痉，身反折，先取足太阳及委中及血络出血；中有寒，取三里。（痉，强直也。身反折，反张向后也。此风证之在膀胱经者，故当取足太阳经穴。委中，委中穴也。血络，浮浅之络也。皆当刺出其血。若中气有寒，仍当取足阳明之三里，温补胃气而风寒可除也。痉，求影切，中原韵音敬。）"根据上下文论述分析，"中气"此处指"中焦脾胃之气"。

《类经·二十四卷·运气类·十·五运太过不及下应民病上应五星德化政令灾变异候》："岐伯曰：岁木太过，风气流行，脾土受邪。（六壬岁也。木之化风，木胜则克土，故脾脏受邪。）民病飧泄食减，体重烦冤，肠鸣腹支满。（水谷不化，故飧泄。脾虚不运，故食减。脾主肌

第二章　中医学『中气』概念研究

肉，其气衰，故体重。脾脉从胃别上膈注心中，故烦冤。冤，抑郁不舒也。《口问篇》曰：中气不足，肠为之苦鸣。《藏气法时论》曰：脾虚则腹满肠鸣，飧泄食不化。）上应岁星。（木星也。木气胜，则岁星明而专其令。）"根据上下文论述分析，"中气"此处指"中焦脾胃之气"。

《类经·二十五卷·运气类·十六·天不足西北地不满东南阴阳高下寿夭治法》："是所谓带山之地也，审观向背，气候可知。寒凉之地，腠理开少而闭多，闭多则阳气不散，故适寒凉腹必胀也。湿热之地，腠理开多而闭少，开多则阳气发散，故往温热皮必疮也。下文则中气不余，故胀已。汗之则阳气外泄，故疮已。"根据上下文论述分析，"中气"此处指"中焦脾胃之气"。

《类经·三十卷·会通类·十二·疾病（上）》："邪之所在，皆为不足。故上气不足，脑为之不满，耳为之苦鸣，头为之苦倾，目为之苦眩；中气不足，溲便为之变，肠为之苦鸣；下气不足，则乃为痿厥心悗。（疾病七十九。）……中气不足，溲便为之变。（疾病七十九。）"根据上下文论述分析，以上 2 "中气"指"中焦脾胃之气"。

综上所述，张景岳在《类经》提及"中气"一词凡 72 处，其含义包括以下 3 种：①为运气学术语，指中见之气，合计 23 处；②指经络之气，合计 4 处；③指"中焦脾胃之气"，合计 35 处。

（二）张景岳《景岳全书》"中气"含义

张景岳在《景岳全书》提及"中气"一词凡 140 处，其含义包括以下 3 种：①为运气学术语，指"中见之气"，合计 1 处；②为病证名，指类中风类型之一，即"气中"；③指"中焦脾胃之气"，合计 138 处[30]。现分列如下：

1. 为运气学术语，指"中见之气"，合计 1 处

《景岳全书·卷之三十四·贯集·杂证谟·诸气-经义》："岐伯曰：初凡三十度而有奇，中气同法。帝曰：初中何也？曰：所以分天地也。初者，地气也。中者，天气也。帝曰：其升降何如？岐伯曰：气之升降，天地之更用也。"根据上下文论述分析，此为引用《素问·六微

旨大论》原文，此处"中气"是运气学术语，指"中见之气"。

2. 为病证名，指类中风类型之一，即"气中"，合计1处

《景岳全书·卷之五十三·图集·古方八阵·和阵》："顺风匀气散：治中风中气，半身不遂，口眼㖞斜，先宜服此。……苏合香丸：治中气，或卒暴气逆心痛，鬼魅恶气等证。"根据上下文症状及药物分析，"中气"此处为病证名，指类中风类型之一，即"气中"。

3. 指"中焦脾胃之气"，合计138处

《景岳全书·卷之一·入集·传忠录（上）·里证篇（五）》："里证者，病之在内在脏也。凡病自内生，则或因七情，或因劳倦，或因饮食所伤，或为酒色所困，皆为里证。以此言之，实属易见，第于内伤外感之间，疑似之际，若有不明，未免以表作里，以里作表，乃致大害。故当详辨也。……劳倦伤脾者，脾主四肢也。须补其中气。"根据上下文论述分析，"中气"此处指"中焦脾胃之气"。

《景岳全书·卷之一·入集·传忠录（上）·十问篇（九）》："凡小便，人但见其黄，便谓是火，而不知人逢劳倦，小水即黄；焦思多虑，小水亦黄；泻痢不期，小水亦黄；酒色伤阴，小水亦黄。使非有或淋或痛，热证相兼，不可因黄便谓之火，余见逼枯汁而毙人者多矣。经曰：中气不足，溲便为之变，义可知也。若小水清利者，知里邪之未甚，而病亦不在气分，以津液由于气化，气病则小水不利也。小水渐利，则气化可知，最为吉兆。"根据上下文论述分析，"中气"此处指"中焦脾胃之气"。

《景岳全书·卷之一·入集·传忠录（中）·治形论（十七）》："虽治形之法，非止一端，而形以阴言，实惟精血二字足以尽之。所以欲祛外邪，非从精血不能利而达；欲固中气，非从精血不能蓄而强。水中有真气，火中有真液，不从精血，何以使之降升？脾为五脏之根本，肾为五脏之化源，不从精血，何以使之灌溉？然则精血即形也。形即精血也，天一生水，水即形之祖也。故凡欲治病者，必以形体为主；欲治形者，必以精血为先，此实医家之大门路也。使能知此，则变化可以无方，神明自有莫测。"根据上下文论述分析，"中气"此处指"中焦脾胃之气"。

《景岳全书·卷之一·入集·传忠录（中）·辨河间（二十八，共九条）》："据此说，以五色分五脏，其理颇通。若谓本则一出于热，则大不通矣。且五脏之分五色之证，则犹有精义，余因其说，并为悉之。夫泻出于脏，无不本于脾胃，脾胃之伤，以五气皆能犯之。故凡其兼赤者，则脾心证也；兼青者，脾肝证也；兼白者，脾肺证也；兼黑者，脾肾证也；正黄者，本脏证也。若以脾兼心，火乘土也，其土多热，言火可也。以脾兼肝，土受克也，其土多败，非火也。以脾兼肾，水反克也，其土多寒，非火也。以脾兼肺，母气泄也，其土多虚，非火也。本脏自病，脾受伤也，其土多湿，非火也。此兼证之盛衰，其逆顺有如此。且凡脾肾之强者有实热，脾肾之弱者皆虚寒，此脏气之可辨也。矧火本热，而尚有虚火实火之异；风本阳也，而亦有风热风寒之异；土本乎<u>中气</u>也，而亦有湿热寒湿之异。"根据上下文论述分析，"中气"此处指"中焦脾胃之气"。

《景岳全书·卷之一·入集·传忠录（中）·辨河间（二十八，共九条）》："膨满总由脾胃，脾胃虽虚，未必即胀。若但知消导，则<u>中气</u>愈虚，而胀必日甚矣。"根据上下文论述分析，"中气"此处指"中焦脾胃之气"。

《景岳全书·卷之五·道集·脉神章（中）·通一子脉义》："据脉法所言，凡浮为在表，沉为在里，数为多热，迟为多寒，弦强为实，微细为虚，是固然矣。然疑似中尤有真辨，此其关系非小，不可不察也。如浮虽属表，而凡阴虚血少，<u>中气</u>亏损者，必浮而无力，是浮不可以概言表。沉虽属里，而凡表邪初感之深者，寒束皮毛，脉不能达，其必沉紧，是沉不可以概言里。数为热，而真热者未必数，凡虚损之证，阴阳俱困，气血张皇，虚甚者数必甚，是数不可以概言热。迟虽为寒，凡伤寒初退，余热未清，脉多迟滑，是迟不可以概言寒。弦强类实，而真阴胃气大亏，及阴阳关格等证，脉必豁大而弦健，是强不可以概言实。微细类虚，而凡痛极气闭，营卫壅滞不通者，脉必伏匿，是伏不可以概言虚。由此推之，则不止是也，凡诸脉中皆有疑似，皆有真辨。诊能及此，其必得鸢鱼之学人乎。不易言也！不易言也！"根据上下文论述分析，"中气"此处指"中焦脾胃之气"。

《景岳全书·卷之七·须集·伤寒典（上）·阳证阴证辨（九）》："观陶节庵曰：凡发热面赤烦躁，揭去衣被，唇口赤裂，言语善恶不避亲疏，虚狂假斑，脉大者，人皆不识，认作阳证，殊不知阴证不分热与不热，须凭脉下药、至为切当。不问脉之浮沉、大小，但指下无力，重按全无，便是阴脉，不可与凉药，服之必死，急与五积散，通解表里之寒，甚者必须加姜附以温之。又曰：病自阳分传入三阴者，俱是脉沉，妙在指下有力无力中分，有力者为阳，为实为热，无力者为阴，为虚为寒，此节庵出人之见也。然以余观之，大都似阳非阳之证，不必谓其外热、烦躁、微渴、戴阳之类，即皆为阴证也，但见其元阳不足，而气虚于中，虽有外热，即假热耳，设用清凉消耗，则<u>中气</u>愈败，<u>中气</u>既败，则邪气愈强，其能生乎？故凡遇此等证候，必当先其所急。人知所急在病，而不知所急在命，元气忽去，疾如绝弦，呼吸变生，挽无及矣。治例另列后卷。"根据上下文论述分析，"中气"此处指"中焦脾胃之气"。

《景岳全书·卷之七·须集·伤寒典（上）·论汗（十四）》："景岳子曰：按以上忌汗诸脉，可见仲景大意，故凡治伤寒，但见脉息微弱，及沉细无力者，皆不可任意发汗。然欲去外邪，非汗不可，而仲景云脉微弱者不可发汗，夫脉弱非阳，既不可用寒凉，而寒邪在表，又不可用攻下，然则舍汗之外，又将何法以治此表邪乎？不知温中即可以散寒，而强主即可以逐寇，此仲景之意，岂不尽露于言表，而明悟者当心会之矣。且凡病外感而脉见微弱者，其汗最不易出，其邪最不易解，何也？正以元气不能托送，即发亦无汗，邪不能解，则愈发愈虚，而危亡立至矣。夫汗本乎血，由乎营也，营本乎气，由乎中也，未有<u>中气</u>虚而营能盛者，未有营气虚而汗能达者。脉即营之外候，脉既微弱，元气可知，元气愈虚，邪愈不解，所以阳证最嫌阴脉，正为此也。故治此者，但遇脉息微弱，正不胜邪等证，必须速固根本，以杜深入，专助<u>中气</u>，以托外邪，必使真元渐充，则脉必渐盛，自微细而至滑大，自无力而至有神，务令阴脉转为阳脉，阴证转为阳证。斯时也，元气渐充，方是正复邪退，将汗将解之佳兆。故凡治表邪之法，有宜发散者，有宜和解者，有宜调补营卫者。如果邪实而无汗，则发散为宜；有汗而热不除，则和解为宜；元气虚而邪不能退，则专救根本，以待其自解自汗为宜。"根据上下文论述分析，"中气"此处指"中焦脾胃之气"。

《景岳全书·卷之七·须集·伤寒典（上）·论虚邪治法（二十七）》："即如元气半虚，而邪方盛者，亦当权其轻重，而兼补以散，庶得其宜。若元气大虚，则邪气虽盛，亦不可攻，必当详察阴阳，峻补中气。如平居偶感阴寒，邪未深入，但见发热身痛，脉数不洪，内无火证，素禀不足者，即当用理阴煎加柴胡，或加麻黄，连进一二服，其效如神，此常用第一方也。"根据上下文论述分析，"中气"此处指"中焦脾胃之气"。

《景岳全书·卷之七·须集·伤寒典（上）·伤寒无补法辨（三十一）》："徐东皋曰：汉张仲景着《伤寒论》，专以外伤为法，其中顾盼脾胃元气之秘，世医鲜有知之者。观其少阳证，小柴胡汤用人参，则防邪气之入三阴，或恐脾胃稍虚，邪乘而入，必用人参甘草，固脾胃以充中气，是外伤未尝不内因也。即如理中汤、附子汤、黄连汤、炙甘草汤、吴茱萸汤、茯苓四逆汤、桂枝人参汤、人参败毒散、人参白虎汤、阳毒升麻汤、大建中汤等，未尝不用参术以治外感，可见仲景公之立方，神化莫测。或者谓外伤是其所长，而内伤非所知也，此诚不知公者也。"根据上下文论述分析，"中气"此处指"中焦脾胃之气"。

《景岳全书·卷之七·须集·伤寒典（下）·谵语郑声（四十）》："虚邪为病，其声必低，其气必短，其脉必无力，其色必萎悴，凡其自言自语，喃喃不全，或见鬼怪，或惊恐不休，或问之不应、答之不知之类皆是也。此之为病，有因汗亡阳，因下亡阴而然者；有焦思抑郁，竭尽心气而然者；有劳力内伤，致损脾肾而然者；有日用消耗，暗残中气而然者。凡其或虽起倒，而遏之即止，终不若实邪之难制者，即虚邪也。"根据上下文论述分析，"中气"此处指"中焦脾胃之气"。

《景岳全书·卷之七·须集·伤寒典（下）·下痢（五十三）》："按：此一条，乃言表里俱病而下痢者，虽有表证，所急在里，盖里有不实，则表邪愈陷，即欲表之，而中气无力，亦不能散。故凡见下痢中虚者，速当先温其里，里实气强，则表邪自解，温中可以散寒，即此谓也。"根据上下文论述分析，"中气"此处指"中焦脾胃之气"。

《景岳全书·卷之七·须集·伤寒典（下）·伤寒治例（五十八）》："补中益气汤（补三十）。凡劳倦伤脾，中气不足，以致外感发热者宜此。"根据上下文论述分析，"中气"此处指"中焦脾胃之气"。

《景岳全书·卷之七·须集·伤寒典（下）·培补类》："大建中汤（补二三）。凡中气不足，厥逆呕吐，虚斑虚火，筋骨疼痛等证宜此。"根据上下文论述分析，"中气"此处指"中焦脾胃之气"。

《景岳全书·卷之十一·从集·杂证谟·非风》："薛立斋曰：若脾气亏损，痰客中焦，闭塞清道，以致四肢百骸发为诸病者，理宜壮脾气为主，兼佐以治痰，则中气健而痰涎自化。非补中益气，参术二陈之类不能治。最忌行气化痰及倒仓之法。……非风眩运，掉摇惑乱者，总由气虚于上而然。经曰：上气不足，脑为之不满，头为之苦倾，目为之苦眩。又曰：上虚则眩，此明训也。凡微觉此证，即当以五福饮之类培其中气；虚甚者，即宜用大补元煎，或十全大补汤之类治之。否则，卒倒之渐所由至也。丹溪曰：无痰不作运。岂眩运者必皆痰证耶？此言最为不妥，别有详义，见眩运门。"根据上下文论述分析，"中气"此处指"中焦脾胃之气"。

《景岳全书·卷之十一·从集·杂证谟·瘟疫》："若寒邪深入，而阴中阳气不足，或背恶寒者，必难散解，非理阴煎不可。若中气大虚大寒，身热恶寒，或大便溏泄，而表邪不能解者，非大温中饮不可。……

盖凡遇伤寒外热等证，而脉见微弱浮空，举按无力者，即是虚证，最不易解，最不宜攻。虽欲发汗，汗亦难出，即有微汗，亦不过强逼肤腠之汗，而必非营卫通达之所化。若罔顾虚实而逼之太甚，则中气竭而危亡立至矣。……

若气血俱虚而邪不能解，只宜平补者，以五福饮为主，而随证加减用之，或大补元煎，或六物煎，或十全大补汤，皆可用。若脾胃中气虚弱，而邪不能解者，宜四君子汤加减用之。若中气虚弱脾寒，或兼呕恶而邪不解者，宜五君子煎、温胃饮。……

　　若伤寒一二日，邪在太阳，或在少阴，背恶寒而表不解者，宜附子理阴煎。在仲景则用附子汤。若风寒在表，阴寒在里，外为身热，而内则泻痢不能止，或见呕恶，或腹因痢痛者，此其<u>中气</u>下泄，则外邪益陷，必不能解，宜速用胃关煎，或大温中饮。凡患伤寒，有阴阳大虚，元气将败，而邪不能解者，非六味回阳饮不可。然但有大虚大寒之意，即当用此。若待其败，恐无及矣。……

　　凡伤寒、瘟疫宜下者，必阳明邪实于腑而秘结腹满者，乃可下之。或元气素强，胃气素实者，亦可下之。若大便虽数日不行，而腹无胀满，及大便无壅滞不通之状，或连日不食，而脐腹坦然，软而无碍者，此其阳明胃腑本无实邪，切不可妄下、妄导，以泄<u>中气</u>。又如伤寒门忌下诸条，必当加意详察，不可误用。盖诸误之害，下为尤甚，不可忽也。今见时医有妄下而亦不致死者，必其元气之素强，能胜攻下者也。若概引为证，必致杀人。……

　　徐东皋曰：大头虾蟆之候，因风热湿邪在于高颠之上，宜先用败毒散加羌活、黄芩、酒浸大黄，随病加减，不可峻用降药，虽有硝黄之剂，亦必细细呷之。盖凡治大头瘟者，不宜速攻，若攻之太峻，则邪气之在上者自如，而无过之<u>中气</u>反受其害而伤人也。且头乃空虚之地，既着空虚，则无所不致，所以治法当先缓而后急，则邪伏也。……至有不宜忌者，则如劳倦内伤之人，偶感寒邪，亦必发热，此多以劳伤<u>中气</u>，本非真正伤寒外邪内陷之病，所以外虽发热，而内则饥馁，每多思食。奈何庸昧之辈，但见发热，则曰饿不死伤寒，不论虚实，一概禁之。常见欲食者，索之不得，而且加以克伐寒凉之药，嗟嗟！饥肠受剥，虚者益虚，内外夹攻，苦无所诉，及胃气既脱，反不欲食矣。即欲救之，已无可及。”根据上下文论述分析，以上 7 处“中气”皆指“中焦脾胃之气”。

　　《景岳全书·卷之十一·从集·杂证谟·疟疾》：“帝曰：夫病温疟与寒疟而皆安舍？舍于何脏？曰：温疟者，得之冬中于风，寒气藏于骨髓之中，至春则阳气大发，邪气不能自出，因遇大暑，脑髓烁，肌肉消，腠理发泄，或有所用力，邪气与汗皆出。此病藏于肾，其气先从内出之于外也。如是者，阴虚而阳盛，阳盛则热矣；衰则气复反入，入则阳虚，阳虚则寒矣。故先热而后寒，名曰温疟。帝曰：瘅疟何如？曰：瘅疟者，肺素有热，气盛于身，厥逆上冲，<u>中气</u>实，而不外泄，因有所用力，腠理开，风寒舍于皮肤之内，分肉之间而发，发则阳气盛，阳气盛而不衰则病矣。其气不及于阴，故但热而不寒，气内藏于心，而外舍于分肉之间，令人消烁脱肉，故命曰瘅疟。……

<u>中气</u>虚弱不能胜邪，而邪不能解者，病在脾肺气分，宜补中益气汤、五柴胡饮。若阴虚血液不充而邪不能解者，病在肝肾精分，宜补阴益气煎、归柴饮。此证极多，其效尤捷。若发时其寒如冰，其热如烙，而面赤如脂，渴欲饮水，而热退即不渴者，以六味地黄汤加柴胡、芍药、肉桂，大剂一服，即可愈。若元气虚寒之甚，阳不胜阴而邪不能解者，大温中饮。若元气虚甚，或衰老积弱者，则不必兼用攻邪，只当以正气为主，但使元气不败，则邪气无有不服，宜大补元煎，或十全大补汤之类主之。而又惟休疟饮为最妙。……

丹溪曰：数发之后，便宜截而除之，久则发得<u>中气</u>虚弱，致病邪愈深而难治。世有砒丹等截药，大毒，不可轻用。常山性暴悍，善驱逐，然能伤真气，病患稍虚怯者，勿用。……

又曰：凡日久虚疟，寒热不多，或无寒而微热者，若内因胃气虚，用四君加升麻、当归。若脾血虚，用四君加川芎、当归。若<u>中气</u>下陷，用补中益气加茯苓、半夏。大凡久疟，多属元气虚寒，盖气虚则寒，血虚则热，胃虚则恶寒，脾虚则发热，阴火下流，则寒热交作。……

或吐涎不食，战栗泄泻，手足逆冷，皆脾胃虚弱，但补益<u>中气</u>，则诸证悉愈。凡人久疟，诸药不效，以补中益气汤内加半夏，用人参一两，煨姜五钱，此不截之截也，一服即愈。若病久者，须大补元气为主，盖养正邪自除也。"根据上下文论述分析，以上5处"中气"皆指"中焦脾胃之气"。

《景岳全书·卷之十一·从集·杂证谟·瘴气》："其时余染瘴疾，全家特甚。余悉用温中固下，升降阴阳正气之药，十治十愈。二仆皆病，胸中痞闷烦躁，昏不知人。一云：愿得凉药清膈。余审其证，上热下寒，皆以生姜附子汤冷温服之，即日皆醒，自言胸膈清凉，得凉药而然也，实不知附子也。翌日各与丹珠丸一粒，令空心服之，遂能食粥，然后用正气、平胃等药，自尔遂得平安。更治十数人皆安。盖附子用生姜煎，既能发散，以热攻热，又能导虚热向下焦，除宿冷，又能固接元气。若烦闷者，放冷服之。若病烦躁，不好饮水，反畏冷不能饮者，皆其虚热，非真热也，宜服姜附汤。沉存中治瘴用七枣汤，正与此同，亦一服而愈。有用术附汤而病愈甚，盖术附相济，能固热气，不能发散，惟附子一味为最妙。或有脉证实非上热下寒而目黄赤者，不可用附子。脉若浮洪而数，寒热往来，无汗，乃小柴胡汤证。若证有可疑，寒热不辨，宜服嘉禾散。若热多者，冷服之。嘉禾散能调中气，升降阴阳，治下虚中满，疗四时瘟疫伤寒，使无变动，虽伤暑及阳证伤寒，服之亦解。若或寒多，服之尤宜。服二三日，即寒热之证自判，然后随证调治之，无不愈者。大抵岭南之地卑湿，又人食槟榔，多气疏而不实，四时汗出，不宜更用汗药，此理甚明。亦有当汗下者，然终不多也，明者察之。"根据上下文论述分析，"中气"此处指"中焦脾胃之气"。

《景岳全书·卷之十一·从集·杂证谟·寒热》："寒邪郁伏经络而为寒为热，此似疟非疟之类也。治法虽宜表散，然邪气得以久留者，必其元气之虚而正不胜邪也。故凡治此者，皆当以兼补血气为主。若血分微虚，形气本不甚弱，而邪有不解者，三柴胡饮。若火盛血燥而寒热不已者，一柴胡饮。若因劳倦，或气体本弱，或肝脾不足，而邪有不净者，四柴胡饮，或五柴胡饮，或补中益气汤。若阳邪陷入阴分，微兼内热，而邪有不解者，补阴益气煎。若脾胃阳气不健，中气不暖，而邪有不解者，温胃饮。若病久元气大虚，而寒热不退者，但当单培元气，不必兼散，宜五福饮、归脾汤，或大补元煎、理阴煎之类。察其阴阳，择而用之。若果阳虚，非用温补不可。"根据上下文论述分析，"中气"此处指"中焦脾胃之气"。

《景岳全书·卷之十一·从集·杂证谟·暑证》："一、阴暑证，凡暑月外感风寒，以致阴邪抑遏阳气，而病为发热头痛，肢体拘急酸疼，无汗恶寒，脉紧等症，此即伤寒之属。治以解散为主，宜正柴胡饮、小柴胡汤，或一、二、三、四柴胡饮之类，酌其寒热虚实，随宜用之。若脉见微细，气体虚弱，不可发汗者，但宜补<u>中气</u>，使元气渐充，则寒邪自散，不必攻邪也。或用补中益气汤主之。若邪感于外，而火盛于内，或阳明热甚者，宜柴胡白虎煎之类主之。若寒邪在表未解，而六脉微细，背冷恶寒，或呕恶泄泻，内无热证者，此正伏阴在内，而邪不易解，虽在暑月，亦速宜温中，如理阴煎、理中汤、大温中饮、麻桂饮之类，皆宜速用，不可疑也。亦不可迟也。若邪盛于外而中不甚虚者，或以五积散。以上诸证有不能尽者，俱宜以伤寒门诸法，察而治之。……

若人元气不足，用前药不应，宜补中益气汤主之。大抵夏月阳气浮于外，阴气伏于内。若人饮食劳倦，内伤<u>中气</u>，或酷暑劳役，外伤阳气者多患之，法当调补元气为主，而佐以解暑。"根据上下文论述分析，以上 2 处"中气"指"中焦脾胃之气"。

《景岳全书·卷之十一·从集·杂证谟·火证》："气本属阳，阳气不足，则寒从中生。寒从中生，则阳无所存而浮散于外，是即虚火假热之谓也。而假寒之证，其义亦然。是以虚火实火，亦总由<u>中气</u>之有虚实耳。凡气实于内而为寒者，有如严冬阳伏于下，而阴凝于上，故冰雪满地而井泉温暖也。气虚于内而为热者，有如盛夏阴盛于中，而阳浮于外，故炎暑逼人而渊源清冷也。天地间理原如此，故不可见热即云热，见寒即云寒，而务察其寒热之本。……

火有虚实，故热有假真，而察之之法，总当以<u>中气</u>为之主，而外证无足凭也。故凡假热之证，本中寒也；假寒之证，本内热也。中寒者，原是阴证；内热者，原是阳证。第以惑者不明，故妄以寒证为假热，热证为假寒。而不知内热者当远热，内寒者当远寒。内有可据，本皆真病，又何假之有？"根据上下文论述分析，以上 4 处"中气"皆指"中焦脾胃之气"。

《景岳全书·卷之十一·从集·杂证谟·虚损》："《口问篇》曰：邪之所在，皆为不足。故上气不足，脑为之不满，耳为之苦鸣，头为之苦倾，目为之眩。<u>中气</u>不足，溲便为之变，肠为之苦鸣。下气不足，则乃为痿厥心悗。"根据上下文论述分析，"中气"此处指"中焦脾胃之气"。

　　《景岳全书·卷之十一·从集·杂证谟·劳倦内伤》："凡饥饱劳倦，皆能伤人。盖人以饮食为生，饮食以脾胃为主，今饥饱不时，则胃气伤矣。又脾主四肢，而劳倦过度，则脾气伤矣。夫人以脾胃为养生之本，根本既伤，焉有不病？而人不知慎，病斯及矣。故有以劳倦致动虚火而病者，有以饥馁致伤中气而病者，或以劳倦之后，加之忍饥，或以忍饥之后，加之劳倦。然而两者之中，则尤以受饥为甚，所以饥时不可临病，饥时不可劳形，饥时不可受寒，饥时不可任性，饥时不可伤精，饥时不可酬应，知此数者，是即却病养生之道也。……

　　凡因劳倦而无外感者，或身虽微热，而脉见缓大无力，全不紧数，或懒言嗜卧，或身常有汗，此即劳发之证，自与外感之头疼，脉紧，筋骨酸痛者不同，治宜以补养为主，气复则愈。虚在阳分者，宜四君子汤、五君子煎。虚在阴分者，三阴煎、五阴煎，或大小营煎。若脾胃中气受伤者，理中汤、养中煎。若血气俱虚者，五福饮、八珍汤，或十全大补汤。……

　　脾主四肢，故困热无气以动，懒于言语，动作喘乏，表热自汗，心烦不安。当病之时，宜安心静坐以养其气，以甘寒泻其热火，以酸味收其散气，以甘温补其中气。经言劳者温之，损者温之是也。《金匮要略》曰：平人脉大为劳，虚极亦为劳。夫劳之为病，其脉浮大，手足烦热，春夏剧，秋冬火差，以黄芪建中汤治之，此亦温之之意也。……

　　东垣辨气少气盛曰：外伤风寒者，其气壅盛而有余；内伤饮食劳役者，其口鼻中气皆短促不足以息。何以分之？盖外伤风寒者，心肺元气初无减损，又添邪气助之，使鼻气壅塞不利，面赤，其鼻中气不能出，并从口出，但发一言，必前轻后重，其声壮厉而有力者，乃有余之验也。伤风则决然鼻流清涕，其声嗄，其言响如从瓮中出，亦前轻而后重，高揭而有力，皆气盛有余之验也。"根据上下文论述分析，以上 5 处"中气"皆指"中焦脾胃之气"。

　　《景岳全书·卷之十一·从集·杂证谟·饮食门》："故或以不食亦知饥，少食即作胀；或以无饥无饱，全然不思饮食；或以胃虚兼呕而腹满膨膨；或以火不生土而时食时吐；或中气不化，则胸喉若有所哽，而本非饮食之滞者；或因病致伤胃气，则久不思食，而本非中满之病者。且胃病于暂者多实，脾病于久者多虚。……

饮食伤脾而吐泻已甚者，但察其无中满，无腹痛，而惟呕恶不能止，此其食物必已尽去，而以中气受伤，大虚而然。或其人困倦不宁，少气多汗，六脉豁大无神者，宜理中汤、五君子煎，或温胃饮之类主之。若吐甚极虚者，宜四味回阳饮；泻甚极虚者，宜胃关煎。……

病后胃口不开，饮食不进者，有二证。盖一以浊气未净，或余火未清，但宜以小和中饮加减主之。一以脾胃受伤，病邪虽去而中气未复，故或有数日不能食，或旬日不能开，或胸喉中若有所哽如梅核气者，此中本无停积，但以阳气未舒，阴翳作滞，胃气太虚，不能运化而然。轻则温胃饮，甚则必加人参、附子，但使阳气得行，则胃口自开也。……

补中益气汤，乃东垣独得之心法。盖以脾胃属土，为水谷之海，凡五脏生成，惟此是赖者，在赖其发生之气运而上行，故由胃达脾，由脾达肺，而生长万物，滋溉一身。即如天地之土，其气皆然。凡春夏之土，能生能长者，以得阳气而上升，升则向生也。秋冬之土，不生不长者，以得阴气而下降，降则向死也。……若全无表邪寒热，而但有中气亏甚者，则升柴之类大非所宜。何也？盖升柴之味皆兼苦寒，升柴之性皆专疏散，虽曰升麻入脾胃，柴胡入肝胆，能引清气上升，然惟有邪者，固可因升而散之，使或无邪，能不因散而愈耗其中气乎。即曰此汤以补剂为主，而惟藉升柴以引达清气，不知微虚者犹可出入，大虚者必难假借，当此之时，即纯用培补犹恐不及，而再兼疏泄，安望成功？且凡属补阳之剂，无不能升，正以阳主升也，用其升而不用其散，斯得补阳之大法，此中自有玄机，又奚必升柴之是赖乎。"根据上下文论述分析，以上5处"中气"皆指"中焦脾胃之气"。

《景岳全书·卷之十一·从集·杂证谟·不寐》："若劳倦伤心脾，中气不足，清阳不升，外感不解而寒热不寐者，补中益气汤。若思虑过度，心虚不寐而微兼烦热者，养心汤或酸枣仁汤。若焦思过度，耗心血，动心火，而烦热干渴不寐者，天王补心丹。若心虚火盛，烦乱内热而怔忡不寐者，安神丸。"根据上下文论述分析，"中气"此处指"中焦脾胃

《景岳全书·卷之十一·从集·杂证谟·郁证》："凡五气之郁，则诸病皆有，此因病而郁也；至若情志之郁，则总由乎心，此因郁而病也。第自古言郁者，但知解郁顺气，通作实邪论治，不无失矣。兹予辨其三证，庶可无误，盖一曰怒郁，二曰思郁，三曰忧郁。如怒郁者，方其大怒气逆之时，则实邪在肝，多见气满腹胀，所当平也。及其怒后而逆气已去，惟中气受伤矣，既无胀满疼痛等证，而或为倦怠，或为少食，此以木邪克土，损在脾矣，是可不知培养而仍在消伐，则所伐者其谁乎？此怒郁之有先后，亦有虚实，所当辨治者如此。又若思郁者，则惟旷女嫠妇，及灯窗困厄，积疑任怨者皆有之。思则气结，结于心而伤于脾也。及其既甚，则上连肺胃而为咳喘，为失血，为膈噎，为呕吐；下连肝肾，则为带浊，为崩淋，为不月，为劳损。若初病而气结为滞者，宜顺宜开；久病而损及中气者，宜修宜补。然以情病者，非情不解，其在女子，必得愿遂而后可释，或以怒胜思，亦可暂解；其在男子，使非有能屈能伸，达观上智者，终不易却也。"根据上下文论述分析，以上 2 处"中气"皆指"中焦脾胃之气"。

《景岳全书·卷之十一·从集·杂证谟·呕吐》："香砂六君汤（补七） 二术二陈汤（和四 吐清水） 益黄散（和十九 脾寒气滞） 治中汤（热十 中气不和）茯苓半夏汤（和十二 水气呕） 葛花解酲汤（和一二四） 青州白丸子（和百十二）"根据上下文论述分析，"中气"此处指"中焦脾胃之气"。

《景岳全书·卷之十一·从集·杂证谟·霍乱》："人参散（和一二六 胃寒） 缩脾饮（和一七三 暑毒） 藿香正气散（和二十 风寒）丁香散（和一二八 气逆） 治中汤（热十 中气不和） 吴茱萸汤（热一三八 阴暑） 木瓜汤（热八二 转筋） 大顺散（热七七 寒湿）"根据上下文论述分析，"中气"此处指"中焦脾胃之气"。

《景岳全书·卷之十一·从集·杂证谟·吞酸》："凡胃气未衰，年质壮盛，或寒或食，偶有所积而为酸者，宜用行滞温平之剂，以二陈汤、平胃散、和胃饮之类主之。中气微寒者，宜加减二陈汤，或橘皮汤，甚者宜温胃饮。"根据上下文论述分析，"中气"此处指"中焦脾胃之气"。

《景岳全书·卷之十一·从集·杂证谟·反胃》："一、治反胃之法，当辨其新久，及所致之因，或以酷饮无度，伤于酒湿；或以纵食生冷，败其真阳；或因七情忧郁，竭其<u>中</u>气，总之，无非内伤之甚，致损胃气而然。故凡治此者，必宜以扶助正气，健脾养胃为主。但新病者，胃气犹未尽坏，若果饮食未消，则当兼去其滞，若有逆气未调，则当兼解其郁。若病稍久，或气体禀弱之辈，则当专用温补，不可标本杂进，妄行峻利开导、消食化痰等剂，以致重伤胃气，必致不起也。"根据上下文论述分析，"中气"此处指"中焦脾胃之气"。

《景岳全书·卷之十一·从集·杂证谟·噎膈》："用温补以治噎膈，人必疑其壅滞，而且嫌迂缓，不知<u>中</u>气败证，此其为甚，使非速救根本，则脾气何由再健？设用温补而噎塞愈甚，则不得不曲为加减，然必须千方百计，务从元气中酌其所宜，庶可保全也。……

刘宗浓曰：夫治此疾也，咽嗌闭塞，胸膈痞闷，似属气滞，然有服耗气药过多，<u>中</u>气不运而致者，当补气而自运。大便燥结如羊屎，似属血热，然服通利药过多，致血液耗竭而愈结者，当补血润血而自行。有因火逆冲上，食不得入，其脉洪大有力而数者，或痰饮阻滞，而脉结涩者，当清痰泄热，其火自降。……

陈无择《三因方》曰：五膈者，思忧喜怒悲也。五噎者，忧思气劳食也。思膈则中脘多满，噫则醋心，饮食不消，大便不利。忧膈则胸<u>中</u>气结，津液不通，饮食不下，羸瘦短气。"根据上下文论述分析，以上3处"中气"皆指"中焦脾胃之气"。

《景岳全书·卷之二十二·心集·杂证谟·肿胀》："脾胃虚寒，<u>中</u>气不健，而三焦胀满者，是为气虚中满。其为证也，必多吞酸嗳腐，恶食恶寒，或常为溏泄，而别无火证火脉者，必属脏寒，此所谓脏寒生满病也，惟宜温补。……

肿胀之治，凡脾肾虚证，如前论所列薛氏肾气汤者，诚然善矣，然用之之法，犹当因此廓充，不宜执也。向余尝治一陶姓之友，年逾四旬，因患伤寒，为医误治，危在呼吸，乃以大剂参、附、熟地之类，幸得挽回。愈后喜饮，未及两月，忽病足股尽肿，胀及于腹，按之如鼓，坚而且硬，因其前次之病，<u>中气</u>本伤，近日之病，又因酒湿，度非加减肾气汤不可治，遂连进数服，虽无所碍，然终不见效，人皆料其必不可治。余熟计其前后，病因本属脾肾大虚，而今兼以渗利，未免减去补力，亦与实漏卮者何异，元气不能复，病必不能退。"根据上下文论述分析，以上2处"中气"皆指"中焦脾胃之气"。

《景岳全书·卷之二十三·心集·杂证谟·痞满》："实滞之痞，当察其所因而治之。若湿胜气滞而痞者，宜平胃散，或《良方》浓朴汤，或五苓散。若寒滞脾胃，或为痛为痞，而<u>中气</u>不虚者，浓朴温中汤。若脾寒气滞而痞者，和胃饮。若怒气暴伤，肝气未平而痞者，解肝煎。若大便气秘，上下不通而痞者，河间浓朴汤。若胃口停痰而痞者，二陈汤，或橘皮半夏汤。胃寒气滞停痰，痞而兼呕者，加减二陈汤。胶痰不开，壅滞胃口者，药不易化，须先用吐法，而后随证治之。若大便秘结不通，而痞满不开者，宜微利之。……

有不因误下而得之，如<u>中气</u>虚弱，不能运化精微而为痞者。有饮食、痰饮不能施化为痞者。"根据上下文论述分析，以上2处"中气"皆指"中焦脾胃之气"。

《景岳全书·卷之二十四·心集·杂证谟·泄泻》："若湿热已去，<u>中气</u>被伤，宜用六君调补<u>中气</u>。又曰：酒性大热，乃无形之物，无形元气受伤，当用葛花解醒汤分消其湿。凡此诸论，若已尽之。然朱、王二家之说，则不分寒热，皆用黄连，是但知酒之有热，而不知酒之有寒，乌足凭也，惟薛氏之说，虽亦云酒性大热，而所重在脾，诚若善矣。余因效之，初服葛花解醒汤，不效，继服六君子、补中益气汤，又不效，再服理中以至八味，俱不效。斯时也，计穷力竭，若无再生之望矣，因潜思熟计，料非峻补命门，终无益也。乃自制胃关煎、右归丸、一气丹等方以治其病，仍绝口不饮以杜其源，调理年余，竟得全愈，自后始明、性质之理，多得济人。向使己无确见，执信湿热之说，而妄用黄连、干葛清凉分利之剂，则焉望其有今日？即或自用稍迟，则既甚亦难挽矣。"根据上下文论述分析，以上2处"中气"皆指"中焦脾胃之气"。

《景岳全书·卷之二十四·心集·杂证谟·痢疾》："寒在中者，治宜温脾，寒在下者，治宜温肾也。再若虚寒刮痛之义，则人多不知，盖元气不足于内，则虽无外受寒邪，而<u>中气</u>不暖，即寒证也。所以泻痢不能止，饮食不能化，而病有不能愈，正以阳虚多寒也。……

但察其三焦无火，则虽黄虽涩，总皆亡阴亡液之证，不得通以热论，速当培补真阴，乃为良法。《内经》曰：<u>中气</u>不足，溲便为之变。至哉斯言，何今人之不能察也？不独此也，每见有小水清白而兼腹痛者，仍用芩连之类，余则不知其何谓。可恨，可恨。……

薛立斋曰：若白痢久，胃弱气虚，数至圊而不能便，或少有白脓者，乃土不生金，肺与大肠气伤而下坠也。当用补中益气汤举其阳气，则阴自降而二便自愈。若饮食不入，发热作渴，势甚危急，用十全大补汤。如不应，送二神丸。若红痢久，胃弱血虚，脾经血热下注而不愈者，用四物加白术、茯苓。若脾经气虚，不能统血而不愈者，用四君加川芎、当归。若<u>中气</u>下陷，不能摄血而不愈者，用补中益气汤。"根据上下文论述分析，以上3处"中气"皆指"中焦脾胃之气"。

《景岳全书·卷之二十六·必集·杂证谟·口舌》："口舌生疮，固多由上焦之热，治宜清火，然有酒色劳倦过度，脉虚而<u>中气</u>不足者，又非寒凉可治，故虽久用清凉终不见效。此当察其所由，或补心脾，或滋肾水，或以理中汤，或以蜜附子之类反而治之，方可全愈。此寒热之当辨也。"根据上下文论述分析，"中气"此处指"中焦脾胃之气"。

《景岳全书·卷之二十七·必集·杂证谟·耳证》："薛立斋曰：按前证若血虚有火，用四物加山栀、柴胡。若<u>中气</u>虚弱，用补中益气汤。若血气俱虚，用八珍汤加柴胡。若怒便聋而或鸣者，属肝胆经气实，用小柴胡加芎、归、山栀，虚用八珍加山栀。若午前甚者，阳气实热也，小柴胡加黄连、山栀。阳气虚，用补中益气汤加柴胡、山栀。午后甚者，阴血虚也，四物加白术、茯苓。若肾虚火动，或痰盛作渴者，必用地黄丸。经云：头痛耳鸣，九窍不利，肠胃之所生也。脾胃一虚，耳目九窍皆为之病。"根据上下文论述分析，"中气"此处指"中焦脾胃之气"。

《景岳全书·卷之二十八·必集·杂证谟·声喑》："惊恐愤郁，瘁然致喑者，肝之病也。或以风寒袭于皮毛，火燥刑于金脏，为咳为嗽而致喑者，肺之病也。或以饥饱，或以疲劳，致败中气而喘促为喑者，脾之病也。至于酒色过伤，欲火燔烁，以致阴亏而盗气于阳，精竭而移槁于肺，肺燥而嗽，嗽久而喑者，此肾水枯涸之病也。是五脏皆能为喑者，其概如此。……

凡饥馁疲劳，以致中气大损而为喑者，其病在脾。宜归脾汤、理阴煎、补中益气汤、补阴益气煎、温胃饮之类主之。凡忧思过度，致损心脾而为喑者。宜七福饮、归脾汤之类主之。"根据上下文论述分析，以上2处"中气"皆指"中焦脾胃之气"。

《景岳全书·卷之二十八·必集·杂证谟·咽喉》："阳虚喉痹，非喉痹因于阳虚，乃阳虚因于喉痹也。盖有因喉痹而过于攻击，致伤胃气者，有艰于食饮，仓廪空虚，亦伤胃气者。又有气体素弱，不耐劳倦而伤胃气者。凡中气内虚，疼痛外逼，多致元阳飞越，脉浮而散，或弱而涩，以致声如鼾睡，痰如拽锯者，此肺胃垂绝之候，速宜挽回元气，以人参一味浓煎，放心徐徐饮之。如痰多者，或加竹沥姜汁亦可。如迟，多致不救。如作实火治之，则祸如反掌。"根据上下文论述分析，"中气"此处指"中焦脾胃之气"。

《景岳全书·卷之二十八·必集·杂证谟·遗精》："遗精之证有九：凡有所注恋而梦者，此精为神动也，其因在心。有欲事不遂而梦者，此精失其位也，其因在肾。有值劳倦即遗者，此筋力有不胜，肝脾之气弱也。有因用心思索过度辄遗者，此中气有不足，心脾之虚陷也。有因湿热下流，或相火妄动而遗者，此脾肾之火不清也。有无故滑而不禁者，此下元之虚，肺肾之不固也。"根据上下文论述分析，"中气"此处指"中焦脾胃之气"。

《景岳全书·卷之二十九·必集·杂证谟·淋浊》："《口问篇》曰：中气不足，溲便为之变。……若或以劳倦过伤，或以久病，或以酒色耗伤真阴，或以素服清凉等药，愈服愈赤，愈见短少，而且无痛涩等证者，此系水亏液涸，全非赤浊之比。经曰：中气不足，溲便为之变，即此类也。但当温补下元，使之气化，水必自清，切不可因小便黄赤，一概皆从火治。……但有久服寒凉而不愈者，又有淋久不止，及痛涩皆去，而膏液不已，淋如白浊者，此惟中气下陷，及命门不固之证也。故必以脉以证，而察其为寒、为热、为虚，庶乎治不致误。"根据上下文论述分析，以上3处"中气"皆指"中焦脾胃之气"。

《景岳全书·卷之三十·贯集·杂证谟·血证》："若肝气逆者，必有胸胁痛满等证。宜芍药、生地黄、青、陈、枳壳、贝母、泽泻之属，行其气而血自清。若火因气逆者，惟化肝煎为宜。其有病虽因怒，而或逆气已散者，不得再加行散以伤真气。或肝火已平，勿得过用苦寒再损元阳。且凡肝气为邪，每多侮土，故常致脾胃受伤及营血失守等证。若察其无胀无火，脉虚神困而血妄行者，此其病伤在脾，治当专理中气。……

忧思过度，损伤心脾以致吐血咯血者，其病多非火证。或常见气短气怯，形色憔悴，或胸怀郁然，食饮无味，或腹虽觉饥而不欲食，或神魂惊困而卧不安，是皆中气亏损不能收摄所致，速宜救本，不得治标。惟五福饮、五阴煎之类为宜。其或气陷而稍滞者，宜归脾汤。若阳分不足者，宜理中汤或理阴煎之类主之。若素多劳倦思虑，或善呕吐，或善泄泻，而忽致吐血下血者，此脾虚不能摄血，非火证也，宜六味回阳饮大加白术主之，切不可用清寒等药。……

凡因劳倦，七情，内伤不足，而致大便动血者，非伤心脾，即伤肝肾。此其中气受伤，故有为呕恶痞满者，有为疼痛泄泻者，有为寒热往来，饮食不进者。时医不能察本，但见此证，非云气滞，即云痰火，而肆用寒凉，妄加攻击，伤而又伤，必致延绵日困。及其既甚，则多有大便下紫黑败血者，此胃气大损，脾元脱竭，血无所统。故注泄下行。阳败于阴，故色为灰黑。此危剧证也，即速用回阳等剂犹恐不及，而若辈犹云：今既见血，安可再用温药，必致其毙。吁！受害者殊为可悯，害人者殊为可恨。"根据上下文论述分析，以上3处"中气"皆指"中焦脾胃之气"。

《景岳全书·卷之三十一·贯集·杂证谟·痰饮》："苍术治痰饮成

窠囊，行痰极效；又治痰挟瘀血成窠囊者，即神术丸之类。润下丸降痰最妙，可常服。小胃丹，治实痰积饮必用之药，不过二三服而已，虚者不可用之。中气不足之痰，须用参、术。内伤挟痰，必用参、芪、白术之属。多用姜汁传送，或加半夏、茯苓。中焦有痰，胃气亦赖所养，卒不可用峻攻，攻尽则大虚矣。……

朱丹溪曰：脾虚者，宜清中气以运痰降下，二陈汤加白术之类，兼用升麻提起。二陈汤，一身之痰都治管。如要下行，加引下药，在上加引上药。凡人身上中下有块者多是痰，问其平日好食何物，吐下后方用药。……

王节斋曰：痰生于脾胃，宜实脾燥湿。又随气而升，宜顺气为先，分导次之。又气升属火，顺气在于降火。热痰则清之，湿痰则燥之，风痰则散之，郁痰则开之，顽痰则软之，食痰则消之，在上者，吐之。在中者，下之。又中气虚者，宜固中气以运痰。若攻之太重，则胃气虚而痰愈甚矣。……

薛立斋曰：凡痰证饮食少思，或胸膈不利者，此中气虚弱也，宜用补中益气为主，中气既健，其痰自运化。若肾气亏损，津液难降，败浊为痰者，乃真脏之病，宜用六味地黄丸为主。肾气既壮，津液清化，而何痰之有哉。……

又曰：凡治风痰，若肺经风热而生者，宜用金沸草散。若风火相搏，肝经风热炽盛而生痰者，宜用牛黄抱龙丸，或牛黄清心丸。若肝经血燥而生痰者，宜六味地黄丸。若热盛制金，不能平木而生痰者，宜柴胡栀子散。若中气虚弱，不能运化而生痰者，宜六君柴胡、钩藤。若肾虚阴火炎上，宜六味丸。……

又曰：若因脾气亏损，痰客中焦，闭塞清道，以致四肢百骸发为诸病者，理宜壮脾气为主，兼佐以治痰，则中气健而痰涎自化。若倒仓之后而痰反甚，此脾气愈虚，则津液反为痰者，理宜补中益气。非参术二陈之类不能治，最忌行气化痰及倒仓之法。"根据上下文论述分析，以上8处"中气"皆指"中焦脾胃之气"。

《景岳全书·卷之三十一·贯集·杂证谟·湿证》："《脉要精微论》

曰：中盛藏满，气胜伤恐者，声如从室中言，是中气之湿也。……再若湿热之证，亦有忌利者，以湿热伤阴者也。阴气既伤，而复利之，则邪湿未清，而精血已耗。如汗多而渴，热燥而烦，小水干赤，中气不足，溲便如膏之类，切勿利之。以致重损津液，害必甚矣。故凡治阳虚者，只宜补阳，阳胜则燥，而阴湿自退。阴虚者，只宜壮水，真水既行，则邪湿自无所容矣。此阴阳二证。俱有不宜利者，不可不察。"根据上下文论述分析，以上2处"中气"皆指"中焦脾胃之气"。

《景岳全书·卷之三十一·贯集·杂证谟·黄疸》："阴黄证，则全非湿热，而总由血气之败。盖气不生血，所以血败，血不华色，所以色败。凡病黄疸，而绝无阳证阳脉者，便是阴黄。阴黄之病，何以致然？盖必以七情伤脏，或劳倦伤形，因致中气大伤，脾不化血，故脾土之色，自见于外。其为病也，必喜静而恶动，喜暗而畏明。凡神思困倦，言语轻微，或怔忡眩晕，畏寒少食，四肢无力，或大便不实，小水如膏，及脉息无力等证，悉皆阳虚之候。此与湿热发黄者，反如冰炭，使非速救元气，大补脾肾，则终无复元之理。且此证最多，若或但见色黄，不察脉证，遂云黄疸同是湿热，而治以茵陈栀子泻火利水等剂，则无有不随药而毙者。"根据上下文论述分析，"中气"此处指"中焦脾胃之气"。

《景岳全书·卷之三十二·贯集·杂证谟·脚气》："薛氏治一男子，素有脚气，胁下作痛，发热，头晕呕吐，腿痹不仁，服消毒、护心等药不应。左关脉紧，右关脉弦，此亦脚气也。以半夏左经汤治之而愈。一男子脚软肿痛，发热饮冷，大小便秘，右关脉数，乃足阳明经湿热流注也，以大黄左经汤治之而愈。一妇人肢节肿痛，胫足尤甚，时或自汗，或头痛，此太阳经湿热所致。用麻黄左经汤二剂而愈。一男子两腿肿痛，脉滑而数，此湿痰所致也。先以五苓散加苍术、黄柏，二剂少愈，更以二陈、二术、槟榔、紫苏、羌活、独活、牛膝、黄柏而瘥。夫湿痰之证，必先以行气利湿健中为主，若中气和则痰自消，而湿亦无所容矣。一男子右腿赤肿痛，脉沉数，用当归拈痛汤。"根据上下文论述分析，"中气"此处指"中焦脾胃之气"。

《景岳全书·卷之三十三·贯集·杂证谟·脱肛》："《内经》曰：下

者举之：徐之才曰：涩可去脱，皆治脱肛之法也。故古人之治此者，多用参、芪、归、术、川芎、甘草、升麻之类以升之补之，或兼用北五味、乌梅之类以固之涩之，仍外用熏洗收涩之药，则无有不愈。凡中气微虚而脱者，宜四君子汤，或五味异功散。"根据上下文论述分析，"中气"此处指"中焦脾胃之气"。

《景岳全书·卷之三十四·贯集·杂证谟·癃闭》："《口问篇》曰：中气不足，溲便为之变。"根据上下文论述分析，"中气"此处指"中焦脾胃之气"。

《景岳全书·卷之三十四·贯集·杂证谟·秘结》："若绝无胀实痞塞，急坠欲解等患，此其中本无实邪，即虽十日二十日不解，亦自无妨。切不可因其不便，强为疏导。盖其胃口未开，食饮未进，则全赖中气以为捍御之本。但俟邪气渐退，胃气渐和，则自然通达，无足虑也。"根据上下文论述分析，"中气"此处指"中焦脾胃之气"。

《景岳全书·卷之三十八·人集·妇人规（上）·经脉类·经脉诸脏病因（四）》："肾为阴中之阴，肾主闭藏；肝为阴中之阳，肝主疏泄。二藏俱有相火，其系上属于心，故心火一动，则相火翕然从之，多致血不静而妄行，此固一说。然相火动而妄行者有之，由火之盛也。若中气脱陷及门户不固而妄行者亦有之，此由脾肾之虚，不得尽言为火也。再如气道逆而不行者有之，由肝之滞也。若精血败而不行者亦有之，此由真阴之枯竭。其证极多，不得误以为滞也。"根据上下文论述分析，"中气"此处指"中焦脾胃之气"。

《景岳全书·卷之三十八·人集·妇人规（上）·经脉类·经不调（五）》："然先期而至，虽曰有火，若虚而挟火，则所重在虚，当以养营安血为主。矧亦有无火而先期者，则或补中气，或固命门，皆不宜过用寒凉也。后期而至者，本属血虚，然亦有血热而燥瘀者，不得不为清补，有血逆而留滞者，不得不为疏利。总之，调经之法，但欲得其和平，在详察其脉证耳。若形气脉气俱有余，方可用清用利。"根据上下文论述分析，"中气"此处指"中焦脾胃之气"。

《景岳全书·卷之三十八·人集·妇人规（上）·胎孕类·妊娠卒然

下血（二四）》："若脾胃素弱，或偶因伤脾下血者，宜寿脾煎、归脾汤。或中气下陷者，补中益气汤。若血虚微热，漏血尿血者，续断汤。以上诸动血证，若去血未多，血无所积，胎未至伤而不止者，宜凉则凉，宜补则补，惟以安之固之为主治。"根据上下文论述分析，"中气"此处指"中焦脾胃之气"。

《景岳全书·卷之三十九·人集·妇人规（下）·产后类·产后大便秘涩（五五）》："立斋曰：前证若计其日期，饮食已多，即用药通之，祸在反掌之间矣。必待其腹满觉胀，欲去不能者，此乃结在大肠，宜用猪胆汁润之。若服苦寒疏通，反伤中气，通而不止，或成他证。若去血过多，用十全大补汤。血虚火燥，用加味四物汤。气血俱虚，用八珍汤。虽数日不通，饮食如常，腹中如故，仍用八珍加桃仁、杏仁治之。若泥其日期饮食之多而通之，则误矣。"根据上下文论述分析，"中气"此处指"中焦脾胃之气"。

《景岳全书·卷之四十·谟集·小儿则（上）·外感发热治法（二十一）》："若胃气微见虚寒者，宜五君子煎加柴胡，或以理阴煎加减用之最妙，元气颇强而能食者，宜正柴胡饮。兼内热火盛而外邪未解者，宜一柴胡饮，或钱氏黄龙汤。壮热火盛往来寒热者，宜柴芩煎。寒气盛者，宜二柴胡饮。寒邪盛而中气微虚者，宜五积散。伤寒见风，身热兼嗽而中气不虚者，宜柴陈煎。若中气不足而兼热兼嗽者，宜金水六君煎。冬受寒邪，至春夏而发热者，是为小儿正伤寒，但取效稍迟，然治法不能外此。……

新按：余之仲儿，生于乙卯五月，于本年初秋，忽尔感寒发热，脉微紧。然素知其脏气属阴，不敢清解，遂与芎、苏、羌、芷、细辛、生姜之属，冀散其寒，一剂下咽，不惟热不退而反大泻作，连二日泻不止而喘继之，愈泻则愈喘。斯时也，将谓其寒气盛耶，何以用温药而反泻？将谓其火刑金耶，岂以清泻连日而尚堪寒凉？将谓其表邪之未除耶，则何以不利于疏散？束手无策，疑惧已甚，且见其表里俱剧，大喘垂危，又岂浅易之剂所能挽回？因沉思良久，渐有所得，乃用人参二钱，生姜五片，煎汁半盏，然未敢骤进，恐再加喘，必致不救。因用茶匙挑与二、三匙，即怀之而旋走室中，徐察其呼吸之进退，然喘虽未减，而亦不见其增甚，乃又与三四匙，少顷，则觉其鼻息似乎少舒，遂放胆与以半小钟，更觉有应，自午及酉，完此一剂。适一医至，急呼曰：误矣，误矣！焉有大喘如此而尚可用参者？速宜以抱龙丸解之。余诺之而不听。乃复以人参二钱五分，如前煎汤，自酉至子尽其剂，剂完而气息遂平，大睡，泻亦止而热亦退矣。此所以知其然者，观其因泻反喘，岂非中虚？设有实邪，自当喘随泻减，是可辨也。向使误听彼医，易以清利，中气一脱，即当置之死地，必仍咎余之误用参也。孰是孰非，何从辨哉。余因纪此，以见温中散寒之功，其妙有如此者。"根据上下文论述分析，以上4处"中气"皆指"中焦脾胃之气"，此为张景岳医治自己儿子感寒发热病案，果断采用温中散寒的方法，使儿子转危为安，兹可供读者理解"中气"之妙，因此采录病案整段文字以供详参。

《景岳全书·卷之四十·谟集·小儿则（上）·诸热辨证（二十三）》："小儿饮食内伤，本无发热之证，盖饮食伤脏，则为胀为痛，为吐为泻，本非肌表之病，焉得发热。故调经论曰：邪之生于阳者，得之风雨寒暑，生于阴者，得之饮食居处、阴阳喜怒。此自不易之理也。今人但见小儿发热，则多言伤食而妄行消导，谬亦甚矣。其或饮食内伤，风寒外感，表里兼病而发热者，亦常有之。然此当察其食之有停无停，酌而治之，亦非可混行消耗。盖恐内本无滞而妄加克伐，则亏损中气，以致外邪难解，则病必滋甚。"根据上下文论述分析，"中气"此处指"中焦脾胃之气"。

《景岳全书·卷之四十·谟集·小儿则（上）·吐泻（二十六）》："小儿吐泻并作者，本属内伤，然有因寒气自外而入，内犯脏气而然者；有因生冷不慎，致伤胃气而然者；有因中气本弱，饮食失宜而然者。邪伤阳分则为吐，邪伤阴分则为泻，若吐泻并作，则阴阳俱伤之证也。此当察其有滞无滞，详辨其虚实而治之。若吐泻初起，邪滞未清者，必有胸腹胀闷实滞等证，此宜先用和胃饮、苓术二陈煎之类，以清上焦之气。"根据上下文论述分析，"中气"此处指"中焦脾胃之气"。

《景岳全书·卷之四十三·烈集·痘疹诠·痘疮（上）·辨虚质寒热

（八）》："里执者，为烦躁狂言，口干大渴，咽肿喉痛，内热自汗，小便赤涩，大便秘结，衄血溺血，皆火在脏腑之证，治宜清热解毒。虚实寒热等证，虽表里之分，各有如此，然表之虚实，表之寒热，孰不由中气之所使，故惟善治中气，则未有表不和调者也，是即必求其本之道。"根据上下文论述分析，以上2处"中气"皆指"中焦脾胃之气"。

《景岳全书·卷之四十三·烈集·痘疹诠·痘疮（中）·结靥三朝治款（二十八）》："痘疮有脓结靥则为善，无脓结靥则为凶，此治之不可缓也。若痘已脓成，不能结靥，而反致溃烂，或和皮脱去者，此名倒靥，乃毒气入内也，急须大补中气以托其里，宜六气煎倍加芍药，及紫草、防风、白芷主之；若兼湿热者，宜六气煎加芍药合四苓散主之。如头面疮破，服补药后，但得复肿复灌，或遍身无疮处，又出一层，谓之补空，虽过期延日而饮食不减，不为大害。若服药后不起不补，此毒已入深，最凶候也。"根据上下文论述分析，"中气"此处指"中焦脾胃之气"。

《景岳全书·卷之四十四·烈集·痘疹诠·痘疮（中）·靥后落痂治款（二十九）》："痘痂既落，中气暴虚，多有不能食者，宜五味异功散，或养中煎以调之。"根据上下文论述分析，"中气"此处指"中焦脾胃之气"。

《景岳全书·卷之四十五·烈集·痘疹诠·痘疮（下）·泄泻（四十三）》："痘疮首尾皆忌泄泻，而后为尤甚，惟初热时，有随泄而随止者为吉。若自见黑点之后，以致收靥，毒气俱已在表，俱要元气内充，大便坚实，庶能托载收成，若略泄泻，则中气虚弱，变患百出矣。若初出之后而见泄泻，则必难起难灌；既起之后而见泄泻，一泻则浆停，泻止则浆满；既灌之后而见泄泻，则倒陷倒靥，内溃内败等证，无所不至，此实性命所关，最可畏也。今多见妄药误治，败人脾气以致莫救者，犹云欲去其毒，泻泻无害，欺耶昧耶，庸莫甚矣。"根据上下文论述分析，"中气"此处指"中焦脾胃之气"。

《景岳全书·卷之四十五·烈集·痘疹诠·痘疮（下）·腹胀（五十二）》："中气本虚，或过用消伐，以致元气无力，不能托送痘毒而陷伏作胀者，宜十宣散，或合二妙散或神香散。"根据上下文论述分析，"中气"此处指"中焦脾胃之气"。

《景岳全书·卷之四十五·烈集·痘疹诠·痘疮（下）·痘药正品（六十六）》："糯米：善滋脾胃，益中气，助血生浆，能制痘毒，不能内攻。"根据上下文论述分析，"中气"此处指"中焦脾胃之气"。

《景岳全书·卷之四十五·烈集·痘疹诠·痘疮（下）·痘家药忌（六十七）》："鼠黏子通肌滑窍，多服恐内损中气，外致表虚。……枳壳，下气宽肠，多用则损中气。……人牙，性烈，发表太过，若妄用之，则内动中气，外增溃烂。……栝蒌仁开结陷气滑肠，凡虚痰虚火及中气不足，而为喘促胀满，大便不实者，皆大忌之。"根据上下文论述分析，以上4处"中气"皆指"中焦脾胃之气"。

《景岳全书·卷之四十六·圣集·外科钤（上）·总论治法（七）》："若食少体倦，发热恶寒，此中气虚弱，宜六君子汤，以补脾胃。又曰：大抵证有本末，治有权宜。治其主，则末病自退。用其权，则不拘于时。"根据上下文论述分析，"中气"此处指"中焦脾胃之气"。

《景岳全书·卷之四十六·圣集·外科钤（上）·论汗下（十）》："愚谓疮肿之属表邪者，惟时毒、丹毒、斑疹，及头面、颈项、上焦之证多有之。察其果有外邪而脉见紧数，证有寒热者，方宜表散。然散之之法，又必辨其阴阳盛衰，故或宜温散，或宜凉散，或宜平散，或宜兼补而散，或宜解毒而散，此散中自有权宜也。又如里证用下之法，则毒盛势剧者大下之，滞毒稍轻者微下之，营虚便结而毒不解者养血滋阴而下之，中气不足而便结壅滞者润导而出之。凡此皆通下之法，但宜酌缓急轻重而用得其当耳。故必察其毒果有余及元气壮实，下之必无害者，方可用下，否则不但目前，且尤畏将来难治之患。"根据上下文论述分析，"中气"此处指"中焦脾胃之气"。

《景岳全书·卷之四十六·圣集·外科钤（上）·作呕（三十二）》："予欲以六君子汤加酒炒芍药、砂仁、藿香治之。彼自服护心散，呕愈甚，复邀治。仍用前药，更以补气血药，两月而愈。大抵湿气内侵，或感秽气而作呕者，必喜温而脉弱，热毒内攻而作呕者，必喜凉而脉数。

必须辨认明白。亦有大便不实，或腹痛，或膨胀，或呕吐，或吞酸嗳腐，此皆肠胃虚寒也，以理中汤治之。如不应，加熟附子二三片。予尝饮食少思，吞酸嗳腐，诸药不应，惟服理中汤及附子理中丸有效。盖此证皆因中气虚寒，不能运化郁滞所致，故用温补之剂，使中气温和，自无此证矣。张生患漆疮作呕，由中气虚弱，漆毒侵之，予以六君子汤加砂仁、藿香、酒炒芍药治之，彼不信，另服连翘消毒散，呕果甚。复邀治，仍以前药，外用麻油调铁锈末涂之而愈。（薛按）戴氏曰：如恶心者，无声无物，欲吐不吐，欲呕不呕，虽曰恶心，实非心经之病，皆在胃口上，宜用生姜，盖能开胃豁痰也。"根据上下文论述分析，"中气"此处指"中焦脾胃之气"。

《景岳全书·卷之四十六·圣集·外科钤（上）·作渴（三十三）》："立斋曰：尺脉大或无力而渴者，宜滋阴降火。上部脉沉实而渴者，宜泻火。上部脉洪数而渴者，宜降火。胃脉数而渴者，宜清胃火。气虚不能生津液而渴者，宜补中气。脉大无力或微弱而渴者，宜补气血。脓血大泄或疮口出血而渴者，宜大补气血。如不应，急用独参汤。"根据上下文论述分析，"中气"此处指"中焦脾胃之气"。

《景岳全书·卷之四十七·贤集·外科钤（下）·外科钤（下）·鹤膝风（五十八）》："若伤于肝肾者，六味地黄丸为主。若欲其作脓，或溃后者，十全大补汤为主。皆佐以大防风汤。初起者，须用葱熨法，可以内消。若津涸口干，中气不足也，补中益气汤加五味子。头晕头痛，阳气不升也，补中益气汤加蔓荆子。发热晡热，阴血虚弱也，用四物参、黄芪、白术。畏寒憎寒，阳气虚弱也，用十全大补汤。"根据上下文论述分析，"中气"此处指"中焦脾胃之气"。

《景岳全书·卷之四十八·大集·本草正（下）·菜部》："萝卜子：（二二七）味大辛，气温，气味俱浓，降也。善于破气消痰，定喘除胀，利大小便，有推墙倒壁之功。研水挽薄饮之，立吐风痰尽出。胃有气食停滞致成鼓胀者，非此不除。同醋研敷，大消肿毒。中气不足，切忌妄用。"根据上下文论述分析，"中气"此处指"中焦脾胃之气"。

《景岳全书·卷之四十八·大集·本草正（下）·禽兽部》："今人莫

得其解，每致疑词，是但知犀角之解心热，而不知犀角之能升散，尤峻速于升麻也。倘中气虚弱，脉细无神，及痘疮血虚，真阴不足等证，凡畏汗畏寒畏散者，乃所当忌。或必不得已，宜兼补剂用之。……其气温，故能扶劳伤，益中气。其性降，故能化痰清肺，治肺痈肺痿，咳唾脓血，止嗽定喘。其性养血，故能止吐血衄血，便血尿血，肠风下痢，及妇人崩中带浊血淋，经脉不调。其味甘缓，故能安胎固漏，养血滋肾，实腠理，止虚汗，托补痈疽肿毒。用惟松脆气清者为佳，坚硬臭劣者不美。"根据上下文论述分析，以上2处"中气"皆指"中焦脾胃之气"。

《景岳全书·卷之五十一·德集·新方八阵·散阵》："五柴胡饮：五为土数，从脾胃也。脾土为五脏之本，凡中气不足而外邪有不散者，非此不可。此与四柴胡饮相表里，但四柴胡饮止调气分，此则兼培血气以逐寒邪，尤切于时用者也，神效不可尽述。凡伤寒疟疾痘疮，皆所宜用。"根据上下文论述分析，"中气"此处指"中焦脾胃之气"。

《景岳全书·卷之五十一·德集·新方八阵·热阵》："熟地三五钱，茯苓二钱，扁豆二钱，干姜（炮）、丁香、陈皮各一钱，藿香一钱五分，炙甘草八分。水一钟半，煎七分，食远温服。中气寒甚者，加制附子；肝肾寒者，加吴茱萸、肉桂，或加当归。……寿脾煎：一名摄营煎。治脾虚不能摄血等证。凡忧思郁怒积劳，及误用攻伐等药，犯损脾阴，以致中气亏陷，神魂不宁，大便脱血不止，或妇人无火崩淋等证，凡兼呕恶，尤为危候，速宜用此，单救脾气，则统摄固而血自归源。此归脾汤之变方，其效如神。若犯此证而再用寒凉，则胃气必脱，无不即毙者。"根据上下文论述分析，以上2处"中气"皆指"中焦脾胃之气"。

《景岳全书·卷之五十一·德集·新方八阵·因阵》："罨伤寒结胸法：凡病伤寒结胸，其有中气虚弱，不堪攻击内消者，须以此法外罨之，则滞行邪散，其效如神。"根据上下文论述分析，"中气"此处指"中焦脾胃之气"。

《景岳全书·卷之五十三·图集·古方八阵·补阵》："八味大建中汤：治中气不足，手足厥冷，小腹挛急，或腹满不食，阴缩多汗，腹中寒痛，唇干精出，寒热烦冤，四体酸痛，及无根失守之火出于肌表，而为疹为斑，厥逆呕吐等证。……（东垣）补中益气汤：治劳倦伤脾，<u>中</u><u>气</u>不足，清阳不升，外感不解，体倦食少，寒热疟痢，气虚不能摄血等证。……参术膏：治<u>中气</u>虚弱，诸药不应，或因用药失宜，耗伤元气，虚证蜂起，但用此药补其<u>中气</u>，诸证自愈。……（仲景）术附汤：一名白术附子汤。治中寒<u>中气</u>不足，四肢逆冷，口噤，牙关紧急，痰盛脉弱，风虚头眩，头重苦极，不知食味。"根据上下文论述分析，以上5处"中气"皆指"中焦脾胃之气"。

《景岳全书·卷之五十三·图集·古方八阵·和阵》："《统旨》补气运脾汤：治<u>中气</u>不运，噎塞。"根据上下文论述分析，"中气"此处指"中焦脾胃之气"。

《景岳全书·卷之五十八·宙集·古方八阵·热阵》："此<u>中气</u>虚弱，不能统涎归源也。……（仲景）术附汤：方在补阵。治中寒<u>中气</u>不足，逆冷，痰盛，口噤等证。……八味大建中汤：方在补阵。治<u>中气</u>不足，厥逆呕吐，挛急阴缩，腹痛虚火等证。……扶阳助胃汤：罗谦甫治崔运使长男云卿，年二十五，体肥养浓，常食凉物寒药，以致秋间疟发，复用水吞砒石等药，反增吐泻，<u>中气</u>愈虚，延至次年四月，复因劳怒，前证大作。……诊其脉得弦细而微，手足稍冷，面色青黄，食少痞闷呕酸，气促汗出。予思《内经》云：<u>中气</u>不足，溲便为之变，肠为之苦鸣。下气不足，则为痿厥心悗。又曰：寒气客于肠胃之间，则卒然而痛。非大热之剂不能愈，遂制此方。"根据上下文论述分析，以上4处"中气"皆指"中焦脾胃之气"。

《景岳全书·卷之六十一·长集·妇人规古方·妇人》："上每服四钱，竹叶五片，水煎服。若因血虚烦热，宜兼用四物；若因<u>中气</u>虚弱，宜兼用四君。上每服三、五钱，加生姜、木瓜各三片，紫苏三叶，水煎，食前，日进三服。若因脾胃虚弱，宜兼六君子；<u>中气</u>下陷，须用补中益气汤。"根据上下文论述分析，以上2处"中气"皆指"中焦脾胃之气"。

《景岳全书·卷之六十二·长集·小儿则古方·通用方》："参术膏：（一四四）方在补阵三九。治<u>中气</u>虚弱，诸药不应者。……养中煎：（一五四）方在新热四。治<u>中气</u>虚寒呕泄。"根据上下文论述分析，以上 2 处"中气"皆指"中焦脾胃之气"。

《景岳全书·卷之六十四·春集·外科钤古方·外科》："托里益中汤：（十三）治<u>中气</u>虚弱，饮食少思，或疮不消散，或溃而不敛。……漆疮方：（二九五）用香油调铁锈涂之。胃气实者，内服黄连解毒汤，胃气弱者，以漆毒侵犯<u>中气</u>致虚，多有作呕不能饮食者，宜用六君加砂仁、藿香、酒炒芍药之类。又解漆毒法见因阵二三五。"根据上下文论述分析，以上 2 处"中气"皆指"中焦脾胃之气"。

《景岳全书·卷之六十四·春集·外科钤古方·通用方》："参术膏：（三四二）方在补阵三九。治疮疡<u>中气</u>虚弱，诸药不应，或因用药失宜，耗伤元气，虚证蜂起，但用此药补其<u>中气</u>，诸症自愈。"根据上下文论述分析，"中气"此处指"中焦脾胃之气"。

4. 张景岳著作"中气"概念总结

综上所述，张景岳在《景岳全书》提及"中气"一词凡 140 处，其含义包括以下 3 种：①为运气学术语，指"中见之气"，合计 1 处；②为病证名，指类中风类型之一，即"气中"；③指"中焦脾胃之气"，合计 138 处。

张景岳认为，"中气"为中焦脾胃所主，如《景岳全书·卷之一·人集》言"劳倦伤脾者，脾主四肢也，须补其中气。""中气"与元气关系密切，元气能够温养中气，元气充足则不病寒，如《景岳全书·卷之二十四·心集·杂证谟·痢疾》言："盖元气不足于内，则虽无外受寒邪，而<u>中气</u>不暖，即寒证也。"反之，中气亦能滋养元气，如《景岳全书·五十三卷·古方八阵·补阵》言："参术膏：治中气虚弱，诸药不应，或因用药失宜，耗伤元气，虚证蜂起，但用此药补其<u>中气</u>，诸证自愈。"张景岳以气的部位来命名，"中气"即居于中焦之气，如《类经·十三卷·邪变无穷》曰："成于已生之后者，曰后天之气。气在阳分即阳气，在阴即阴气，在表曰卫气，在里曰营气，在脾曰充气，在胃曰胃气，在上焦曰宗气，在中焦曰<u>中气</u>，在下焦曰元阴元阳之气，皆无非其别名耳。"与此相应，《类经·十二卷·五过四德》中言："气有外气，天地之六气也。有内气，人身之元气也。气失其和则为邪气，气得其和则为正气，亦曰真气。但真气所在，其义有三，曰上中下也。上者所受于天，以通呼吸者也；中者生于水谷，以养荣卫者也；下者气化于精，藏于命门，以为三焦之根本者也。故上有气海，曰膻中也，其治在肺；中有水谷气血之海，曰中气也，其治在脾胃；下有气海，曰丹田也，其治在肾"。

在此基础上，张景岳提出"中气下陷"的概念，如《景岳全书·卷之十一·从集·杂证谟·疟疾》："凡日久虚疟，寒热不多，或无寒而微热者，若内因胃气虚，用四君加升麻、当归。若脾血虚，用四君加川芎、当归。若<u>中气下陷</u>，用补中益气加茯苓、半夏。"又如《景岳全书·卷之二十九·必集·杂证谟·淋浊》："但有久服寒凉而不愈者，又有淋久不止，及痛涩皆去，而膏液不已，淋如白浊者，此惟<u>中气下陷</u>，及命门不固之证也。故必以脉以证，而察其为寒、为热、为虚，庶乎治不致误。"再如《景岳全书·卷之三十八·人集·妇人规（上）·胎孕类·妊娠卒然下血（二四）》："若脾胃素弱，或偶因伤脾下血者，宜寿脾煎、归脾汤。或<u>中气下陷</u>者，补中益气汤。若血虚微热，漏血尿血者，续断汤。以上诸动血证，若去血未多，血无所积，胎未至伤而不止者，宜凉则凉，宜补则补，惟以安之固之为主治。"还有《景岳全书·卷之六十一·长集·妇人规古方·妇人》："上每服四钱，竹叶五片，水煎服。若因血虚烦热，宜兼用四物；若因中气虚弱，宜兼用四君。上每服三、五钱，加生姜、木瓜各三片，紫苏三叶，水煎，食前，日进三服。若因脾胃虚弱，宜兼六君子；<u>中气下陷</u>，须用补中益气汤。"后世逐渐将此概念固定沿用，而演变成一个特定的以气虚不能固摄所致的泻下崩漏以及内脏下垂为特征中医证型，应用至今。

由此可见，张景岳认为，中气生于中焦脾胃，源自脾胃运化水谷精微而成，"中气"即"中焦脾胃"生理功能的具体体现。因此，张景岳在《景岳全书》中常用"中气"指代脾胃之气，如《景岳全书·卷之五十一·德集·新方八阵·因阵》："罨伤寒结胸法：凡病伤寒结胸，其有<u>中气</u>虚弱，不堪攻击内消者，须以此法外罨之，则滞行邪散，其效如神。"又如《景岳全书·三卷·传忠录》论时医云："膨满总由脾胃，脾胃虽虚，未必即胀，若但知消导，则中气愈虚，而胀必日甚矣"。

第七节 清代中医药学著作"中气"的概念

清代有代表性的中医药著作中，载录"中气"一词的著作主要有：尤在泾《金匮要略心典》、吴鞠通《温病条辨》、黄元御《四圣心源》、张锡纯《医学衷中参西录·医方》、彭子益《圆运动的古中医学》等，书中以"中气"作为规范名词予以载录而进行论述，"中气"一词主要含义为"中焦脾胃之气"。

一、尤在泾《金匮要略心典》"中气"含义及相关学术思想

清代医家尤在泾（？～1749），名怡，又字在京，号拙吾，又号饲鹤山人。吴县（今江苏苏州）人。早年拜名医马俶为师，晚年医术精湛，著有《伤寒贯珠集》《金匮要略心典》《金匮翼》《医学读书记》《静香楼医案》等。尤在泾潜心研究仲景学说，在代表作《金匮要略心典》中对"中气"的概念、功能等进行了阐述，认为中气即脾胃之气，具有转输水谷精微生成营卫的功能，在此基础上，"中气"还是阴阳平和的关键，是交通人体上下，运转肝、心、肺、肾其他四脏的枢纽，为上中下三焦的枢机。《金匮要略心典》提及"中气"一词凡16处，其含义皆指"中焦脾胃之气"，[31]现罗列如下：

《金匮要略心典·卷上·血痹虚劳病脉证并治第六》："热可治寒而已哉。或问和阴阳调营卫是矣，而必以建中者何也？**曰：中者，脾胃也。**营卫生成于水谷，而水谷转输于脾胃，故中气立，则营卫流行而不失其和。又中者四运之轴，而阴阳之机也，故中气立，则阴阳相循，如环无端，而不极于偏。是方甘与辛合而生阳，酸得甘助而生阴，阴阳相生，

中气自立。是故求阴阳之和者，必于中气。求中气之立者，必以建中也。"根据上下文论述分析，以上5处"中气"含义指"中焦脾胃之气"。

《金匮要略心典·卷上·肺痿肺痈咳嗽上气病脉证治第七》："火逆上气。咽喉不利，止逆下气，麦门冬汤主之。火热挟饮致逆，为上气，为咽喉不利，与表寒挟饮上逆者悬殊矣。故以麦冬之寒治火逆，半夏之辛治饮气，人参、甘草之甘，以补益中气。盖从外来者，其气多实，故以攻发为急，从内生者，其气多虚，则以补养为主也。麦门冬汤方：麦门冬七升，半夏一升，人参、甘草各二两，粳米三合，大枣十二枚。上六味。以水一斗二升。煮取六升。温服一升。日三夜一服。"根据上下文论述分析，此处"中气"指"中焦脾胃之气"。

《金匮要略心典·卷中·腹满寒疝宿食病脉证治第十》："问曰：人病有宿食，何以别之？师曰：寸口脉浮而大，按之反涩，尺中亦微而涩，故知有宿食，大承气汤主之。脉数而滑者实也，此有宿食，下之愈，宜大承气汤。下利不欲食者，此有宿食，当下之，宜大承气汤。寸口脉浮大者，谷气多也，谷多不能益脾而反伤脾。按之脉反涩者，脾伤而滞，血气为之不利也。尺中亦微而涩者，中气阻滞，而水谷之精气不能逮下也，是因宿食为病，则宜大承气下其宿食。脉数而滑与浮大同，盖皆有余之象，为谷气之实也，实则可下，故亦宜大承气。谷多则伤脾，而水谷不分。"根据上下文论述分析，"中气"此处指"中焦脾胃之气"。

《金匮要略心典·卷下·惊悸吐衄下血胸满瘀血病脉证治第十六》："心下悸者，半夏麻黄丸主之。此治饮气抑其阳气者之法，半夏蠲饮气，麻黄发阳气，妙在作丸与服，缓以图之。则麻黄之辛甘，不能发越津气，而但升引阳气，即半夏之苦辛，亦不特蠲除饮气，而并和养中气。非仲景神明善变者，其孰能与于此哉?!"根据上下文论述分析，"中气"此处指"中焦脾胃之气"。

《金匮要略心典·卷下·呕吐哕下利病脉证治第十七》："干呕吐涎沫，头痛者，吴茱萸汤主之。干呕吐涎沫，上焦有寒也。头者诸阳之会，为阴寒之邪上逆而痛，故亦宜茱萸汤，以散阴气而益阳气。呕而肠鸣，心下痞者，半夏泻心汤主之。邪气乘虚，陷入心下，<u>中气</u>则痞。<u>中气</u>既痞。升降失常。于是阳独上逆而呕，阴独下走而肠鸣。是虽三焦俱病，而<u>中气</u>为上下之枢。故不必治其上下，而但治其中，黄连、黄芩苦以降阳，半夏、干姜辛以升阴，阴升阳降，痞将自解。人参、甘草则补养<u>中气</u>，以为交阴阳通上下之用也。半夏泻心汤方：半夏半斤（洗），黄芩、干姜、人参各三两，甘草三两（炙），黄连一两，大枣十二枚。上七味。以水一斗。煮取六升。去滓。再煮取三升。温服一升。日三服。

干呕而利者，黄芩加半夏生姜汤主之。此伤寒热邪入里作利，而复上行为呕者之法，而杂病肝胃之火，上冲下注者。亦复有之，半夏、生姜，散逆于上。黄芩、芍药，除热于里，上下俱病，<u>中气</u>必困，甘草、大枣合芍药、生姜，以安中而正气也。……

呕吐而病在膈上，后思水者解，急与之。思水者，猪苓散主之。病在膈上，病膈间有痰饮也。后思水者，知饮已去，故曰欲解，即先呕却渴者，此为欲解之义。夫饮邪已去，津液暴竭，而思得水，设不得，则津亡而气亦耗，故当急与。而呕吐之余，<u>中气</u>未复，不能胜水，设过与之，则旧饮方去，新饮复生，故宜猪苓散以崇土而逐水也。"根据上下文论述分析，以上 6 处"中气"含义为"中焦脾胃之气"。

《金匮要略心典·卷下·妇人杂病脉证并治第二十二》："妇人腹中诸疾痛，当归芍药散主之。妇人以血为主，而血以<u>中气</u>为主。<u>中气</u>者，土气也。土燥不生物，土湿亦不生物。芎、归、芍药滋其血，苓、术、泽泻治其湿，燥湿得宜，而土能生物，疾痛并蠲矣。"根据上下文论述分析，以上 2 处"中气"含义为"中焦脾胃之气"。

综上所述，尤在泾在《金匮要略心典》提及"中气"一词凡 16 处，其含义皆指"中焦脾胃之气"，但又蕴含"四运之轴""上下之枢"之义，而"求阴阳之和者，必于<u>中气</u>。"这种对"中气"概念的阐述已经突破了仅仅指脾胃的脏腑功能，而是上升为交通人体上下，运转肝、心、肺、肾其他四脏的枢纽，这是在明代以前指代"中焦脾胃之气"的概念继承基础上的一种突破和创新。

二、吴鞠通《温病条辨》"中气"含义

吴鞠通（1758～1836），名瑭，字配珩，江苏省淮安市人，清代著名医学家。通晓温病，以擅治急性发热性疾病闻名于世，对内科杂病、妇科、儿科、针灸以及心理疗法等也颇有造诣。著有《温病条辨》《吴鞠通医案》《医医病书》三部医书。吴鞠通在其代表作《温病条辨》载录"中气"6处，其含义有2种：①为运气学术语，指"中见之气"，合计2处；②指"中焦脾胃之气"，合计4处。[32]现分列如下：

（一）为运气学术语，指"中见之气"，合计2处

《温病条辨·卷一·上焦篇·补秋燥胜气论》："揭燥气之大纲，兼叙其子母之气、胜复之气，而燥气自明。重则为寒者，寒水为燥金之子也；化气为湿者，土生金，湿土其母气也。《至真要大论》曰：阳明厥阴，不从标本，从乎中也。又曰：从本者，化生于本；从标本者，有标本之化；从中者，以中气为化也。按阳明之上，燥气治之，中见太阴。故本论初未著燥金本气方论，而于疟疝等证，附见于寒湿条下。叶氏医案谓伏暑内发，新凉外加，多见于伏暑类中；仲景《金匮》，多见于腹痛疟疝门中。……按：前人燥不为病之说，非将寒燥混入一门，即混入湿门矣。盖以燥为寒之始，与寒相似，故混入寒门。又以阳明之上，燥气治之，中见太阴；而阳明从中，以中气为化，故又易混入湿门也。但学医之士，必须眉目清楚，复《内经》之旧，而后中有定见，方不越乎规矩也。"根据上下文分析，以上2处"中气"为运气学术语，指"中见之气"。

（二）指"中焦脾胃之气"，合计4处

《温病条辨·卷二·中焦篇·寒湿》："脾主四肢，脾阳郁故四肢乍冷。湿渍脾而脾气下溜，故自利。目白精属肺，足太阴寒则手太阴不能独治，两太阴同气也，且脾主地气，肺主天气，地气上蒸，天气不化，

故目睛黄也。白滑与灰，寒湿苔也。湿困中焦，则中气虚寒。中气虚寒，则阳光不治。主正阳者心也，心藏神，故神昏。……

四逆汤方：（辛甘热法，分量临时斟酌）炙甘草二两，干姜一两半，生附子一枚（去皮）。加人参一两，水五茶碗，煮取二碗、分二次服。

按：原方无人参，此独加人参者，前条寒多不饮水，较厥逆尚轻，仲景已用人参；此条诸阳欲脱，中虚更急，不用人参，何以固内。柯韵伯《伤寒注》云：仲景凡治虚证，以里为重，协热下利，脉微弱者，便用人参；汗后身痛，脉沉迟者，便加人参。此脉迟而利清谷，且不烦不咳，中气大虚，元气已脱，但温不补，何以救逆乎！观茯苓四逆之烦躁，且以人参，况通脉四逆，岂得无参。是必有脱落耳，备录于此存参。"根据上下文分析，以上3处"中气"指"中焦脾胃之气"。

《温病条辨·卷二·中焦篇·湿温（疟、痢、疸、痹附）》："此证乃内伤水谷之酿湿，外受时令之风湿，中气本自不足之人，又气为湿伤，内外俱急。立方之法，以人参为君，坐镇中州，为督战之帅；以二活、二胡合芎劳从半表半里之际，领邪出外，喻氏所谓逆流挽舟者此也；以枳壳宣中焦之气，茯苓渗中焦之湿，以桔梗开肺与大肠之痹，甘草和合诸药，乃陷者举之之法，不治痢而治致痢之源，痢之初起，憎寒壮热者，非此不可也。若云统治伤寒、温疫、瘴气则不可。凡病各有所因，岂一方之所得而统之也哉！此方在风湿门中，用处甚多，若湿不兼风而兼热者，即不合拍，奚况温热门乎！世医用此方治温病，已非一日，吾只见其害，未见其利也。"根据上下文分析，"中气"在此处指"中焦脾胃之气"。

综上所述，吴鞠通在其代表作《温病条辨》载录"中气"6处，其含义有2种：①为运气学术语，指"中见之气"，合计2处；②指"中焦脾胃之气"，合计4处。

三、黄元御《四圣心源》《素灵微蕴》"中气"含义及相关学术思想

黄元御（1705～1758），名玉璐，字元御，一字坤载，号研农，别号玉楸子。山东省昌邑市人，清代康熙、乾隆年间著名医学家。黄元御是尊经派的代表人物，乾隆皇帝的御医，清军四川军医馆——久真堂的祖师爷，乾隆皇帝亲书"妙悟岐黄"褒奖其学识，亲书"仁道药济"概括其一生医德与医学贡献。

黄元御继承和发展了博大精深的祖国医学理论，对后世医家影响深远，黄元御一生撰有 11 部中医药学著作，大致分为 4 大类：①经典注疏类：《伤寒悬解》《金匮悬解》《素问悬解》《灵枢悬解》《难经悬解》；②经旨阐发类：著有《素灵微蕴》《四圣悬枢》《伤寒说意》；在③本草解读类：著有《长沙药解》《玉楸药解》；④传承创新类：著有《四圣心源》。黄元御学术思想的要点是：立中气，以升降立论；重阳气，扶阳而抑阴。以"中气"为轴，认为"中气升降，是生阴阳"，中气斡旋，已升戊降，化生四象而成五行，"土枢四象"而成"一气周流"，黄元御将"中气"的概念在原本清以前"中焦脾胃之气"的基础上升级为指代"统摄主导五脏六腑的气机升降的枢纽"，并形成了独特的中气学说。黄氏论病皆从中气升降立论，认为"百病之源，源于阳衰土湿"，故应泻水补火，扶阳以抑阴；用方崇尚补火建中，温阳补土。在众多著作中，其代表著作《四圣心源》《素灵微蕴》中对"中气"的阐发颇多[33]。

（一）《四圣心源》"中气"含义

黄元御在其代表作《四圣心源》载录"中气"100 处，其含义指"统摄主导人体阴阳脏腑气机阴阳升降的枢轴"[33]，现罗列如下：

《四圣心源·卷一·天人解·阴阳变化》："阴阳未判，一气混茫。气含阴阳，则有清浊，清则浮升，浊则沉降，自然之性也。升则为阳，降则为阴，阴阳异位，两仪分焉。**清浊之间，是谓中气，中气者，阴阳**

升降之枢轴，所谓土也。……水、火、金、木，是名四象。四象即阴阳之升降，阴阳即<u>中气</u>之浮沉。分而名之，则曰四象，合而言之，不过阴阳。分而言之，则曰阴阳，合而言之，不过<u>中气</u>所变化耳。"

《四圣心源·卷一·天人解·五行生克》："盖天地之位，北寒南热，东温西凉。阳升于东，则温气成春，升于南，则热气成夏；阴降于西，则凉气成秋，降于北，则寒气成冬。春之温生夏之热，夏之热生秋之凉，秋之凉生冬之寒，冬之寒生春之温。土为四象之母，实生四象，曰火生土者，以其寄宫在六月火令之后，六月湿盛，湿为土气也。其实水火交蒸，乃生湿气。六月之时，火在土上，水在土下，寒热相逼，是以湿动。**湿者，水火之<u>中气</u>。**土寄位于西南，南热而西凉，故曰火生土，土生金也。"

《四圣心源·卷一·天人解·脏腑生成》："**祖气之内，含抱阴阳，阴阳之间，是谓<u>中气</u>。中者，土也。土分戊己，<u>中气</u>左旋，则为己土；<u>中气</u>右转，则为戊土。**戊土为胃，己土为脾。己土上行，阴升而化阳，阳升于左，则为肝，升于上，则为心；戊土下行，阳降而化阴，阴降于右，则为肺，降于下，则为肾。肝属木而心属火，肺属金而肾属水。是人之五行也。"

《四圣心源·卷一·天人解·五味根原》："金木者，水火所由以升降也。木直则肾水随木而左升，金从则心火随金而右降。木曲而不直，故肾水下润；金革而不从，故心火上炎。而交济水火，升降金木之权，总在于土。**土者，水火金木之<u>中气</u>，左旋则化木火，右转则化金水，实四象之父母也。**不苦、不咸、不酸、不辛，是以味甘。己土不升，则水木下陷，而作酸咸；戊土不降，则火金上逆，而作苦辛。缘土主五味，四象之酸苦辛咸，皆土气之中郁也。"

《四圣心源·卷一·天人解·五情缘起》："心之志喜，故其声笑，笑者，气之升达而醋适也。肾之志恐，故其声呻，呻者，气之沉陷而幽菀也。肝之志怒，故其声呼，呼者，气方升而未达也。肺之志悲，故其声哭，哭者，气方沉而将陷也。脾之志忧，故其声歌，歌者，<u>中气</u>结郁，故长歌以泄怀也。"

《四圣心源·卷二·六气解·六气从化》："天有六气，地有五行。六气者，风、热、暑、湿、燥、寒。五行者，木、火、土、金、水。在天成象，在地成形，六气乃五行之魂，五行即六气之魄。**人为天地之中气，秉天气而生六腑，秉地气而生五脏。**六气五行，皆备于人身。内伤者，病于人气之偏，外感者，因天地之气偏，而人气感之。"

《四圣心源·卷二·六气解·六气偏见》："究之一气之偏盛，亦缘于虚。厥阴能生，则阳气左升而木荣，其风盛者，生意之不遂也。少阴能长，则君火显达而上清，其热盛者，长气之不旺也。阳明能收，则阴气右降而金肃，其燥盛者，收令之失政也。太阳能藏，则相火闭蛰而下暖，其寒盛者，藏气之不行也。**土为四维之中气，木火之能生长者，太阴己土之阳升也；金水之能收藏者，阳明戊土之阴降也。中气旺则戊己转运而土和，中气衰则脾胃湿盛而不运。**"

《四圣心源·卷二·六气解·厥阴风木》："**木为水火之中气**，病则土木郁迫，水火不交，外燥而内湿，下寒而上热。手厥阴，火也，木气畅遂，则厥阴心主从令而化风，木气抑郁，则厥阴心主自现其本气。是以厥阴之病，下之则寒湿俱盛，上之则风热兼作，其气然也。"

《四圣心源·卷二·六气解·太阴湿土》："《子华子》：阴阳交，则生湿。**湿者，水火之中气。**上湿则化火而为热，下湿则化水而为寒。然上亦有湿寒，下亦有湿热。湿旺气郁，津液不行，火盛者，熏蒸而生热痰，火衰者，泛滥而生寒饮，此湿寒之在上者。湿旺水郁，膀胱不利，火衰者，流溢而为白淫，火盛者，梗涩而为赤浊，此湿热之在下者。"

《四圣心源·卷二·六气解·阳明燥金》："**太阴性湿，阳明性燥，燥湿调停，在乎中气。**中气旺，则辛金化气于湿土而肺不伤燥，戊土化气于燥金而胃不伤湿。中气衰，则阴阳不交而燥湿偏见。湿胜其燥，则饮少而食减，溺涩而便滑；燥胜其湿，则疾饥而善渴，水利而便坚。……阴易进而阳易退，湿胜者常多，燥胜者常少。辛金化湿者，十之八九，戊土化燥者，百不二三。阳明虽燥，病则太阴每胜而阳明每负，土燥而水亏者，伤寒阳明承气证外，绝无而仅有。是以仲景垂法，以少阴负跌阳者为顺。缘火胜则土燥，水胜则土湿，燥则克水，湿则反为水

141

第二章　中医学「中气」概念研究

侮。水负则生，土负则死，故少阴宜负，而跌阳宜胜。以土能胜水，则中气不败，未有中气不败而人死者。……燥为寒热之中气，上燥则化火而为热，下燥则化水而为寒。反胃噎膈之家，便若羊矢，其胃则湿而肠则燥。"

《四圣心源·卷三·脉法解·寸口脉法》："气口者，手太阴肺经之动脉也。关前为寸，关后为尺，尺为阴而寸为阳。关者，阴阳之中气也。寸口在鱼际之分，关上在太渊之分，尺中在经渠之分。"

《四圣心源·卷三·脉法解·真藏脉义》："土者，四维之中气也。脾以阴土而含阳气，故脾阳左升则化肝木；胃以阳土而胎阴气，故胃阴右降则化肺金。金降于北，凉气化寒，是谓肾水；木升于南，温气化热，是谓心火。肺肝心肾，四象攸分，实则脾胃之左右升降而变化者也。"

《四圣心源·卷三·脉法解·二十四脉》："然不宜过长，过长则木旺而金衰矣。木者，中气之贼，百病之长。以木性发达，而百病之起，多因于木气之不达，生意盘郁，而克脾胃，是以气愈郁而脉愈长。木郁则协水以贼土，合火而刑金，故但显肝脉之长，而不形肺脉之短。金虽克木，而凡人之病，则金能克木者少，而木能侮金者多也。盖木气之所以能达者，水土温而根本暖也。水寒土湿，生意不遂，则木愈郁而气愈盛，所以肝病则脉长也。……

动者，郁勃而不息也。脉法：阴阳相抟，名曰动。阳动则汗出，阴动则发热。若数脉见于关上，上下无头尾，如豆大，厥厥动摇者，名曰动也。关者，中气之变现，阴阳之枢机，阳自此降而为阴，阴自此升而为阳。阴升于寸，则遂其上浮之性，不至为动；阳降于尺，则遂其下沉之性，不至为动。惟阴欲升，脾土虚而不能升，阳欲降，胃土弱而不能降，则二气郁于关上，而见动形。阴阳郁勃，不能升降，是以动而不止也。郁勃之久，不无胜负。阳胜而动于关上，则内泄营阴而汗出；阴胜而动于关下，则外闭卫阳而发热。热发则汗不出，汗出则热不发。汗出而热发，阴阳之胜负乃分。方其动时，阴阳郁荡，未知将来之孰胜而孰负也。动见于土位，木气盘塞而莫达，甲木不降，乃悬虚而为惊；乙木不升，乃冲击而为痛。甲乙横逆，而贼戊己，则土气败矣。"

《四圣心源·卷四·劳伤解·中气》："脾为己土，以太阴而主升；胃为戊土，以阳明而主降。**升降之权，则在阴阳之交，是谓中气**。胃主受盛，脾主消化，中气旺则胃降而善纳，脾升而善磨，水谷腐熟，精气滋生，所以无病。脾升则肾肝亦升，故水木不郁；胃降则心肺亦降，故金火不滞。火降则水不下寒，水升则火不上热。平人下温而上清者，以中气之善运也。……

中气衰则升降窒，肾水下寒而精病，心火上炎而神病，肝木左郁而血病，肺金右滞而气病。神病则惊怯而不宁，精病则遗泄而不秘，血病则凝瘀而不流，气病则痞塞而不宣。**四维之病，悉因于中气。中气者，和济水火之机，升降金木之轴，道家谓之黄婆。婴儿姹女之交，非媒不得，其义精矣。**医书不解，滋阴泻火，伐削中气，故病不皆死，而药不一生。盖足太阴脾以湿土主令，足阳明胃从燥金化气，是以阳明之燥，不敌太阴之湿。及其病也，胃阳衰而脾阴旺，十人之中，湿居八九而不止也。……

胃主降浊，脾主升清，湿则中气不运，升降反作，清阳下陷，浊阴上逆，人之衰老病死，莫不由此。以故医家之药，首在中气。**中气在二土之交，土生于火而火死于水，火盛则土燥，水盛则土湿。泻水补火，扶阳抑阴，使中气轮转，清浊复位，却病延年之法，莫妙于此矣。**……

中气之治，崇阳补火，则宜参、姜，培土泻水，则宜甘、苓。其有心火上炎，慌悸烦乱，则加黄连、白芍以清心。肾水下寒，遗泄滑溏，则加附子、川椒以温肾。肝血左郁，凝涩不行，则加桂枝、丹皮以舒肝。肺气右滞，痞闷不通，则加陈皮、杏仁以理肺。"

《四圣心源·卷四·劳伤解·阴阳》："**中气升降，是生阴阳，阴阳二气，上下回周。阴位于下，而下自左升，则为清阳；阳位于上，而上自右降，则为浊阴。**清阳生发于木火，则不至于下陷；浊阴收藏于金水，则不至于上逆。清气之不陷者，阳嘘于上也；浊气之不逆者，阴吸于下也。浊气不逆，则阳降而化阴，阳根下潜而不上飞；清气不陷，则阴升而化阳，阴根上秘而不下走。彼此互根，上下环抱，是曰平人。而清气之左升，赖乎阴中之阳生，阳生则浮动而亲上，权在己土；浊阴之右降，赖乎阳中之阴生，阴生则沉静而亲下，权在戊土。**戊己升降，全凭中气，中气一败，则己土不升而清阳下陷，戊土不降而浊气上逆，此阴虚、阳虚所由来也。**"

《四圣心源·卷四·劳伤解·精神》："阴升阳降，权在中气。中气衰败，升降失职，金水废其收藏，木火郁其生长，此精神所以分离而病作也。培养中气，降肺胃以助金水之收藏，升肝脾以益木火之生长，则精秘而神安矣。"

《四圣心源·卷四·劳伤解·神惊》："大凡脾肾寒湿，无不有惊悸之证，惊悸不愈，必生奔豚积块。此皆中气亏损，阴盛阳虚之病也。庸工不解，以为心血不足，乃以归脾、补心之方，清凉滋润，助阴伐阳，百不一生，最可伤也。"

《四圣心源·卷四·劳伤解·精遗》："其湿旺木郁而生下热，倍茯苓、白芍，加泽泻、丹皮，泻脾湿而清肝热，不可谬用清凉滋润，败其脾肾之阳。盖肾精遗失，泄其阳根，久而温气亡脱，水愈寒而土愈湿。火土双亏，中气必败。未有失精之家，阴虚而生燥热者。其木郁下热，脾阳未亏，清其肝火，不至为害。若脾阳已亏，误用清润，则土败而人亡矣。仲景《金匮》亡血失精之意，后人一丝不解也。"

《四圣心源·卷四·劳伤解·气血》："**气统于肺，血藏于肝，而总化于中气。胃阳右转而化气，气降则精生，阴化于阳也；脾阴左旋而生血，血升则神化，阳生于阴也。**精未结而魄先凝，故魄舍于肺，气魄者，肾精之始基也；神未发而魂先见，故魂舍于肝，血魂者，心神之初气也。……

气，阳也，而含阴魄，是以清凉而降敛；血，阴也，而吐阳魂，是以温暖而升发。及其魂升而神化，则又降而为气，魄降而精生，则又升而为血。盖精血温升，则蒸腾而化神气，神气清降，则洒陈而化精血。**精血神气，实一物也，悉由于中气之变化耳。**"

《四圣心源·卷四·劳伤解·气滞》："肺胃不降，君相升炎，火不根水，必生下寒。气滞之证，其上宜凉，其下宜暖，凉则金收，暖则水藏。清肺热而降胃逆，固是定法，但不可以寒凉之剂，泻阳根而败胃气。

盖胃逆之由，全因土湿，土湿则<u>中气</u>不运，是以阳明不降。但用清润之药，滋中湿而益下寒，则肺胃愈逆，上热弥增，无有愈期也。"

《四圣心源·卷四·劳伤解·血瘀》："血瘀之证，其下宜温，而上宜清，温则木生，清则火长。若木郁而为热，乃变温而为清，而脾肾之药，则纯宜温燥，无有二法。以脾陷之由，全因土湿，土湿之故，全因水寒。肾寒脾湿，则<u>中气</u>不运，是以太阴不升。水土湿寒，<u>中气</u>堙郁，君相失根，半生上热。若误认阴虚，滋湿生寒，夭枉人命，百不一救也。"

《四圣心源·卷四·劳伤解·血脱》："血盛于肝脾，而虚于肺胃，其脱于便溺，则由肝脾之寒，其脱于口鼻，或缘肺胃之热。而阳衰土湿，<u>中气</u>颓败，实为脱血之根。若专用清凉滋润，助阴伐阳，以败<u>中气</u>，人随药殒，百不一生。此非血病之必死，皆粗工之罪也。"

《四圣心源·卷四·劳伤解·吐血》："胃气不降，原于土湿，土湿之由，原于寒水之旺。水寒土湿，<u>中气</u>堙郁，血不流行，故凝瘀而紫黑。蓄积莫容，势必外脱。土郁而无下行之路，是以上自口出。凡呕吐瘀血，紫黑成块，皆土败阳虚，中下湿寒之证。瘀血去后，寒湿愈增，往往食减而不消，饮少而不化。一旦土崩而阳绝，则性命倾殒，故大吐瘀血之家，多至于死。……

若夫零星咯吐，见于痰唾之中者，其证稍缓。以血去非多，则气泄有限，虽亦中下寒湿，而一时不至困败。但一遭庸手，久服清润，败其<u>中气</u>，则亦归死亡耳。……

血本下行，肺胃既逆，血无下行之路，陈菀腐败，势必上涌。旧血既去，新血又瘀，逆行上窍，遂成熟路。再投清润之药，助其寒湿，<u>中气</u>败亡，速之死矣。若温中燥土，令其阳回湿去，复以半夏降逆，使胃气下行，瘀血既吐，鲜血自不再来。若下寒甚者，蜀椒、附子，亦当大用。"

《四圣心源·卷五·杂病解上·鼓胀根原》："鼓胀者，<u>中气</u>之败也。肺主气，肾主水，人身中半以上为阳，是谓气分，中半以下为阴，是谓水分。气盛于上，水盛于下，阴阳之定位也。而气降则生水，水升则化

第二章　中医学『中气』概念研究

气，阴阳互根，气水循环。**究其转运之枢，全在中气**。中气一败，则气不化水而抑郁于下，是谓气鼓；水不化气而泛滥于上，是为水胀。"

《四圣心源·卷五·杂病解上·噎膈根原》："**其上下之开，全在中气**。中气虚败，湿土湮塞，则肝脾遏陷，下窍闭涩而不出，肺胃冲逆，上窍梗阻而不纳，是故便结而溺癃，饮碍而食格也。……

缘气之为性，实则清空，虚则滞塞。胃主降浊，脾主升清。胃降则浊气下传，上窍清空而无碍，是以善纳；脾升则清气上行，下窍洞达而莫壅，是以善出。胃逆则肺金不降，浊气郁塞而不纳；脾陷则肝木不升，清气涩结而不出。以阳衰土湿，中气不运，故脾陷而杜其下窍，胃逆而窒其上窍。升降之枢轴俱废，出纳之机缄皆息也。……

其糟粕之不出，全由脾陷而肝郁，而谷食之不纳，则不止胃逆而肺壅，兼有甲木之邪焉。甲木逆行，克贼戊土，土木抟结，肺无下行之路，雾气堙瘀，化生痰涎，胸膈滞塞，故食噎不下。肺津化痰，不能下润，水谷二窍，枯槁失滋，而乙木之疏泄莫遂，故便溺艰涩。总缘中气不治，所以升降反作，出纳无灵也。"

《四圣心源·卷五·杂病解上·反胃根原》："反胃者，阳衰土湿，下脘不开也。饮食容纳，赖于胃阴之降，水谷消磨，藉乎脾阳之升。**中气健旺，则胃降而善纳，脾升而善磨**。水谷化消，关门洞启，精华之上奉者，清空无滞，是以痰涎不生；渣滓之下达者，传送无阻，是以便溺不涩。"

《四圣心源·卷五·杂病解上·颠狂根原》："劳伤中气，土湿木郁，则生惊悸。湿旺痰生，迷其神智，喜怒悲恐，缘情而发，动而失节，乃病颠狂。颠狂之家，必有停痰。痰者，颠狂之标，湿者，颠狂之本。颠起于惊，狂生于悸，拔本塞原之法，不在痰。若宿痰胶固，以瓜蒂散上下涌泄，令脏腑上下清空，然后燥土泻湿，以拔其本。"

《四圣心源·卷六·杂病解中·腹痛根原》："盖乙木上升，是为枝叶，甲木下降，是为根本。脾陷则乙木之枝叶不能上发，横塞地下而克己土，故痛在少腹；胃逆则甲木之根本不能下培，盘郁地上而克戊土，故痛在心胸。肝胆之经，旁循胁肋，左右并行，而三阳之病，则外归于经，三阴之病，则内归于藏。以阴盛于内而阳盛于外，故痛在脏腑者，厥阴之邪，痛在胁肋者，少阳之邪也。至于<u>中气</u>颓败，木邪内侵，则不上不下，非左非右，而痛在当脐，更为剧也。"

《四圣心源·卷六·杂病解中·积聚根原》："血性温暖而左升，至右降于金水，则化而为清凉。血之左积者，木之不温也；血之右积者，金之不凉也。气性清凉而右降，至左升于木火，则化而为温暖。气之右聚者，金之不清也；气之左聚者，木之不暖也。而溯其原本，总原于土。己土不升，则木陷而血积；戊土不降，则金逆而气聚。<u>中气</u>健运而金木旋转，积聚不生，癥瘕弗病也。"

《四圣心源·卷六·杂病解中·蛔虫根原》："土湿脾陷，不能荣达肝木，子母分离，寒热不交。木以水火<u>中气</u>，埋于湿土，不得上下调济，由是寒热相逼，温气中郁，生意盘塞，腐蠹朽烂而蛔虫生焉。"

《四圣心源·卷六·杂病解中·泄利根原》："泄利缘肠胃寒滑，法以仲景理中为主，而加茯苓燥土，肉蔻敛肠，桂枝疏木，泄利自止。若滑泄不禁，则用桃花汤，干姜温其湿寒，石脂固其滑脱，粳米益其<u>中气</u>而通水道，无有不愈也。"

《四圣心源·卷七·杂病解下·中风根原》："阳亏土湿，<u>中气</u>不能四达，四肢经络，凝涩不运，卫气阻梗，则生麻木。麻木者，肺气之郁，肺主皮毛，卫气郁遏，不能煦濡皮毛，故皮肤枯槁而顽废也。诸筋者，司于肝而会于节，土湿木郁，风动血耗，筋脉结涩，故肢节枯硬。一旦七情郁伤，八风感袭，闭其皮毛而郁其经藏，经络之燥盛，则筋脉急挛，肢节拳缩，屈而不伸，痹而不仁也；脏腑之湿盛，则化生败浊，堵塞清道，神迷言拙，顽昧不灵也。人身之气，愈郁则愈盛，皮毛被感，孔窍不开，郁其筋节之燥，故成瘫痪，郁其心肺之湿，故作痴瘖。……

其大便结燥，缘于风动血耗，而风动之由，则因土湿而木郁。法宜阿胶、苁蓉，清风润燥，以滑大肠。结甚者，重用苁蓉，滋其枯槁。龟板、地黄、天冬之类，滋湿伐阳，慎不可用，<u>中气</u>一败，则大事去矣。庸工至用大黄，可恨之极！"

《四圣心源·卷七·杂病解下·黄疸根原》："<u>中气</u>不运，升降失职，脾陷则大便滑溏，胃逆则上脘痞闷。浊气熏蒸，恶心欲吐，恶闻谷气。食则中气愈郁，头眩心烦。此当扩清其菀陈，除旧而布新也。"

《四圣心源·卷七·杂病解下·霍乱根原》："其吐者，胃气之上逆，其泄者，脾气之下陷。胃土之逆者，胆木之上逼也，脾土之陷者，肝木之下侵也。盖中气郁塞，脾胃不转，不能升降木气，木气郁迫，而克中宫，刑以胆木则胃逆，贼以肝木则脾陷也。肝胆主筋，水土寒湿，木气不荣，是以筋转。……

吐泄无余，寒瘀尽去，土气渐回，阳和徐布，中气发扬，表邪自解。若其不解，外有寒热表证，宜以麻桂发之，而温以理中、四逆之辈。表寒既退，而脏腑松缓，痛泄自止。若其不能吐泄，腹痛愈死，可用大黄附子，温药下之，陈宿推荡，立刻轻安。病在火令，全属寒因，是以仲景立法，率主理中、四逆。变通理中、四逆之意，则病有尽而法无穷矣。倘泥时令而用清凉，是粗工之下者也。"

《四圣心源·卷七·杂病解下·伤风根原》："伤风者，中虚而外感也。阳衰土湿，中脘不运，胃土常逆，肺金失降，胸中宗气不得四达，时时郁勃于皮毛之间。遇饮食未消，中气胀满，阻格金火沉降之路。肺金郁发，蒸泄皮毛，宗气外达，是以不病。一被风寒，闭其皮毛，肺气壅遏，不能外发，故逆循鼻窍，嚏喷而出。湿气淫蒸，清涕流溢，譬之水气蒸腾，滴而为露也。……太阳引精，赖乎阳明之降。中气运转，阳明右降，则肺金下达而化水尿，积郁始通。阳明不降，肺无下行之路，太阳无引精之权也。法宜泻肺而开皮毛，理中而泻湿郁。湿消而郁散，气通而水调，无余事已。"

《四圣心源·卷七·杂病解下·齁喘根原》："齁喘者，即伤风之重者也。其阳衰土湿，中气不运，较之伤风之家倍甚。脾土常陷，胃土常逆，水谷消迟，浊阴莫降。一遇清风感袭，闭其皮毛，中脘郁满，胃气愈逆。肺藏壅塞，表里不得通达，宗气逆冲，出于喉咙。而气阻喉闭，不得透泄，于是壅闷喘急，不可名状。此齁喘之由来也。……此当温中燥土，助其推迁。**降戊土于坎中，使浊阴下泄于水道；升己土于离位，使清阳上达于汗孔。中气一转而清浊易位，汗溺一行而郁闷全消，则肺**

气清降，喘阻不作。若服清润之剂，中脘愈败，肺气更逆，是庸工之下者也。"

《四圣心源·卷八·七窍解·目病根原》："脾升胃降，则在**中气**。**中气者，脾胃旋转之枢轴，水火升降之关键**。偏湿则脾病，偏燥则胃病，偏热则火病，偏寒则水病。济其燥湿寒热之偏，而归于平，则**中气**治矣。"

《四圣心源·卷八·七窍解·耳病根原》："耳聋者，手少阳之阳虚，而足少阳之阳败。耳痛者，手少阳之火陷，而足少阳之火逆也。欲升三焦，必升己土，欲降甲木，必降戊土，**中气**不运，不能使浊降而清升也。"

《四圣心源·卷八·七窍解·鼻病根原》："肺气初逆则涕清，迟而肺气堙郁，清化为浊，则滞塞而胶黏；迟而浊菀陈腐，白化为黄，则臭败而秽恶。久而不愈，色味如脓，谓之鼻痈。皆肺气逆行之所致也。其**中气**不运，肺金壅满，即不感风寒，而浊涕时下，是谓鼻渊。鼻渊者，浊涕下不止也。《素问》语。肺气之郁，总由土湿而胃逆，胃逆则浊气填塞，肺无降路故也。"

《四圣心源·卷八·七窍解·口病根原》："脾胃不病，则口中清和而无味。木郁则酸，火郁则苦，金郁则辛，水郁则咸，自郁则甘。口生五味者，五脏之郁，而不得土气，则味不自生，以五味司于脾土也。心主五臭，入肾为腐，心为火而肾为水，土者水火之**中气**，水泛于土则湿生，火郁于土则热作，湿热熏蒸，则口气腐秽而臭恶。"

《四圣心源·卷九·疮疡解·瘰疬根原》："肝胆主筋，筋脉卷屈而壅肿，故磊落历碌，顽硬而坚实也。《灵枢·经脉》：胆足少阳之经，是动则病口苦，心胁痛，缺盆中肿痛，腋下肿，马刀挟瘿。马刀挟瘿者，足少阳之脉，循缺盆，挟胸膈，而走胁肋，其经弯如马刀，而瘿瘤挟生也。《金匮》：痹挟背行，苦肠鸣，马刀挟瘿者，皆为劳得之。此以劳伤**中气**戊土逆升，少阳经脉降路壅阻，相火郁蒸，故令病此。……病在筋而不在肉，故坚而不溃，溃而不敛，较之诸疮，最难平复。而相火升炎，上热日增，脾肾阳亏，下寒日剧。久而阳败土崩，遂伤性命。非伤于血肉之溃，乃死于<u>中气</u>之败也。……法当培<u>中气</u>以降阳明，肺胃右行，相火下潜，甲木荣畅而归根，则疮自平矣。"

《四圣心源·卷九·疮疡解·痔漏根原》："此病一成，凡遇<u>中气</u>寒郁，则火陷而痔发。无论其平日，即其痔发肛热之时，皆其寒湿内作之会，而医工不知也。经血陷流，习为熟路，岁久年深，时常滴漏，则为漏病，譬如器漏而水泄也。"

《四圣心源·卷十·妇人解·经脉根原》："盖木生于水而长于土，乙木之温，即脾阳之左升也。水寒土湿，木气不达，抑郁盘塞，则经脉不通，以其生气失政而疏泄不行也。未有脾阳健运，木陷而血瘀者。其肝木之陷，咎在于脾；其胆木之逆，咎在于胃。**己土不升，则戊土不降，中气莫运，故四维不转**，非第肝胆之过也。若见其闭结，辄用开通，<u>中气</u>已亏，再遭攻下，强者幸生，弱者立毙，十全二三，甚非良法也。……

上热，加黄芩。中寒，加干姜。<u>中气</u>不足，加人参。血块坚硬，加鳖甲、（庶/虫）虫。脾郁，加砂仁。……

<u>中气</u>不运，胃气上逆，则见恶心呕吐之证。血下以后，经脉疏通，木气松和，是以痛止。此多绝产不生。温燥水土，通经达木，经调痛去，然后怀子。"

《四圣心源·卷十·妇人解·杂病根原》："庸工不解，以为阴虚，率以滋阴泻热之剂，愈败土气，土败阳伤，无有不死也。是宜燥土暖水，升达木气。木郁条达，热退风清，骨蒸自愈。原非阴虚血热之证，清凉之品，未可过用，以伐<u>中气</u>也。"

《四圣心源·卷十·妇人解·胎妊解》："血生于木火，气化于水金，**而土则四象之<u>中气</u>也，故养胎之要，首在培土**。土运则清其火金而上不病热，暖其水木而下不病寒。木温而火清，则血流而不凝也；金凉而水暖，则气行而不滞也。气血环抱而煦濡之，形神巩固，永无半产之忧矣。……

胎妊之结，生长资乎木火，收成藉乎金水。**土者，四象之母，其絪缊变化，煦濡滋养，全赖乎土**。脾以己土而主升，升则化阳而善消；胃以戊土而主降，降则化阴而善受。胎之初结，<u>中气</u>凝蹇，升降之机，乍而埋郁，冲和之气，渐而壅满。其始胃气初郁，滋味厌常而喜新。及其两月胎成，则胃气阻逆，恶心呕吐，食不能下。迟而<u>中气</u>回环，胃土续降，然后能食。……

十九难：男脉在关上，女脉在关下。男子寸大而尺小，女子寸小而尺大者，常也。胎气一结，虚实易位，大小反常，缘于<u>中气</u>之壅阻也。阴阳郁格，最易为病，法宜行郁理气为主，未可遽用填补之剂也。……

证缘<u>中气</u>郁阻，胃土不降，以此开郁降浊，清胆火而行肝血。内热加清凉之味，内寒加温暖之品，酌其脏腑阴阳而调之。……

盖胎妊之理，生长乎木火，收藏于金水，而四象之推迁，皆<u>中气</u>之转运也。 阳蛰地下，左旋而化乙木，和煦温畅，万物资生者，己土之东升也；阴凝天上，右转而化辛金，清凉肃杀，万宝告成者，戊土之西降也。木升火化而胎气畅茂，金降水凝而胎气坚完。生长之气衰，则胎堕于初结，收成之力弱，则胎殒于将完，其实皆土气之虚也。土生于火而克于木，火旺则土燥而木达，火衰则土湿而木郁。乙木郁陷而克己土，土气困败，胎妊失养，是以善堕。"

综上所述，黄元御在其代表作《四圣心源》载录"中气"100处，其含义指"统摄主导人体阴阳脏腑的气机升降之枢轴的脾胃之气"。

（二）《素灵微蕴》"中气"含义

黄元御在其代表作《素灵微蕴》载录"中气"52处，其含义指"统摄主导人体阴阳脏腑的气机升降之枢轴的脾胃之气"。[33] 现罗列如下：

《素灵微蕴·卷二·五声解》："脉要精微论：五脏者，中之守也。中盛脏满，声如从室中言，是<u>中气</u>之湿也。言而微，终日乃复言者，此夺气也。衣被不敛，言语善恶不避亲疏者，此神明之乱也。得守者生，失守者死，故阳虚而见谵言，百无一生，神败故也。"

《素灵微蕴·卷二·问法解》："庚桑子：人郁则为病。<u>中气</u>埋塞，四维莫运，由是而蒸为五气，瘀为五味，淫为五液，发为五声，征为五色，感为五情。臊者，肝之气也。焦者，心之气也。香者，脾之气也。

腥者，肺之气也。腐者，肾之气也。酸者，肝之味也。苦者，心之味也。甘者，脾之味也。辛者，肺之味也。咸者，肾之味也。泪者，肝之液也。汗者，心之液也。涎者，脾之掖也。涕者，肺之液也。唾者，肾之液也。呼者，肝之声也。笑者，心之声也。歌者，脾之声也。哭者，肺之声也。呻者，肾之声也。青者，肝之色也。赤者，心之色也。黄者，脾之色也。白者，肺之色也。黑者，肾之色也。怒者，肝之情也。喜者，心之情也。忧者，脾之情也。悲者，肺之情也。恐者，肾之情也。……

寤寐者，阴阳之动静也。卫气昼行于六经，则阳动而为寤，夜行于五脏，则阴静而为寐。而卫气之出入，司之中气，阳衰土湿，阳明不降，则卫气升逆而废眠睡。卫秉金气，其性收敛，收敛失政而少阳不蛰，则胆木虚飘而生惊恐。虚劳之家，惊悸不寐者，土败而阳泄也。"

《素灵微蕴·卷三·齁喘解》："肺胃不降，病在上焦，而究其根本，则缘中气之虚。**中气者，阴阳升降之枢轴也。**盖太阴以湿土主令，阳明从燥金化气，中气在太阴阳明之间，和平无亏，则阴不偏盛而阳不偏衰，燥不偏虚而湿不偏长，故脾胃转运，升降无阻。中气虚损，阴旺湿滋，埋郁不运，则脾不上升而清气常陷，胃不下降而浊气常逆，自然之理也。

饮食入胃，脾土温燥，而后能化。阴盛土湿，水谷不消，中焦壅满，是以作胀。胀则脾气更陷而胃气更逆，一遭风寒，闭其皮毛，肺气郁遏，内无下达之路，外无升泄之孔，是以冲逆咽喉，而病嗽喘。雨降则湿动，日暮则阴隆，病所以发也。日昃阳衰，阴停不化，中气一郁，旧证立作，故不敢晚饭也。吐泄去其陈宿，中脘冲虚，升降续复，故病差也。是其虚在中气，而其起病之时，则因木邪。以五情之发，在肾为恐，在胆为惊。胆以甲木而化相火，随戊土下行而温癸水，相火蛰于癸水之中，肾水温暖则不恐，胆木根深则不惊。平日湿旺胃逆，相火之下蛰不秘，一遇非常之事，动其神志，胆木上拔而惊生，肾水下沦而恐作。己土侮于寒水，故脾气下陷，戊土贼于甲木，故胃气上逆。初因惊恐而病成者，其故如是。奇病论；惊则气上，举痛论：恐则气下，上下反常，故升降倒置，此致病之原委也。"

《素灵微蕴·卷三·吐血解》："水陷火飞，是谓未济，而交济水火，其职在中，中者，四维之枢也。**中气运则脾升而胃降，脾土左升，肝血上行而化心火，阳气发生，故精不下走，胃土右降，肺气下行而化肾水，阴气收敛，故血不上溢，《子华子》所谓上水而下火，二气升降，以相济也**。中气不运，肝脾下陷而肺胃上逆，水火分离，冰炭不交，此遗精吐血之原也。后世庸工，于亡血失精之理，茫乎不解，或用清凉，或事敛涩，阳败土郁，中气不转，火愈飞而水愈陷，是拯溺而锤之以石，救火而投之以薪也，不极不止耳。……

气藏于金，血藏于木，而溯厥由来，总化于土。以水谷入胃，中气健旺，泌糟粕而蒸津液，化其精微，上注于肺，肺气宣扬而洒布之。慓悍者，化而为阳，行于脉外，命曰卫气，《灵枢·决气》：上焦开发，宣五谷味，熏肤，充身，泽毛，若雾露之溉，是谓气也。气者，水之源也。精专者，化而为阴，行于脉中，命曰营血，《灵枢·决气》：中焦受气取汁，变化而赤，是谓血也。血者，火之本也。劳苦动其中气，络脉伤则血溢，《灵枢·百病始生》：卒然多食饮则肠满，起居不节，用力过度则络脉伤，阴络伤则血内溢，血内溢则后血，阳络伤则血外溢，血外溢则衄血。中气未败，一衄即止，中气亏败，肺胃常逆，则血之上溢，遂成熟路，是以横流不已。衄出于鼻，来自肺脏，吐出于口，来自胃腑，血之别道上溢者，来历不同，而其由于肺胃之不降，一也。其一溢而即吐者，血色红鲜，其离经瘀停，陈宿腐败，而后吐者，则成块而紫黑也。

肺气下降，而生肾水，而肾水之中，又含肺气，越人八难所谓肾间动气，呼吸之门也。平人呼则气升于肺金，吸则气降于肾水，息息归根，故嗽喘不作。胃土上逆，肺失收降之令，气不归水而胸膈壅遏，故冲激而生嗽喘也，肺胃不降，则胆火不得下行，金火燔蒸，故发热汗出。而风寒外束，卫气不达，是以恶寒。阳衰土湿，水谷不消，而食寒饮冷，愈难腐化，中焦壅满，肺胃更逆，故血来倍多。风闭皮毛，肺腑郁闷，故嗽喘增加而血来益甚，肺气埋瘀，津液凝结，故痰涎淫生。阳气静藏则为寐，肺胃不降，阳气升泄，蛰藏失政，故夜不成寐。胆火虚浮，不根于水，心神浮散，不藏于精，故善惊而善忘。君相皆升，寒水独沉，肾志沦陷，是以恐也。脾胃凝滞，中气不能四达，故经络闭塞而为麻。

缘卫气壅塞，郁冲于汗孔之中，不得畅行，故簌簌麻生，如万针错杂而攒簇也。阳气下降，先至右足，阳气不降，经脉瘀滞，故右脚肿痛。营卫梗阻，故郁而生热。不降右足而逆冲头上，故头痛也。总之，<u>中气</u>不运，则升降之源塞，故火炎于上，水流于下，木陷于左，金逆于右，而四维皆病。"

《素灵微蕴·卷三·惊悸解》："左右者，阴阳之道路也。木陷于左，金逆于右，阴阳之道路塞矣，而不可徒求之左右，必责<u>中气</u>之虚。胃为阳土，脾为阴土，阳土顺降，阴土逆升。脾升则平旦而后乙木左升，胃降则日夕而后辛金右降，木升则阳气发生而善寤，金降则阳气收藏而善寐。脾土不升，则木郁于左而清昼欲寝，胃土不降，则金郁于右而终夜不睡。寤寐者，卫气所司，卫气昼行于阳，夜行于阴，阳尽则寐，阴尽则寤，随<u>中气</u>而出入也。胃土不降，收气失政，卫气不得入于阴，常留于阳，留于阳则阳气盛，不得入于阴则阴气虚，故目不瞑。阴气虚者，阴中之阳气虚，非精血之亏损也。盖阳动而阴静，静则睡，动则醒，卫不入阴，阳泄而失藏，浮动无归，故不能寐。孤阴无阳，故曰阴气虚也。胃土不降，由于太阴之湿，《灵枢·邪客》有半夏秫米之法，半夏降逆，秫米泻湿，（秫米即高粱米，善泄湿气）。深中病情。仲景而后，此义不传矣。……

<u>中气</u>运转，脾阴升动，则饮食磨化。湿旺脾郁，饮食不化，故过唉则胀。《子华子》：流水之不腐，以其逝也。水谷陈宿，脾土郁陷，抑遏乙木，不得发扬，故瘀生酸味。肝气不达，而时欲发舒，故当脐而跳。<u>中气</u>不转，胸腹闷塞，故上噫而下泄也。左乳下者，胃之虚里，《素问·平人气象》：胃之大络，名曰虚里，贯膈络肺，出于左乳下，其动应衣，宗气泄也。宗气在胸，降于少腹，平人喘息，动见少腹者，宗气之升降也。胃气既逆，肺无降路，宗气不能下行，故横冲于虚里，失其收敛降蛰之性，泄而不藏，故曰泄也。此与心下之悸动异委同源，木不得直升，则动在心下，金不得顺降，则动在乳下，总缘胃气之上壅也。肺胃升填，收令莫行，甲木莫由下达，相火渫散越，是膝冷髓寒之本。阳衰土湿，再以薄粥助之，故气滞痰生。得之日晚湿旺之时，故痰涎愈

多。四肢秉气于胃，脾病不能为胃行气于四肢，故拘急而生麻。寒水侮土，<u>中气</u>愈滞，故膝冷则病作。……

惊悸之证，阳败土湿，后世庸工，以为阴亏，归脾、补心诸方，谬妄极矣。梦周平日强记善睡，涉秋病作，服归脾、六味诸药，大损眠食，惕然惊悸，通夜不寐。年逾六十，<u>中气</u>衰弱，而常服滋润，伐其微阳，神思荒浪，欲作阜落国人。其老矣，何以堪此哉！"

《素灵微蕴·卷三·悲恐解》："阳明胃气，下行则开，上行则闭。脾胃为仓廪之官，人之食下者，仓廪开也，胃土上逆，仓廪不开，故食不下咽，下咽则呕。胃土不降，全因于湿。火败不能生土，寒水泛滥，入土化湿，金旺木枯，土邪无制。湿土司气而风木不承，<u>中气</u>于是不运，故升降倒行，胃土上逆而废饮食，脾土下陷而善忧思也。湿土在中，水冷金凉，木衰火熄，变生诸证，奇诡异常，而实非怪病。"

《素灵微蕴·卷三·飧泄解》："此缘水寒土滞，金木结辖。人身脐居上下之间，太阴阳明之<u>中气</u>也。<u>中气</u>盛则运，衰则滞，运则清虚，衰则胀塞，《关尹子》所谓实即虚而虚即实也。饮食入胃，脾土消磨，<u>中气</u>运行，是以不胀。水谷腐化，精华升而渣滓降，津液渗于膀胱，渣滓传于二阳，便溺分途，故前不至淋而后不至泄。阳衰土湿，不能蒸水化气，而与渣滓并注二肠，水渍湿旺，脾气郁陷，抑遏乙木，不得升达，木气郁冲，故作痛胀。木性升泄，遏于湿土之下，冲突击撞，不得上达，则下走二肠，以泄积郁。水在二肠，不在膀胱，故乙木冲决，膀胱闭塞而大肠泄利也。《灵枢·口问》：<u>中气</u>不足，溲便为之变，正此义也。盖脾胃者，仓廪之官。脉要精微论：仓廪不藏者，是门户不要也。肾开窍于二阴，是为胃之关门。肾以癸水居土之下，心以丁火居土之上，而水交于火，则浊气下降而上不热，火交于水，则清气上升而下不寒。阴阳应象论：寒气生浊，热气生清。火不上热，则浊生而右降，水不下寒，则清生而左升，浊气在下，故上不胀，清气在上，故下不泄。而水火之交，全恃乎土，土者，如车之输，如户之枢，四象皆赖以为推迁。《子华子》：阳之正气，其色赤，阴之正气，其色黑。上赤下黑，左青右白，黄潜于中宫，而五运流转，故有输枢之象焉。输枢运则火下炎而浊降，水上润而清升，是以坎离独斡乎<u>中气</u>。土虚则鸟飞而上，鱼动而下，火则上炎，水则下注，浊气在上，则生䐜胀，清气在下，则生飧泄。……

庸工以胀泄为脾气之散，用五味、木瓜、山萸、芍药诸品。<u>中气</u>郁结，而再服酸收，是益其源而障其流也。至于十全大补一方，真俗腐之妄作，人每用以治泄利，不通之至！"

《素灵微蕴·卷三·肠澼解》："此其中焦寒湿，上下俱热。常人胃土右降，则甘饮食，脾土左升，则化水谷，胃降则甲木不逆，脾升则乙木不陷，木气无郁，故上下冲和，痛胀不生。饮食寒冷，伤其脾阳，不能蒸水化气，水谷并下，注于二肠。水气浸淫，脾土湿陷，抑遏乙木，不能升达，肝气郁冲，故生痛胀。木以升泄为性，既不上达，则下决二阴，以泄粪溺。水在二肠，不在膀胱，故小便不开而大便不阖。水去土燥，肝脾升运，泄利自止。脾阳陷败，寒湿愈增，则泄利不止，遂便脓血。盖乙木直升，糟粕顺下，隧道无阻，故脂血不伤。乙木郁陷，滞气梗塞，糟粕不能顺行，脂血摧剥，与之俱下，是以作痛。君火胎于乙木，温气陷遏，不得上化君火，故生下热。湿邪淫蒸，脂血腐化，是以成脓。乙木陷于大肠，沉坠不升，是以后重。久而脂血伤残，刮迹而去，侵及脏腑，<u>中气</u>溃败，是以死也。……

西山平素尚俭，量腹而食，度身而衣，病不服药，已至危剧。诊之尚可救挽，而自分不起，意欲勿药。谓半月以来，神魂迷离，精魄荒散，窃觉病势已革，卢扁复生，恐难为力。君且莫喧，以扰余心。仆与西山童稚交善，解而慰之曰：今卢扁在此，公未见知耳。若得灵药一匙，即可返魂，勿恐。用燥土温中、行瘀散滞、清胆达木之方，强而饮之。一服而差，遂不再服。月余扶杖而行，善饥善后，食入俄项即下。问何以故？仆闻语大笑：公少服药数剂，此成洞风矣。《史·仓公传》：阳虚侯相赵章，齐淳于司马皆尝病此。公脾土未调，土郁风旺，疏泄水谷，肠胃空洞，风木不达，<u>中气</u>难复也。问此可无患恐之？曰：赵章之病，仓公以为法五日死，公尚无子，那可惜此小费，为后世嗤耶！曰：淳于司马何以不死？吾命在天，不在吾子之手。言之再四不听，如此数月，后竟无恙。但右手战麻，写字艰难，每为考试所苦，终不服药也。"

《素灵微蕴·卷三·脾胃解》："详观平日旧证：自来饮食不多，渐老渐减，稍多即伤食作泄，此脾气之弱也。脾为太阴湿土，阳明之燥，足以济太阴之湿，则脾阳升运，水谷消磨。湿旺燥衰，中气莫运，多食不能消化，故病泄利。肉食更难消磨，过时陈宿，反伤胃气，是以不思食。食枣生热者，甘缓之性，善滞中气，土滞则脾陷而胃逆，胃逆而甲木不降，相火上炎，是以生热，非大枣之性热也。食柿饼作泄者，寒败脾阳也。茶多不寐者，阳气收藏则为寐，收藏之权，虽关金水降蛰，而金水降蛰之原，实由戊土之降。茶多滋其土湿，阳明不降，金水失收藏之政，故神魂升泄而不寐也。不食晚饭者，日暮阳衰，不能腐化耳。晚饮杯酒，痰生涎流者，酒助土湿，湿动胃逆，津液埋郁，则化痰涎，下行无路，是以逆行也。大便成粒，硬若羊矢者，下焦阴旺，肠窍约结，糟粕传送，不能顺下。下而辄闭，蓄积既多，乃复破隘而下。下而又闭，零星续下，不相联属。大肠以燥金主令，而手足太阴，湿旺津瘀，但化痰涎，不能下润大肠，是以燥结成丸，枯涩难下，实非下焦之阳盛也。晚思登溷者，阳衰湿动，肝脾郁陷也。夜多小便者，子半阳生，水谷消化也。便多水利土燥，故思饮而甘食。四君丸，术、甘补中，茯苓泻湿，橘皮利肺，当归滋肝，与脏气颇合，是以能效。近食凉粉吐泄，寒湿伤脾。黍糕胶黏难化，原物涌吐。阳明胃气，本自下行，屡呕气逆，因而上行。饭后中焦郁满，胃气不下，是以欲呕。胃逆则胆无降路，亦遂上冲，胆位于左，故左胁冲喉，隐隐而痛。食消而胆胃皆降，故气顺也。平时颇宜四君丸，今乃燥热不受。非药性之热，乃中气之愈衰也。归、芪、术、甘，壅滞不行，茯苓、橘皮，不能开其郁塞，君相之火，不得归根，遂生上热，与食枣发热之故，理相同也。梨以甘寒疏利之性，清其郁热，是以渴燥皆止。菟丝收敛固涩，与湿旺土郁之证，愈为助虐，甚不宜也。八味暖水滋木，与肝肾燥寒，未为相反，但以地黄入胃，留恋湿土，湿动胃逆，则附子不能下温癸水，而反助甲木上炎之火。耳后火起，少阳胆经络于耳后故也，何关桂附多少乎！六味滋湿伐阳，原属庸工妄作，更与此证相左矣。"

《素灵微蕴·卷三·火逆解》："《灵枢·本输》：三焦者，足太阳少阴之所将，太阳之别也，并太阳之正，入络膀胱，约下焦，实则闭癃，虚则遗溺。三焦之火，陷于水底，沦落涌泉之下，则不在州都之中，故膀胱寒滑而溲溺清数，是即虚则遗溺之义也。及火退病除，溺孔方热，是相火不归水脏，而又陷于水腑，此乃异日甲木飞腾之原也。甲木之降，机在戊土，戊土降则肺金能收，肾水善藏。戊土右转，金水得收藏之政，此胆火所以下行也。戊土上逆，浊气升填，肺无下行之路，收敛失政，则胆火不藏。遇饮食弗消，<u>中气</u>郁满，胃土全逆，肺金尽革，则胆火拔根而上炎，是旋至而立应者也。其发于食肉中满之际者，土气埋塞，窒其四运之轴，是以胃逆而病作耳。胃腑既逆，脾脏必陷，陷遏乙木升发之气，不得上达，必将下泄，故精欲前流而粪欲后失也。胃逆脾陷，由于土湿，而土湿之故，全因寒水之旺。土不克水，而寒水泛滥，反得侮土。土被水渍，既湿且寒，运化之机，迟蹇失度。一得肥腻，不能消腐，凝滞愈增，则升降悉反，乌得不病耶！土旺四季，人之四肢，即脏之四季。四肢秉气于脾胃，而寒湿在中，流注肢节，故手足厥冷，改其温和之常也。……

是宜燥土降逆，以蛰相火。土燥阳回，<u>中气</u>旋转，升降复职，水火归根，君相宁谧，则胆壮而神清，惊骇不生，烦热不作矣。"

《素灵微蕴·卷四·噎膈解》："此缘肝脾湿陷，肺胃壅阻。**人之中气，左旋而化脾土，右转而化胃土**。<u>中气</u>健旺，阴阳不偏，则胃气下行，浊阴右降，清虚而善容，脾气上行，清阳左升，温暖而善消。枢轴运动，水谷消磨，精华上奉，渣滓下传。旧谷既腐，新谷又至，气化循环，仓廪常开，所以不病噎膈也。……

中气在阴阳之交，水火之分，不燥不湿，不热不寒。脾升则阳气发生而化温，胃降则阴气收敛而化燥，清阳化火乃为热，浊阴化水乃为寒。**然则坎离之本，是在戊己，戊己之原，实归中气**。中年以外，戊土之阴渐长，已土之阳渐消，往往湿增而燥减，水旺而火衰。寒水胜火，入土化湿，水寒则乙木不生，土湿则肝气不达。重以积怒伤肝，克贼脾土，肝脾郁陷，水谷不消，则肺胃痞升，饮食不纳，相因之理也。"

《素灵微蕴·卷四·中风解》："脾者，孤脏以灌四傍，湿旺津瘀，不能四灌，故内愈湿而外益燥。一旦因情志之内伤，虚邪外袭，风燥血烁，筋挛体枯。以风木而刑湿土，湿气堙郁，化生败浊，孔窍填塞，肺腑郁闷，胃逆则神迷，脾陷则言拙，是皆<u>中气</u>之败也。汤入则吐者，滋其土湿，胃气愈逆也。"

《素灵微蕴·卷四·耳聋解》："胃土不降，浊气右填，肺津郁遏，凝为痰涎，蒸以君相之火，则胶塞不流。脾湿不化水谷，食下而中焦郁胀，肺胃更逆，故胸膈壅闷。肺气不得前下，逆而上冲，后侵太阳之部，故项脊筋疼。肾主髓，《灵枢·决气》：谷入气满，淖泽注于骨，补益脑髓，是肾为髓之下源而肺为髓之上源也。肺郁化痰，无缘下生肾水，故骨髓空虚。脾陷木遏，筋脉不舒，故觉酸楚。脾主五味，入肝为酸，土燥则乙木直升，土湿则乙木曲陷，吞吐酸水者，湿土而遭曲木，温气抑郁之所化也。谷消气馁，胃虚心空之时，乙木郁冲，故酸水泛滥。阳气不得下达，阴凝气滞，故膝踝浮肿。寐而<u>中气</u>愈郁，不能四布，故手足麻软。水源上竭，膀胱空涸，而乙木遏陷，疏泄不行，是以水道淋涩也。"

《素灵微蕴·卷四·目病解》："左目者，阳中之阳也。阴阳应象论：天不足西北，故西北阴也，而人右耳目不如左明，地不满东南，故东南阳也，而人左手足不如右强。阳者其精并于上，则上明而下虚，故其耳目聪明而手足不便也，阴者其精并于下，则下盛而上虚，故其耳目不聪明而手足便也。以东方者，金水既衰，木火方旺，清阳当令，神魂畅发，此升魂所以为贵而降魄所以为贱也。而阴魄右降，阳魂左升，全赖<u>中气</u>之运。<u>中气</u>运转，胃降脾升，则金收西北，阴从魄敛，木生东南，阳自魂发，浊阴归地，清阳上天，《亢仓子》所谓清而能久则明也。阳衰土湿，<u>中气</u>莫运，则升降迟滞，四维不转，水陷火逆，是以目病。水陷则乙木与庚金不升，火逆则甲木与辛金不降。木主血，金主气，乙木庚金不升，则气血之清者下陷，甲木辛金不降，则气血之浊者上凝，翳膜凝结。<u>中气</u>未败，俟其浊降清升，则明复翳退，弗为害也。乃火已降矣，犹以苦寒泄于下，辛燥汗于上，内外铲削，元气败竭。辛金甲木，永不能降，庚金乙木，永不能升，则阳常下陷而阴常上逆。头上经络，浊阴冲塞，气血凝涩，津液埋瘀，翳障层生。阳神蔽锢，而光明损矣。……

《灵枢·决气》：气脱者，目不明。气统于外而根于中，人身下则肾气，上则肺气，中则胃气，外则卫气。气盛于外，故悉统于卫，而卫生于谷，故并根于中。卫气夜行于阴，昼行于阳，常随<u>中气</u>出入。其行于阳也。平旦寅初从足太阴之经而出于睛明，睛明在目之内眦。故目张而能视。卫出于目，则上下中外之阳随而俱升，阳盛则日月淑清而扬光矣。<u>中气</u>亡泄，诸阳俱败而不升，故目不明也。五脏生成论：肝受血而能视，以血藏温气，升则化火，魂舍于血而神生于魂也。二十难：脱阴者目盲，以阳根于阴，阴脱则阳根绝也。而究其根本，悉关<u>中气</u>。……

眼病悉在经络，其赤肿疼痛，皆手太阴足少阳二气之逆冲也，法宜清胆肺而降冲逆。至于中虚下寒，则全宜温燥，白珠红肿，当行其瘀血，浮翳初生，先破其滞气，自应随手病除。乃不事此，妄以汗下亡阳，致使<u>中气</u>颓败，翳障坚老，何哉！"

综上所述，黄元御在其代表作《素灵微蕴》载录"中气"52处，其含义皆指"统摄主导人体阴阳脏腑的气机升降之枢轴的脾胃之气"。

(三) 黄元御阐述的"中气"概念及相关学术思想总结

黄元御所阐述的"中气"，其含义有广义和狭义之分：

1. 广义的"中气"指：天地万物阴阳升降的枢轴，亦为五行之中土

如黄元御在著作中的以下论述，就阐明了这个概念。

《四圣心源·卷一·天人解·阴阳变化》："阴阳未判，一气混茫。气含阴阳，则有清浊，清则浮升，浊则沉降，自然之性也。升则为阳，降则为阴，阴阳异位，两仪分焉。**清浊之间，是谓<u>中气</u>，中气者，阴阳升降之枢轴，所谓土也。**

枢轴运动，清气左旋，升而化火，浊气右转，降而化水。化火则热，化水则寒。方其半升，未成火也，名之曰木。木之气温，升而不已，积温成热，而化火矣。方其半降，未成水也，名之曰金。金之气凉，降而不已，积凉成寒，而化水矣。水、火、金、木，是名四象。**四象即阴阳**

之升降，阴阳即<u>中气</u>之浮沉。分而名之，则曰四象，合而言之，不过阴阳。分而言之，则曰阴阳，合而言之，不过中气所变化耳。"

《四圣心源·卷一·天人解·五行生克》："盖天地之位，北寒南热，东温西凉。阳升于东，则温气成春，升于南，则热气成夏；阴降于西，则凉气成秋，降于北，则寒气成冬。春之温生夏之热，夏之热生秋之凉，秋之凉生冬之寒，冬之寒生春之温。土为四象之母，实生四象，曰火生土者，以其寄宫在六月火令之后，六月湿盛，湿为土气也。其实水火交蒸，乃生湿气。六月之时，火在土上，水在土下，寒热相逼，是以湿动。**湿者，水火之<u>中气</u>**。土寄位于西南，南热而西凉，故曰火生土，土生金也。"

《四圣心源·卷二·六气解·六气从化》："天有六气，地有五行。六气者，风、热、暑、湿、燥、寒。五行者，木、火、土、金、水。在天成象，在地成形，六气乃五行之魂，五行即六气之魄。**人为天地之中气，秉天气而生六腑，秉地气而生五脏。**"

由此可见，黄元御先从天地自然大视角来定义"中气"，认为天地之间的清阳与浊阴二者升降从而"中气"产生，"中气"为天地阴阳二气升降的枢轴，即五行之"中土"，而人为天地之中气，秉天气而生六腑，秉地气而生五脏。

2. 狭义的"中气"指：人体阴阳升降的枢轴，脾胃旋转之枢轴

如黄元御在著作中的以下论述，就阐明了这个概念。

《四圣心源·卷一·天人解·脏腑生成》："人与天地相参也。阴阳肇基，爰有祖气，祖气者，人身之太极也。祖气初凝，美恶攸分，清浊纯杂，是不一致，厚薄完缺，亦非同伦。后日之灵蠢寿夭，贵贱贫富，悉于此判，所谓命秉于生初也。

祖气之内，含抱阴阳，阴阳之间，是谓<u>中气</u>。中者，土也。土分戊己，<u>中气</u>左旋，则为己土；<u>中气</u>右转，则为戊土。戊土为胃，己土为脾。己土上行，阴升而化阳，阳升于左，则为肝，升于上，则为心；戊土下行，阳降而化阴，阴降于右，则为肺，降于下，则为肾。肝属木而心属火，肺属金而肾属水。是人之五行也。"

《四圣心源·卷一·天人解·五味根原》："金木者，水火所由以升降也。木直则肾水随木而左升，金从则心火随金而右降。木曲而不直，故肾水下润；金革而不从，故心火上炎。**而交济水火，升降金木之权，总在于土。土者，水火金木之中气，左旋则化木火，右转则化金水，实四象之父母也。**"

《四圣心源·卷二·六气解·六气偏见》："究之一气之偏盛，亦缘于虚。厥阴能生，则阳气左升而木荣，其风盛者，生意之不遂也。少阴能长，则君火显达而上清，其热盛者，长气之不旺也。阳明能收，则阴气右降而金肃，其燥盛者，收令之失政也。太阳能藏，则相火闭蛰而下暖，其寒盛者，藏气之不行也。**土为四维之中气，木火之能生长者，太阴己土之阳升也；金水之能收藏者，阳明戊土之阴降也。中气旺则戊己转运而土和，中气衰则脾胃湿盛而不运。**"

《四圣心源·卷三·脉法解·真藏脉义》："**土者，四维之中气也。脾以阴土而含阳气，故脾阳左升则化肝木；胃以阳土而胎阴气，故胃阴右降则化肺金。**"

《四圣心源·卷四·劳伤解·中气》："**脾为己土，以太阴而主升；胃为戊土，以阳明而主降。升降之权，则在阴阳之交，是谓中气。胃主受盛，脾主消化，中气旺则胃降而善纳，脾升而善磨，水谷腐熟，精气滋生，所以无病。脾升则肾肝亦升，故水木不郁；胃降则心肺亦降，故金火不滞。火降则水不下寒，水升则火不上热。平人下温而上清者，以中气之善运也。**

中气衰则升降窒，肾水下寒而精病，心火上炎而神病，肝木左郁而血病，肺金右滞而气病。神病则惊怯而不宁，精病则遗泄而不秘，血病则凝瘀而不流，气病则痞塞而不宣。四维之病，悉因于中气。中气者，和济水火之机，升降金木之轴，道家谓之黄婆。婴儿姹女之交，非媒不得，其义精矣。医书不解，滋阴泻火，伐削中气，故病不皆死，而药不一生。盖足太阴脾以湿土主令，足阳明胃从燥金化气，是以阳明之燥，不敌太阴之湿。及其病也，胃阳衰而脾阴旺，十人之中，湿居八九而不止也。

胃主降浊，脾主升清，湿则中气不运，升降反作，清阳下陷，浊阴上逆，人之衰老病死，莫不由此。以故医家之药，首在中气。**中气在二土之交，土生于火而火死于水，火盛则土燥，水盛则土湿。泻水补火，扶阳抑阴，使中气轮转，清浊复位，却病延年之法，莫妙于此矣**。黄芽汤。人参三钱，甘草二钱（炙），茯苓二钱，干姜二钱，煎大半杯，温服。中气之治，**崇阳补火，则宜参、姜；培土泻水，则宜甘、苓**。其有心火上炎，慌悸烦乱，则加**黄连、白芍以清心**。肾水下寒，遗泄滑溏，则加**附子、川椒以温肾**。肝血左郁，凝涩不行，则加**桂枝、丹皮以舒肝**。肺气右滞，痞闷不通，则加**陈皮、杏仁以理肺**。四维之病，另有专方，此四维之根本也。"

《四圣心源·卷四·劳伤解·阴阳》："**中气升降，是生阴阳，阴阳二气，上下回周。阴位于下，而下自左升，则为清阳；阳位于上，而上自右降，则为浊阴**。清阳生发于木火，则不至于下陷；浊阴收藏于金水，则不至于上逆。清气之不陷者，阳嘘于上也；浊气之不逆者，阴吸于下也。浊气不逆，则阳降而化阴，阳根下潜而不上飞；清气不陷，则阴升而化阳，阴根上秘而不下走。彼此互根，上下环抱，是曰平人。而清气之左升，赖乎阴中之阳生，阳生则浮动而亲上，权在己土；浊阴之右降，赖乎阳中之阴生，阴生则沉静而亲下，权在戊土。戊己升降，全凭中气，**中气一败，则己土不升而清阳下陷，戊土不降而浊气上逆，此阴虚、阳虚所由来也**。"

《四圣心源·卷四·劳伤解·精神》："**阴升阳降，权在中气**。

《四圣心源·卷四·劳伤解·气血》："**气统于肺，血藏于肝，而总化于中气**。胃阳右转而化气，气降则精生，阴化于阳也；脾阴左旋而生血，血升则神化，阳生于阴也。精血神气，实一物也，悉由于中气之变化耳。"

《四圣心源·卷五·杂病解上·鼓胀根原》："鼓胀者，中气之败也。肺主气，肾主水，人身中半以上为阳，是谓气分，中半以下为阴，是谓水分。气盛于上，水盛于下，阴阳之定位也。而气降则生水，水升则化气，阴阳互根，气水循环。**究其转运之枢，全在中气**。"

《四圣心源·卷五·杂病解上·噎膈根原》："其上下之开，全在**中气**。"

《四圣心源·卷八·七窍解·目病根原》："脾升胃降，则在**中气**。**中气**者，脾胃旋转之枢轴，水火升降之关键。……盖胎妊之理，生长乎木火，收藏于金水，而四象之推迁，皆**中气**之转运也。"

《素灵微蕴·卷三·齁喘解》："肺胃不降，病在上焦，而究其根本，则缘**中气**之虚。**中气**者，阴阳升降之枢轴也。"

《素灵微蕴·卷三·吐血解》："水陷火飞，是谓未济，而交济水火，其职在中，中者，四维之枢也。**中气**运则脾升而胃降，脾土左升，肝血上行而化心火，阳气发生，故精不下走，胃土右降，肺气下行而化肾水，阴气收敛，故血不上溢，《子华子》所谓上水而下火，二气升降，以相济也。"

《素灵微蕴·卷四·噎膈解》："此缘肝脾湿陷，肺胃壅阻。人之**中气**，左旋而化脾土，右转而化胃土。……**中气**在阴阳之交，水火之分，不燥不湿，不热不寒。脾升则阳气发生而化温，胃降则阴气收敛而化燥，清阳化火乃为热，浊阴化水乃为寒。**然则坎离之本，是在戊己，戊己之原，实归中气。**"

（3）黄元御阐述的"中气"概念及其"中气学说"理论总结

虽然黄元御对于"中气"广义的概念"天地万物阴阳升降的枢轴，亦为五行之中土"有所阐述，但从整体来看，篇幅较少；而对于"中气"的狭义概念"人体阴阳升降的枢轴，脾胃旋转之枢轴"则占大部分篇幅，在论述人体及生理、病理、治疗、方药、预后等各个方面，广泛应用的是"中气"的狭义概念。

黄元御先从人体的视角来定义"中气"狭义的概念，认为"中气"是阴阳升降之枢轴，阐述为"阴阳肇基，爰有祖气，祖气者，人身之太极也。祖气之内，含抱阴阳，阴阳之间，是谓中气。中气升降，是生阴阳，阴阳二气，上下回周。阴位于下，而下自左升，则为清阳；阳位于上，而上自右降，则为浊阴。"同时，"中气"也是脾胃旋转之枢轴，阐述为"中者，土也。中土分戊己，戊土为胃，己土为脾。中气左旋，则为己土；中气右转，则为戊土。己土上行，阴升而化阳。阳升于左，则为肝，升于上，则为心。戊土上行，阳降而化阴，阴降于右，则为肺，降于下，则为肾。因此中气是脾胃旋转之枢轴，水火升降之关键。"

综上所述，黄元御将"中气"的概念在原本明代以前的"中焦脾胃之气"的基础上进行了升级，从天地自然大视角来定义"中气"广义的概念，认为"中气"是天地万物阴阳升降的枢轴，为五行之中土；从人体的视角来定义"中气"狭义的概念，认为"中气"既是阴阳升降之枢轴，又是脾胃旋转之枢轴，中气斡旋，已升戊降，化生四象而成五行，从而调控其他四脏四维四行（肝木、心火、肺金、肾水），为统摄主导人体阴阳脏腑的气机升降的枢轴，并由此而建立了独特的"中气学说"，因此，黄元御对于"中气"一词的概念可以定义为"统摄主导人体阴阳脏腑的气机升降之枢轴的脾胃之气"。

四、张锡纯《医学衷中参西录》"中气"含义

张锡纯（1860～1933），字寿甫，河北省盐山县人，祖籍山东诸城，清末民初（清咸丰十年至民国二十二年）人，中西医汇通学派的代表人物之一，近现代中国中医学界的医学泰斗。1916 年，奉天（即今之沈阳市）设近代中国第一家中医院——立达医院，聘张氏为院长。1928 年张锡纯定居天津，创办"国医函授学校"，设立"中西汇通医社"，培养后继人才。1933 年秋天因病逝世，享年 74 岁。张锡纯有高明的医术和特殊的地位，因此医名显赫，一生除了孜孜研究医学外，还培养了不少中医人才。张锡纯主张衷中参西，汇通中西医学。而他在临床医学上有很深的造诣，疗效卓绝，屡起沉疴危证。张锡纯与张山雷、张生甫"三张"，为医界公认的名医。张锡纯在其代表作《医学衷中参西录》中多次提到"中气"，他在《医学衷中参西录·医方·（二十三）治伤寒方·2. 加味桂枝代粥汤》言："人之一身，皆气之所撑悬也。此气在下焦为元气，在中焦为中气，在上焦为大气，区域虽分，而实一气贯注。"又在《医学衷中参西录·医论·72. 论肝病治法》中言："五行之土原能

包括金木水火四行，人之脾胃属土，其气化之敷布，亦能包括金木水火诸脏腑。所以脾气上行则肝气自随之上升，胃气下行则胆火自随之下降也"。又《内经》论厥阴治法，有'调其中气，使之和平'之语。所谓调其中气者，即升脾降胃之谓也。"张锡纯认为，"中气"为中焦脾胃之气，脾升胃降而使气化敷布包括其他肝、心、肺、肾等四脏，这与《内经》方位五行理论"重中"思想一脉相承，体现了"土"居中央，调控"木、火、金、水"其他四行的学术思想。张锡纯在《医学衷中参西录》中提及"中气"合计32处，根据上下文分析，"中气"有2种含义：①指"中焦脾胃之气"，合计31处；②为病证名，指类中风类型之一，即"气中"，合计1处。[34] 现分列如下：

（一）指"中焦脾胃之气"，合计26处

《医学衷中参西录·医方·（一）治阴虚劳热方·5.参麦汤》："按：古方多以麦冬治肺虚咳嗽，独徐灵胎谓嗽者断不宜用。盖以其汁浆胶黏太甚，肺中稍有客邪，即可留滞不散，惟济以半夏之辛燥开通，则不惟治嗽甚效。即治喘亦甚效。故仲景治伤寒解后，虚羸少气，气逆欲吐，有竹叶石膏汤，麦冬与半夏同用。治火逆上气，有麦门冬汤，以麦冬为君，亦佐以半夏也。又肺虚劳嗽者，医者多忌用半夏，是未知半夏之性者也。徐灵胎曰：'肺属金喜敛而不喜散。'盖敛则肺叶垂而气顺，散则肺叶张而气逆。半夏之辛，与姜、桂之辛迥别，入喉则闭不能言，涂金疮则血不复出，辛中滞涩，故能疏又能敛也。又辛之敛与酸之敛不同，酸则一主于敛，辛则敛中有发散之意，尤与肺投合也。又喻嘉言赞麦门冬汤中用半夏曰：'于大建中气，大生津液药中，增入半夏之辛温一味，以利咽下气，此非半夏之功，实善用半夏之功也。'愚对于此证，悉心研究，知其治法，当细分为数种。肾传肺者，以大滋真阴之药为主，以清肺理痰之药为佐，若拙拟之醴泉饮是也；肺传肾者，以清肺理痰之药为主，以滋补真阴之药为佐，若此参麦汤是也；其因肺肾俱病，而累及脾胃者，宜肺肾双补，而兼顾其脾胃，若拙拟之滋培汤、珠玉二宝粥是也。如此分途施治，斟酌咸宜，而又兼服阿司匹林，凡其脉之稍有根柢可挽回者，需以时日皆愈也。至于但肺有结核，而未累及他脏者，可于斯编治肺病方中，酌其治法（论肺病治法，实合虚劳肺病详细论之也，凡治虚劳及肺病者皆宜参观）"根据上下文分析，"中气"在此处指"中焦脾胃之气"。

《医学衷中参西录·医方·（三）治大气下陷方·1. 升陷汤》："或问：李东垣补中益气汤所治之证，若身热恶寒、心烦懒言，或喘、或渴、或阳虚自汗，子所治大气下陷案中，类皆有之。至其内伤外感之辨，谓内伤则短气不足以息，尤为大气下陷之明征。至其方中所用之药，又与子之升陷汤相似。何以其方名为补中益气，但治中气之虚陷，而不言升补大气乎？答曰：大气之名，虽见于《内经》，然《素问》中所言之大气，乃指外感之邪气而言，非胸中之大气也。至《灵枢》所言，虽系胸中大气，而从来读《内经》者，恒目《灵枢》为针经而不甚注意。即王氏注《内经》，亦但注《素问》而不注《灵枢》。后人为其不易索解，则更废而不读。至仲景《伤寒》《金匮》两书，惟《金匮》水气门，有"大气一转，其气乃散"之语。他如《难经》《千金》《外台》诸书，并未言及大气。是以东垣于大气下陷证，亦多误认为中气下陷，故方中用白术以健补脾胃，而后来之调补脾胃者，皆以东垣为法。夫中气诚有下陷之时，然不若大气下陷之尤属危险也。间有因中气下陷，泄泻日久，或转致大气下陷者，可仿补中益气汤之意，于拙拟升陷汤中，去知母加白术数钱。若但大气下陷，而中气不下陷者，白术亦可不用，恐其气分或有郁结，而芪、术并用，易生胀满也。"根据上下文分析，以上 5 处"中气"指"中焦脾胃之气"。

《医学衷中参西录·医方·（四）治喘息方·2. 薯蓣纳气汤》："或问：养气虽能隔肺胞通过，亦甚属些些无多，何以当吸气内入之时，全腹皆有膨胀之势？答曰：若明此理，益知所以致喘之由。人之脏腑皆赖气以撑悬，是以膈上有大气，司肺呼吸者也；**膈下有中气，保合脾胃者也，**脐下有元气，固性命之根蒂者也。当吸气入肺之时，肺胞膨胀之力，能鼓舞诸气，节节运动下移，而周身之气化遂因之而流通。且喉管之分支下连心肝，以通于奇经诸脉，当吸气内入之时，所吸之气原可由喉管之分支下达，以与肺中所吸之气，相助为理也。下焦肝肾（奇经与肾相维系）属阴，阴虚气化不摄则内气膨胀，遂致吸入之气不能容受而急于呼出，此阴虚者所以不纳气而作喘也。"根据上下文分析，"中气"在此处指"中焦脾胃之气"。

《医学衷中参西录·医方·（七）治吐衄方·2.温降汤》："不惟吐衄之证有因寒者，即便血之证亦有因寒者，特其证皆不多见耳。邻村高某，年四十余，小便下血久不愈，其脉微细而迟，身体虚弱，恶寒，饮食减少。知其脾胃虚寒，中气下陷，黄坤载所谓'血之亡于便溺者，太阴不升也。'为疏方：干姜、于术各四钱，生山药、熟地黄各六钱，乌附子、炙甘草各三钱。煎服一剂，血即见少。连服十余剂，全愈。此方中不用肉桂者，恐其动血分也。"根据上下文分析，"中气"在此处指"中焦脾胃之气"。

《医学衷中参西录·医方·（七）治吐衄方·5.保元清降汤》："治吐衄证，其人下元虚损，中气衰惫，冲气胃气因虚上逆，其脉弦而硬急，转似有力者。"根据上下文分析，"中气"在此处指"中焦脾胃之气"。

《医学衷中参西录·医方·（七）治吐衄方·5.保元清降汤》："友人毛××曾治一少年吐血证。其人向经医者治愈，旋又反复。毛××诊其脉弦而有力，知其为冲胃之气上逆也。遂于治吐血方中，重用半夏、赭石以降逆，白芍、牡蛎（不煅）以敛冲泻热，又**加人参以补其中气，使中气健旺以斡旋诸药成功**。有从前为治愈之医者在座，颇疑半夏不可用，毛××力主服之。一剂血止，再剂脉亦和平，医者讶为异事。毛××晓知曰："此证乃下元虚损，冲气因虚上逆，并迫胃气亦上逆，脉似有力而非真有力，李士材四字脉诀所谓：直上直下，冲脉昭昭者，即此谓也。若误认此脉为实热，而恣用苦寒之药凉其血分，血分因凉而凝，亦可止而不吐，而异日瘀血为恙，竟成劳瘵者多矣。今方中用赭石、半夏以镇冲气，使之安其故宅，而即用白芍、牡蛎以敛而固之，使之永不上逆。夫血为气之配，气为血之主，气安而血自安矣，此所以不治吐血，而吐血自止也。况又有人参之大力者，以参赞诸药，使诸药之降者、敛者，皆得有所凭借以成功乎。"根据上下文分析，以上 2 处"中气"指"中焦脾胃之气"。

《医学衷中参西录·医方·（十四）治膈食方·参赭培气汤》："人之一身，自飞门以至魄门，一气主之，亦一气悬之。**故人之中气充盛，则其贲门（胃之上口）宽展，自能容受水谷，下通幽门（胃之下口）以及小肠、大肠，出为二便，病何由而作？若中气衰惫，不能撑悬于内，则贲门缩小，以及幽门、小肠、大肠皆为之紧缩。**观膈证之病剧者，大便如羊矢，固因液短，实亦肠细也。况中气不旺，胃气不能息息下降，而冲气转因胃气不降，而乘虚上干，致痰涎亦随逆气上并，以壅塞贲门。夫此时贲门已缩如藕孔，又加逆气痰涎以壅塞其间，又焉能受饮食以下达乎？故治此证者，当以大补中气为主，方中之人参是也。以降逆安冲为佐，以清痰理气为使，方中之赭石、半夏、柿霜是也。又虑人参性热、半夏性燥，故又加知母、天冬、当归、柿霜、以清热润燥、生津生血也。用苁蓉者，以其能补肾，即能敛冲，冲气不上冲，则胃气易于下降。且患此证者，多有便难之虞，苁蓉与当归、赭石并用，其润便通结之功，又甚效也。若服数剂无大效，当系贲门有瘀血，宜加三棱、桃仁各二钱。"根据上下文分析，以上 4 处"中气"指"中焦脾胃之气"。

《医学衷中参西录·医方·（十六）治霍乱方·1. 急救回生丹》："霍乱之证，西人所谓虎列拉也。因空气中有时含有此毒，而地面积秽之处，又酿有毒气与之混合（观此证起点多在大埠不洁之处可知），随呼吸之气入肺，由肺传心胞（即心肺相连之脂膜），由心胞传三焦（上焦心下膈膜，中焦包脾连胃脂膜，下焦络肠包肾脂膜），为手厥阴、少阳脏腑之相传。然其毒入三焦，其人中气充盛，无隙可乘，犹伏而不动。有时或饮食过量，或因寒凉伤其脾胃，将有吐泻之势，毒即乘虚内袭，盘踞胃肠，上下不通，遂挥霍撩乱，而吐泻交作矣。吐泻不已，其毒可由肠胃而入心，更由心而上窜于脑，致脑髓神经与心俱病。左心房输血之力与右心房收血之力，为之顿减，是以周身血脉渐停，而通体皆凉也。其证多发于秋际者，因此毒气酿成多在夏令。人当暑热之时，周身时时有汗，此毒之伏于三焦者，犹得随汗些些外出。迨至秋凉汗闭，其毒不得外出，是以蓄极而动，乘脾胃之虚而内攻也。故治此症者，当以解毒之药为主，以助心活血之药为佐，以调阴阳奠中土之药为使。爰拟此方，名之曰急救回生丹。"根据上下文分析，"中气"在此处指"中焦脾胃之气"。

《医学衷中参西录·医方·（十六）治霍乱方·3.急救回阳汤》："以上二方，皆为治霍乱之要药矣。然彼以祛邪为主，此以扶正为主。诚以得此证者，往往因治不如法，致日夜吐泻不已，虚极将脱，危在目前。病势至此，其从前之因凉因热皆不暇深究，惟急宜重用人参以回阳，山药、芍药以滋阴，山萸肉以敛肝气之脱（此证吐泻之始肝木助邪侮土，吐泻之极而肝气转先脱），炙甘草以和<u>中气</u>之漓，此急救回阳汤所以必需也。用赭石者，不但取其能<u>止</u>呕吐，俾所服之药不致吐出，诚以吐泻已久，阴阳将离，赭石色赤入心，能协同人参，助心气下降。而方中山药，又能温固下焦，滋补真阴，协同人参以回肾气之下趋，使之上行也。用朱砂且又送以<u>童便</u>者，又以此时百脉闭塞，系心脏为毒气所伤，将熄其鼓动之机，故用朱砂直入心以解毒，又引以童便使毒气从尿道泻出，而童便之性又能启发肾中之阳上达，以应心脏也。是此汤为回阳之剂，实则交心肾和阴阳之剂也。服此汤后，若身温脉出，觉心中发热有烦躁之意者，宜急滋其阴分，若玄参、生芍药之类，加甘草以和之，煎一大剂，分数次温饮下。此《伤寒论》太阳篇，先用甘草干姜汤继用甘草芍药汤之法也。"根据上下文分析，"中气"在此处指"中焦脾胃之气"。

《医学衷中参西录·医方·（二十）治消渴方·1.玉液汤》："白虎加人参汤，乃《伤寒论》治外感之热，传入阳明胃腑，以致作渴之方。方书谓上消者宜用之，此借用也。愚曾试验多次，然必胃腑兼有实热者，用之方的。中消用调胃承气汤，此须细为斟酌，若其右部之脉滑而且实，用之犹可，若其人饮食甚勤，一时不食，即心中怔忡，且脉象微弱者，系胸中大气下陷，<u>中气</u>亦随之下陷，宜用升补气分之药，而佐以收涩之品与健补脾胃之品，拙拟升陷汤后有治验之案可参观。若误用承气下之，则危不旋踵。至下消用八味肾气丸，其方《金匮》治男子消渴，饮一斗溲亦一斗。而愚尝试验其方，不惟治男子甚效，即治女子亦甚效。曾治一室女得此证，用八味丸变作汤剂，按后世法，地黄用熟地、桂用肉桂，丸中用几两者改用几钱，惟茯苓、泽泻各用一钱，两剂而愈。后又治一少妇得此证，投以原方不效，改遵古法，地黄用干地黄（即今生地），桂用桂枝，分量一如前方，四剂而愈。此中有宜古宜今之不同者，因其证之凉热，与其资禀之虚实不同耳。"根据上下文分析，"中气"在此处指"中焦脾胃之气"。

《医学衷中参西录·医方·（二十二）治淋浊方·1. 理血汤》："溺血之证，热者居多，而间有因寒者，则此方不可用矣。曾治一人，年三十余，陡然溺血，其脉微弱而迟，自觉下焦凉甚。知其<u>中气</u>虚弱，不能摄血，又兼命门相火衰微，乏吸摄之力，以致肾脏不能封固，血随小便而脱出也。投以四君子汤，加熟地、乌附子，连服二十余剂始愈。又有非凉非热，但因脾虚不能统血而溺血者。方书所谓失于便溺者，太阴之不升也。仍宜用四君子汤，以龙骨、牡蛎佐之。"根据上下文分析，"中气"在此处指"中焦脾胃之气"。

《医学衷中参西录·医方·（二十三）治伤寒方·2. 加味桂枝代粥汤》："或问：桂枝汤证，其原因既为大气虚损，宜其阳脉现微弱之象，何以其脉转阳浮而阴弱乎？答曰：人之一身，皆气之所撑悬也。此气在下焦为元气，在中焦为<u>中气</u>，在上焦为大气，区域虽分，而实一气贯注。故一身之中，无论何处气虚，脉之三部，皆现弱象。今其关前之脉，因风而浮，转若不见其弱，而其关后之脉，仍然微弱，故曰阳浮而阴弱也。如谓阴弱为下焦阴虚，则其脉宜兼数象。而愚生平所遇此等证，其脉多迟缓，不及四至，其为气分虚损，而非阴分虚损可知。即所谓啬啬恶寒、淅淅恶风，翕翕发热，亦皆气分怯弱之形状也。"根据上下文分析，"中气"在此处指"中焦脾胃之气"。

《医学衷中参西录·医方·（二十五）治伤寒温病同用方·8. 镇逆承气汤》："或问：此证胃腑热实大肠燥结，方中何以复用党参？答曰：此证多有呕吐甚剧，并水浆不能存者，又有初病即呕吐，十数日不止者，其胃气与胃中津液，必因呕吐而大有伤损，故用党参补助胃中元气，且与凉润之石膏并用，大能滋胃中津液，俾胃<u>中气</u>足液生，自能运转药力下至魄门以通大便也。愚用此方救人多矣，果遇此等证，放胆投之，无不效者。"根据上下文分析，"中气"在此处指"中焦脾胃之气"。

《医学衷中参西录·医方·（二十九）治女科方·8.加味麦门冬汤》："或问，《金匮》麦门冬汤所主之病，与妇人倒经之病迥别，何以能借用之而有效验？答曰：冲为血海，居少腹之两旁。其脉上隶阳明，下连少阴。少阴肾虚，其气化不能闭藏以收摄冲气，则冲气易于上干。阳明胃虚，其气化不能下行以镇安冲气，则冲气亦易于上干。冲中之气既上干，冲中之血自随之上逆，此倒经所由来也。麦门冬汤，于大补<u>中气</u>以生津液药中，用半夏一味，以降胃安冲，且以山药代粳米，以补肾敛冲，于是冲中之气安其故宅，冲中之血，自不上逆，而循其故道矣。特是经脉所以上行者，固多因冲气之上干，实亦下行之路，有所壅塞。观其每至下行之期，而后上行可知也。故又加芍药、丹参、桃仁以开其下行之路，使至期下行，毫无滞碍。是以其方非为治倒经而设，而略为加减，即以治倒经甚效，愈以叹经方之涵盖无穷也。"根据上下文分析，"中气"在此处指"中焦脾胃之气"。

《医学衷中参西录·药物·22.浓朴解》："愚治冲气上冲，并挟痰涎上逆之证，皆重用龙骨、牡蛎、半夏、赭石诸药以降之、镇之、敛之，而必少用浓朴以宣通之，则冲气痰涎下降，**而中气仍然升降自若无滞碍。**"根据上下文分析，"中气"在此处指"中焦脾胃之气"。

《医学衷中参西录·药物·34.干姜解》："［附案］邻村高某年四十余，小便下血，久不愈。其脉微细而迟，身体虚弱恶寒，饮食减少。知其脾胃虚寒，<u>中气</u>下陷，黄坤载所谓血之亡于便溺者，太阴不升也。为疏方：干姜、于术各四钱，生山药、熟地各六钱，乌附子、炙甘草各三钱，煎服一剂血见少，连服十余剂全愈。"根据上下文分析，"中气"在此处指"中焦脾胃之气"。

《医学衷中参西录·医论·46.厥阴病乌梅丸证》："厥阴一篇，病理深邃，最难疏解。注家以经文中有阴阳之气，不相顺接之语，遂以经解经，于四肢之厥逆，即以阴阳之气不相顺接解之，而未有深究其不相顺接之故，何独在厥阴一经者。盖肝主疏泄，原为风木之脏，于时应春，实为发生之始。肝膈之下垂者，又与气海相连，故能宣通先天之元气，以敷布于周身，而周身之气化，遂无处不流通也。至肝为外感所侵，其疏泄之力顿失，致脏腑中之气化不能传达于外，是以内虽蕴有实热，而四肢反逆冷，此所谓阴阳之气不相顺接也。至于病多呕吐者，亦因其疏泄之力外无所泻，遂至蓄极而上冲胃口，此多呕吐之所以然也。**又胃为肝冲激不已，土为木伤，中气易漓，是以间有除中之病。**除中者，脾胃之气已伤尽，而危在目前也。至于下利亦未必皆因藏寒，其因伏气化热窜入肝经，遏抑肝气太过，能激动其疏泄之力上冲，亦可激动其疏泄之力下注以成下利，然所利者必觉热而不觉凉也。试举一治验之案以明之。"根据上下文分析，"中气"在此处指"中焦脾胃之气"。

《医学衷中参西录·医论·65. 论胃病噎膈（即胃癌）治法及反胃治法》："噎膈之证，方书有谓贲门枯干者，有谓冲气上冲者，有谓痰瘀者，有谓血瘀者。愚向谓此证系中气衰弱，不能撑悬贲门，以致贲门缩如藕孔（贲门与大小肠一气贯通，视其大便若羊矢，其贲门大小肠皆缩小可知），痰涎遂易于壅滞，因痰涎壅滞冲气更易于上冲，所以不能受食。向曾拟参赭培气汤一方，仿仲景旋覆代赭石汤之义，重用赭石至八钱，以开胃镇冲，即以下通大便（此证大便多艰），而即用人参以驾驭之，俾气化旺而流通，自能撑悬贲门使之宽展，又佐以半夏、知母、当归、天冬诸药，以降胃、利痰、润燥、生津，用之屡见效验。迨用其方既久，效者与不效者参半，又有初用其方治愈，及病又反复再服其方不效者。再三踌躇，不得其解，亦以为千古难治之证，原不能必其全愈也。后治一叟，年近七旬，住院月余，已能饮食，而终觉不脱然。迨其回家年余，仍以旧证病故，濒危时吐出脓血若干，乃恍悟从前之不能脱然者，系贲门有瘀血肿胀也，当时若方中加破血之药，或能全愈。盖愚于瘀血致噎之证，素日未有经验，遂至忽不留心。后读吴鞠通、杨素园论噎膈，亦皆注重瘀血之说，似可为从前所治之叟亦有瘀血之确征。而愚于此案，或从前原有瘀血，或以后变为瘀血，心中仍有游移。何者？以其隔年余而后反复也。迨辛酉孟夏阅天津《卢氏医学报》百零六期，谓胃癌由于胃瘀血，治此证者兼用古下瘀血之剂，屡屡治愈，又无再发之，觉胸中疑团顿解。盖此证无论何因，其贲门积有瘀血者十之七八。其瘀之重者，非当时兼用治瘀血之药不能愈。其瘀之轻者，但用开胃降逆之药，瘀血亦可些些消散，故病亦可愈，而究之瘀血之根蒂未净，是以有再发之也。"根据上下文分析，"中气"在此处指"中焦脾胃之气"。

《医学衷中参西录·医论·66. 论胃气不降治法》："乃有时胃气不下行而转上逆，推其致病之由，或因性急多怒，肝胆气逆上干；或因肾虚不摄，冲中气逆上冲，而胃受肝胆冲气之排挤，其势不能下行，转随其排挤之力而上逆。迨至上逆习为故常，其下行之能力尽失，即无他气排挤之时，亦恒因蓄极而自上逆。于斯饮食入胃不能传送下行，上则为胀满，下则为便结，此必然之势也。而治之者，不知其病因在胃府之气上逆不下降，乃投以消胀之药，药力歇而胀满依然。"根据上下文分析，"中气"在此处指"中焦脾胃之气"。

《医学衷中参西录·医论·71. 论霍乱治法》："霍乱之证，有但用上二方不效者，其吐泻已极，奄奄一息将脱者是也。方书有谓霍乱为脱疫者，实指此候。此时无论病因为凉为热，皆当急用人参八钱以复其阳，生山药一两、生杭芍六钱以滋其阴，山萸肉八钱以敛肝气之脱（此证吐泻之始，肝木助邪侮土，吐泻之极而肝气转先脱将肝气敛住而元气可固），炙甘草三钱以和中气之漓，赭石细末四钱引人参之力下行即以防其呕吐，朱砂、童便（先用温热童便送服朱砂细末五分再煎服前药）以交其心肾。"根据上下文分析，"中气"在此处指"中焦脾胃之气"。

《医学衷中参西录·医论·72. 论肝病治法》："即有时少用理肝之药，亦不过为调理脾胃剂中辅佐之品。所以然者，五行之土原能包括金木水火四行，人之脾胃属土，其气化之敷布，亦能包括金木水火诸脏腑。所以脾气上行则肝气自随之上升，胃气下行则胆火自随之下降也。又**《内经》论厥阴治法，有"调其中气，使之和平"之语。所谓调其中气者，即升脾降胃之谓也。**所谓使之和平者，即升脾降胃而肝气自和平也。至仲景着《伤寒论》，深悟《内经》之旨，其厥阴治法有吴茱萸汤；厥阴与少阳脏腑相根据，乃由厥阴而推之少阳治法，有小柴胡汤。二方中之人参、半夏、大枣、生姜、甘草，皆调和脾胃之要药也。且小柴胡汤以柴胡为主药，而《神农本草经》谓其主肠胃中结气，饮食积聚，寒热邪气，推陈致新。三复《神农本草经》之文，则柴胡实亦为阳明胃府之药，而兼治少阳耳。欲治肝胆之病者，易弗祖《内经》而师仲景哉！"根据上下文分析，以上2处"中气"指"中焦脾胃之气"。

《医学衷中参西录·医案·（十七）·霍乱门·3. 霍乱脱证》："方解方中之义，用台参以回阳，生怀地黄以滋阴，萸肉以敛肝之脱（此证吐泻之始，肝木助邪侮土、至吐泻之极，而肝气转先脱），炙甘草以和中气之漓。至于生山药其味甘性温，可助台参回阳，其汁浆稠润又可助地黄滋阴。且此证胃中毫无谷气，又可惜之以培养脾胃，俾脾胃运化诸药有力也。"根据上下文分析，"中气"在此处指"中焦脾胃之气"。

（二）为病证名，指类中风类型之一，即"气中"，合计1处

《医学衷中参西录·医方·（三）治大气下陷方·1. 升陷汤》："一诸生，年五十六，为学校教员，每讲说后，即觉短气，向愚询方。愚曰，此胸中大气，虚而欲陷，为至紧要之证，当多服升补气分之药。彼欲用烧酒炖药，谓朝夕服之甚便。愚曰，如此亦可，然必须将药炖浓，多饮且常饮耳。遂为疏方，用生黄芪四两、野台参二两，柴胡、桔梗各八钱，先用黄酒斤许，煎药十余沸，再用烧酒二斤，同贮瓶中，置甑中炖开，每饭前饮之，旬日而愈。后因病愈，置不复饮。隔年，一日步行二里许，自校至家，似有气息迫促之状，不能言语，倏忽而亡。盖其身体素胖，艰于行步，胸中大气，素有欲陷之机，因行动劳苦，而遂下陷，此诚《内经》所谓"大气入于脏腑，不病而猝死"者也。方书有气厥、中气诸名目，大抵皆大气下陷之证，特未窥《内经》之旨，而妄为议论耳。"根据上下文分析，"中气"在此处指病证名，指类中风类型之一，即"气中"。

综上所述，张锡纯在其代表作《医学衷中参西录》中提及"中气"合计32处，根据上下文分析，"中气"有2种含义：①指"中焦脾胃之气"，合计31处；②为病证名，指类中风类型之一，即"气中"，合计1处。

（三）张锡纯著作"中气"概念及相关学术思想总结

张锡纯对"中气"概念的论述，在"中焦脾胃之气"的基础上，主要有三个方面的阐述。

第一，形象化地描述了"中气"的位置、生理功能及病理表现，如《医学衷中参西录·医方·（十四）治膈食方·参赭培气汤》："人之一身，自飞门以至魄门，一气主之，亦一气悬之。故人之中气充盛，则其贲门（胃之上口）宽展，自能容受水谷，下通幽门（胃之下口）以及小肠、大肠，出为二便，病何由而作？若中气衰惫，不能撑悬于内，则贲门缩小，以及幽门、小肠、大肠皆为之紧缩。"又如《医学衷中参西录·医方·（四）治喘息方·2.薯蓣纳气汤》："人之脏腑皆赖气以撑悬，是以膈上有大气，司肺呼吸者也；膈下有中气，保合脾胃者也。"

第二，张锡纯详论"中气下陷"概念，并分析其病理，给出针对性方药。如《医学衷中参西录·医方·（三）治大气下陷方·1.升陷汤》："或问：李东垣补中益气汤所治之证，若身热恶寒、心烦懒言，或喘、或渴、或阳虚自汗，子所治大气下陷案中，类皆有之。至其内伤外感之辨，谓内伤则短气不足以息，尤为大气下陷之明征。至其方中所用之药，又与子之升陷汤相似。何以其方名为补中益气，但治中气之虚陷，而不言升补大气乎？答曰：大气之名，虽见于《内经》，然《素问》中所言之大气，乃指外感之邪气而言，非胸中之大气也。至《灵枢》所言，虽系胸中大气，而从来读《内经》者，恒目《灵枢》为针经而不甚注意。即王氏注《内经》，亦但注《素问》而不注《灵枢》。后人为其不易索解，则更废而不读。至仲景《伤寒》《金匮》两书，惟《金匮》水气门，有"大气一转，其气乃散"之语。他如《难经》《千金》《外台》诸书，并未言及大气。是以东垣于大气下陷证，亦多误认为中气下陷，故方中用白术以健补脾胃，而后来之调补脾胃者，皆以东垣为法。夫中气诚有下陷之时，然不若大气下陷之尤属危险也。间有因中气下陷，泄泻日久，或转致大气下陷者，可仿补中益气汤之意，于拙拟升陷汤中，去知母加白术数钱。若但大气下陷，而中气不下陷者，白术亦可不用，恐其气分或有郁结，而芪、术并用，易生胀满也。"又如《医学衷中参西录·医方·（七）治吐衄方·2. 温降汤》："不惟吐衄之证有因寒者，即便血之证亦有因寒者，特其证皆不多见耳。邻村高某，年四十余，小便下血久不愈，其脉微细而迟，身体虚弱，恶寒，饮食减少。知其脾胃虚寒，<u>中气</u>下陷，黄坤载所谓'血之亡于便溺者，太阴不升也。'为疏方：干姜、于术各四钱，生山药、熟地黄各六钱，乌附子、炙甘草各三钱。煎服一剂，血即见少。连服十余剂，全愈。此方中不用肉桂者，恐其动血分也。"

第三，明确论述"中气"脾胃的升降功能。如《医学衷中参西录·医论·72. 论肝病治法》："即有时少用理肝之药，亦不过为调理脾胃剂中辅佐之品。所以然者，五行之土原能包括金木水火四行，人之脾胃属土，其气化之敷布，亦能包括金木水火诸脏腑。所以脾气上行则肝气自随之上升，胃气下行则胆火自随之下降也。又《内经》论厥阴治法，有"调其<u>中气</u>，使之和平"之语。所谓调其<u>中气</u>者，即升脾降胃之谓也。"又如《医学衷中参西录·药物·22. 浓朴解》："愚治冲气上冲，并挟痰涎上逆之证，皆重用龙骨、牡蛎、半夏、赭石诸药以降之、镇之、敛之，而必少用浓朴以宣通之，则冲气痰涎下降，而<u>中气</u>仍然升降自若无滞碍。"再如《医学衷中参西录·医方·（七）治吐衄方·5. 保元清降汤》："友人毛××曾治一少年吐血证。其人向经医者治愈，旋又反复。毛××诊其脉弦而有力，知其为冲胃之气上逆也。遂于治吐血方中，重用半夏、赭石以降逆，白芍、牡蛎（不煅）以敛冲泻热，又加人参以补其<u>中气</u>，使<u>中气</u>健旺以斡旋诸药成功。"

由此可见，张锡纯论"中气"，不仅形象化地描述了"中气"的位置、生理功能及病理表现，而且特别强调"中气"脾升胃降的功能，同时在临床中重视"中气下陷"的病症并加以重点分析，且给出针对性方药，他所创的"升陷汤"因疗效显著至今在临床中应用颇多。张锡纯认为"中气"为中焦脾胃之气，脾升胃降而使气化敷布包括其他肝、心、肺、肾等四脏的学术思想，与《内经》方位五行理论"重中"思想一脉相承，体现了"土"居中央，调控"木、火、金、水"其他四行的学术思想。张锡纯对"中气"概念的论述，在对中医学经典《黄帝内经》理论守正继承的基础上，又有所创新，并根据当时的临床提出了解决方案，这充分体现了中医学术的传承性、创新性，并兼顾实用性，可作为目前中医学学术创新的重要参考。

五、彭子益《圆运动的古中医学》"中气"含义及学术思想

（一）彭子益生平简介

彭子益（1871～1949），名承祖，字子益，云南大理鹤庆人，白族，清末民国时期著名中医学者。清末时期，彭子益曾于清廷太医院任宫廷医师，民国以后，受山西军阀阎锡山邀请，赴山西太原讲学，创办山西省立中医专门学校。抗战期间，他辗转回到云南昆明，在当时省民政厅长丁又秋的大力支持下，于1938年创办云南昆明市中医系统学特别研究班，先后教育培养了400多名学生及医学爱好者，彭子益一生致力于传承和弘扬中医，为云南省中医学的发展做出了巨大贡献。彭子益著有《实验系统医学》《唯物论的系统医学》《系统的古中医学》《圆运动的古中医学》等著作，前三部是分别为山西省立中医专门学校、昆明中医系统学特别研究班、四川国医学院所编写的教材，《圆运动的古中医学》则是彭子益先生74岁时在前三部的基础上结集修订而成，亦是彭子益学术思想的集成和代表作品。[35]彭氏学说受到近代、当代学者的极大推崇，云南著名学者方树梅先生赞誉彭氏说："为滇医界放大光明者，则以彭子益先生为最著。"

（二）彭子益学术思想简介

彭子益学术思想上承《易经》《黄帝内经》《伤寒杂病论》，私淑清代名医黄元御，在黄氏"中气理论"的基础上，进一步阐发医学"圆运动"之说。彭氏医学圆运动学说核心观点是"中气如轴，四维如轮"，

因此圆运动学说最核心的部分在于对脾胃中气的重视，"中气学说"是彭氏圆运动学说最主要的内容。[35]

彭子益在其代表作《圆运动的古中医学》中，对"中气"有深入论述，他认为"人之有生，先有中气，后有四维。中气如轴，四维如轮，轴运轮行，轮运轴灵。"中气犹如车轴，其他四行的升、降、浮、沉犹如车轮，这与黄元御的见解一致，且进一步发挥应用。"中气者，阴阳互根，五行运化，六气调和，整个圆运动的中心之气也。"中气的生成与阴阳、五行的升降运动有关，是圆运动的中心。在此基础上，结合生理学、物理学、细胞学等近现代科学内容以论述"中气"的作用，提出"造化的中气在地面上下之际，细胞的中气在核，人身的中气在胸脐之间，胸脐之间，胃也。圆运动学，是中气万能的。大气呼吸枢机在胃。肺为呼吸的官能，中气为呼吸的主使。饮食的消化在胃。饮食化血，呼吸化气，分布各脏，已达全身的动力亦在胃。胃者，中气之位也。吾人胃脏健强，各脏皆强。胃脏如坏，各脏皆败。治各脏之病的药，皆由胃脏输运已达各脏。非各脏的神经结皆通胃中，如何能由胃已达各脏乎。此中气所以为万能也。"并认为"中气"是生物的生命核心"中气者，生物之生命也。"圆运动学说核心观点是"中气如轴，四维如轮"，因此圆运动学说最核心的部分在于对脾胃中气的重视，中气学说是彭氏圆运动学说最主要的内容。

（三）彭子益"中气"学说与中医学基础理论相关学术思想总结

彭子益在其代表作《圆运动的古中医学》中提及"中气"合计421处，[35]因篇幅所限，本书结合摘录彭子益在《圆运动的古中医学》中论述"中气"有代表性的段落，对彭子益中医学基础理论及"中气"学说相关学术思想进行了梳理和总结。

1. "中气"与中医学基础理论的论述

（1）"中气"与阴阳

彭子益认为，阴阳升降，上下交合而形成圆运动，进而产生"中气"。如他在《圆运动的古中医学·原理上篇·阴阳》中论述"阴阳交合，发生爱力，彼此相随，遂成一个圆运动。阳性动，阴性静。静则沉，动则浮。由静而动则升，由动而静则降。**升浮降沉一周，则生中气。中气者，生物之生命也**。此大气的圆运动之所由来，亦即造化个体之所由成就。"又如《圆运动的古中医学·生命宇宙篇·古中医学入门的指导》中言："纯阳无气，纯阴无气，阴阳交合，乃能成气。大气者，阴阳已经交合之气。**阴阳交合之中点称曰中气。中气者，生物生命之所从出**，而密布于地面之际的也。"再如《圆运动的古中医学·生命宇宙篇·孔子的学说》中言："天地以生育万物为德。因天地间无处无圆运动的大气的中气，即无处无有生物。氤氲者，大气中的阴阳交互，圆运动极密之意。男女媾精，亦犹是也。但阴阳运动，不可偏多，偏多则不能圆。不能一致，故不能圆。三人损一，一人得友，言阴阳偏多则不圆也。"

阴阳的升降产生了四象的圆运动，四象运动生中气，即土气，土气在四象之中，由此形成一个五行的圆运动，称为宇宙。如《圆运动的古中医学·原理上篇·人秉大气的五行而生脏腑》所言："太阳射到地面的热，经秋金收降于土下的水中。经水气的封藏，阳热与水化合，升出地面而成木气。木气再升而成火气，是为四象。**四象运动而成中气，中气亦名土气，土气在四象之中也**。此一个五行的圆运动，称曰宇宙。宇乃大气圆运动的个体，宙乃大气圆运动的范围。"

（2）"中气"与先天后天

彭子益认为，阴阳的运动为先天，万物的中气为后天。正如《圆运动的古中医学·生命宇宙篇·古中医学入门的指导》所言："**造化之生物也，先有阴阳的运动，而后成生物的中气，是为先天**。物之有生也，先秉造化旋转的中气，而后成个体的运动，是为后天。大气是圆运动的，人身是大气生的，为宇宙的遗传体，人身亦是圆运动的。人身个体，中气如轴，四维之气如轮。"

（3）"中气"与太极

彭子益认为，太极为阴阳交易相抱而成的一点，即中气，由此并对细胞的分裂进行了阐述。《圆运动的古中医学·生命宇宙篇·孔子的学说》："**易乃阴阳交易。太极者，阴阳交易，相抱而成之一点，中气是**

也。由阴阳交易而成生物的中气，是为先天。既有中气即成生物，是为后天。上传所言，即是天地生物，经过阴阳交合成了中气之后，便成生物个体。**太极是由阴阳交合圆运动而成个体的一个起点。一点之中，原已含有阴阳圆运动的整个。由一个太极的旋转运动起，一个分为两个，两个分为四个，以至分为无数个而成一生物整个个体。此太极的义意也。群细胞学的证明。**"

（4）"中气"与八卦方位

彭子益认为，中气在八卦中有两个指代，一为坤，位于南西两方之间；而为艮，位于北东两方之间。艮和坤为升降之枢机，因此为圆运动之中气。正如他在《圆运动的古中医学·生命宇宙篇·孔子的学说》所言："震巽者，东方之称，春气之位。离者，南方之称，夏气之位。兑乾者，西方之称，秋气之位。坎者，北方之称，冬气之位。**坤者，南西两方之间之称，中气之位。艮者，北东两方之间之称，中气之位。**震巽离坤兑干坎艮，乃易经八卦名辞。卦者，大气圆运动的现象之称。……艮坤为升降之枢机，乃圆运动之中气。如无中气，直下不升，直上不降，造化息矣。"

（5）"中气"与河图

彭子益认为，河图所代表的就是中气居中，为升降之枢轴，中气左旋则木火左升，中气右转则金水右降，由此而成中气如轴，四维如轮的圆运动。正如他在《圆运动的古中医学·生命宇宙篇·孔子的学说》所言："点的白色，是代表大气的阳性。点的黑色，是代表大气的阴性。下方一点，代表大气之下沉。上方两点，代表大气之上浮。左方三点，代表大气之上升。右方四点，代表大气之下降。**中央五点，代表沉浮升降的中气。中央五点，加五点为十点，代表中气为阴阳化合的圆运动个体的枢轴。**下方一点加五点为六点，代表沉气之中有中气。沉气之中有中气，则下沉仍然上浮，以成其为圆运动。上方二点加五点为七点，代表浮气之中有中气。浮气之中有中气，则上浮仍然下沉，以成其为圆运动。左方三点加五点为八点，代表升气之中有中气。升气之中有中气，则左升仍然右降，以成其为圆运动。右方四点加五点为九点，代表降气之中有中气，降气之中有中气，则右降仍然左升，以成其为圆运动。白点加入黑点代表阳中有阴。黑点加入白点代表阴中有阳。言阳性为直上之性，阴性为直下之性，直上直下不能成圆运动，必阴阳化合，然后不直上不直下而成圆运动。**然必上下左右皆含有中气，然后能成整个圆运动也。**……河图表示宇宙造化，中气居沉浮升降之中。中气之成，在沉浮升降之后。而中气之用，又皆寓于沉浮升降之间。升者，所以使沉的不可再沉。降者，所以使浮的不可再浮。**中气者，升降之枢轴也。**……**研究河图的宇宙，由中气起。中气左旋则木火左升，中气右转则金水右降。转者由上而下，旋者由下而上。中气如轴，四维如轮。木火左升，必右降以交金水。金水右降，必左升以交木火。以成其圆运动。圆运动者，整个不能分拆，以成其为整个中气运动是也。**"

（6）"中气"与四维、五行

彭子益认为，中气属土而居中，其他四行木、火、金、水所应春、夏、秋、冬四季，围绕中气而作春木升，夏火浮，秋金降，冬水沉的圆运动。如他在《圆运动的古中医学·原理上篇·五行》中论述："**中气属土。一年的大气，春升，夏浮，秋降，冬沉。故春气属木，夏气属火，秋气属金，冬气属水。升浮降沉，运动一周，而为一岁。夏秋之间，为圆运动的中气。地面的土气，居升浮降沉之中，为大气升降的交合，故中气属土气。**金水木火土，大气圆运动之物质也。行，运动也。此中医五行二字之来源也。故人身亦有春夏秋冬，亦有东南西北。"对应到人的身体，则为：身之左部应东方，属春气而为木；身之胸部应南方，属夏气而为火；身之右部应西方，属秋气而为金；身之脐部应北方，属冬气而为水；胸脐之间应中央，属中气而为土。中气旋转于中央，四气升降于四维。正如他在《圆运动的古中医学·生命宇宙篇·古中医学入门的指导》所言："人身乃造化的大气所生，人身也是一小造化。身之左部应东方，属春气；身之胸部应南方，属夏气；身之右部应西方，属秋气；身之脐部应北方，属冬气；**胸脐之间应中央，属中气。中气旋转于中央，四气升降于四维。造化之气，运动常圆，人身即得健康。**运动不圆而反常，人身即多疾病。"

（7）"中气"与六气

彭子益认为，自然界在三气之时，火气下降进入地下水中时，产生中气。中气旋转，上火交于下水，水火交济，此火为相火。如果火气不能顺利下降，就会与水混合而导致湿热蕴蒸，由此而产生暑气。正如他在《圆运动的古中医学·原理上篇·六气》中所论述："三气之时，地面上阳热盛满。经暮夜大气之凉降，降入地面下之水中。然当暑热上腾之时，旋降旋升。地下水中，为生物生命之所从出。此阳热实为生命之本，地面上阳热盛满，地而下所得阳热不多，故称少阳。**此阳热降入地下水中，以生中气。中气旋转，则上下交清，有如相臣之职，故称相火。**此火不降，暑热熏蒸，又称暑火。"

（8）"中气"与脏腑生成

彭子益认为，宇宙的中气与人体的中气相应，人体就是一个小宇宙，四象升降沉浮进而产生的脏腑。正如他在《圆运动的古中医学·原理上篇·人秉大气的五行而生脏腑》中所说："大气的五行，是融合的，分析不开的，人身亦然。**五行融合，中气之事，造化个体的中气，在地面之际，而分布于整个造化之间。人身的中气，在胸下脐上之际，而分布于整个人身之间。中气如轴，四维如轮。轴运轮行，轮运轴灵。轴则旋转于内，轮则升降于外。**此中医的生理也。中医的病理，只是轴不旋转，轮不升降而已。中医的医理，只是运动轴的旋转，去运动轮的升降，与运动轮的升降，来运动轴的旋转而已。由轮而轴，是为先天，由轴而轮，是为后天。《易经》河图所以表示先天后天的生理的运动，病理医理，都在其间矣。河图详生命宇宙。……**由轮而轴者，由升降而成中气也。由轴而轮者，由中气而成升降也。**大气是实在的物质，大气的物质运动，有一定的方法，有显明的程序，有各别的作用，由各别而共同，由共同而各别，此圆运动的河图，所以立造化之极也。……**太阳射到地面的热，经秋金收降于土下的水中。经水气的封藏，阳热与水化合，升出地面而成木气。木气再升而成火气，是为四象。四象运动而成中气，中气亦名土气，土气在四象之中也。此一个五行的圆运动，称曰宇宙。**宇乃大气圆运动的个体，宙乃大气圆运动的范围。此宇宙不过地球与日球公转之间，地面上之际，极小极小的段，是寻常的，是现成的，是自然的，是简易的。**人身个体，是宇宙圆运动的大气生的，为宇宙的遗传体。故曰，人身一小宇宙也。**"

（9）"中气"与二十四节气

彭子益认为，一年的寒来暑往的二十四节气的循环，为热能在地球由地上降到地下水中，再由地下水中升到地面以上而循环一周的结果，中气为之斡旋，是万物生生化化的关键，因此，中气是万物的生命。如《圆运动的古中医学·原理上篇·二十四节气圆运动图》言："二十四节气，简言之，就是夏季太阳射到地面的热，经秋降入土下，经冬藏于土下的水中，经春由土下的水中，升出地面，经夏浮于地面之天空，再同夏季太阳射到地面的热，降入土下。**升降一周，则生中气。图中之太极图，表示中气之所在。中气者，万物之生命也**"

（10）"中气"与健康疾病的原理

彭子益认为，中气健旺，则圆运动正常，人即健康；中气不足，圆运动失常，则人疾病，甚则死亡。如《圆运动的古中医学·生命宇宙篇·古中医学入门的指导》言："**造化之气，运动常圆，人身即得健康。**运动不圆而反常，人身即多疾病。大气运动失圆而反常，大气之病也。大气病，人气亦病也。……**大气有病之时，惟中气健旺之人，自己本身运动能圆，然后不随大气之不圆以俱病也。**"又如《圆运动的古中医学·生命宇宙篇·古中医学入门的指导》中言："**人身个体的生命，乃秉受造化阴阳二气和平升降所成圆运动的中气而来。**是人身之有生命，因人身有造化的中气也。中气之亡，约分数项。一由天年已尽，中气终了而中气亡。一由疾病将人身的圆运动消灭而中气亡。或由疾病经医治误，将人身的圆运动损坏而中气亡。一由造化之大气先病，使人身的圆运动失圆而中气亡。一由不善摄身，由渐而甚，将本身的圆运动损坏而中气亡。人有生命，因人身有造化的中气。中气既亡，所以死也。**吾人身体轻健，眠食甘美，精神活泼，便是中气充足之象征。病人将死之前，必欲大便与恶心欲吐，便是上下脱离，中气将亡之象征。**无病之人，精神短少，眠食不甘，便是气不足之象征。"

（11）"中气"与中医学基础理论论述小结

综上所述，彭子益认为，中气为万物的生命，所谓"中气者，万物之生命也。""由静而动则升，由动而静则降。升浮降沉一周，则生中气。中气者，生物之生命也。"《圆运动的古中医学·古方下篇·理中汤证治推论的意义》总结为："**中气者，阴阳互根，五行运化，六气调和，整个圆运动的中心之气也。**"中气旋转为轴，四象旋转为轮，内外同时旋转，万物生生化化，人身脏腑亦由此而生。"人身的中气，在胸下脐上之际，而分布于整个人身之间。中气如轴，四维如轮。轴运轮行，轮运轴灵。轴则旋转于内，轮则升降于外。"人健康的时候，轴轮旋转正常，得病的时候，轴轮旋转停滞，而治病则是恢复轴轮的正常旋转。《圆运动的古中医学·原理上篇·人秉大气的五行而生脏腑》所谓"**中气如轴，四维如轮。轴运轮行，轮运轴灵。轴则旋转于内，轮则升降于外。此中医的生理也。中医的病理，只是轴不旋转，轮不升降而已。中医的医理，只是运动轴的旋转，去运动轮的升降，与运动轮的升降，来运动轴的旋转而已。**"又如《圆运动的古中医学·古方下篇·理中汤证治推论的意义》"人之有生，先有中气，后有四维。中气如轴，四维如轮，轴连轮行，轮运轴灵。**无论何病，中气尚存，人即不病。中气渐复，病即能愈。**故学医必先从中气学起，自然一本万殊，头头是道。万殊一本，滴滴归源。"

2. "中气"与中医临床治疗理论应用的论述

（1）"中气"的生理功能

彭子益认为，中气的生理功能为，中气居中旋转，四维在中气的带动下升降，使身体的气机形成圆运动，此即为健康无病之人。正如他在《圆运动的古中医学·古方上篇·理中丸证治本位的意义》中所说："人身分上下左右中五部。上部之气，由右下降。下部之气，由左上升。**中气居中，以旋转升降。整个的圆运动圆，是为无病之人。**"又如《圆运动的古中医学·古方中篇·大黄䗪虫丸证治本位的意义》中言："**人身中气旋转，经气升降。灵通流利。一气循环。百病不生，是曰平人。**"《圆运动的古中医学·古方上篇·肾气丸证治本位的意义》："造化之气，春木主升，秋金主降。木升生火，火气又随秋金而降入水中，金降生水，水气又随春木而交入火内。**木升金降，火水交济，四维既圆，中气自旺。**人与造化同气，无病之人的气化，即是一个肾气丸。"《圆运动的古中医学·古方中篇·酸枣仁汤证治本位的意义》中言："**人身中气旋转，最密最速之时，唯在睡卧酣甜之候。**如人一夜不眠，次早膝冷如冰，精神不振，饮食不甘，形成废人。一旦得睡，膝即温暖。**醒来之后，精神健壮，饮食甘美，前后判若两人，中气增减的关系也。**"《圆运动的古中医学·古方中篇·大黄䗪虫丸证治本位的意义》言："**人身中气旋转，经气升降。灵通流利。一气循环。百病不生，是曰平人。**"

彭子益认为，中气为人身运动之枢机，而肾气又为中气运动之基始，正如他在《圆运动的古中医学·古方下篇·肾气丸证治描论的意义》言："**肾家水火二气，水气多于火气为顺。缘人身中气，为人身整个运动之枢机，肾气为中气运动之基始。**水气多于火气，火藏水中，乃能生气。若火气多于水气，水气不能包藏火气，火气遂直冲上越，运动遂灭。……**肾为一身之本，中气为人身之生命，肾中之气又为中气之生命。**凡老人八九十岁，夜不小便，眠食精神如常。此必平日保养肾家之效。"

（2）"中气"与发病原理及病理表现

①"中气"与发病原理

彭子益认为，中气虚而不能运化四维，因此人体生病。正如他在《圆运动的古中医学·古方上篇·小建中汤证治本位的意义》中所言："**木火金水俱病，中气之虚极矣。中气虚极，不能运化四维，故病如此。**"又如《圆运动的古中医学·古方上篇·当归生姜羊肉汤证治本位的意义》所言："肝经因寒不升，而现寒疝等病。此等病都不能食者，**四维不能运动，中气因以不足故也。**"而中气滞涩亦可导致疾病，如《圆运动的古中医学·古方中篇·大黄䗪虫丸证治本位的意义》所言："此治干血形质病之法也。……若是内有干血，肝经失养，气脉不通横滞于中，脾不能开，胃不能降，故腹满而不欲食。内有干血，故羸而肌肤如鳞甲之错落，肝窍于目，肝经枯故两目黯黑。**此时中气滞涩极矣。**如不将干血磨化，经脉愈滞愈涩，中气愈滞愈减，中气消尽，人遂死矣。但磨化干血，宜缓不宜急，更宜顾着中气。"

②"中气"与病理表现

彭子益认为，中气旋转停顿，就会导致身体四维升降的失常或者逆行，进而出现各种病理表现，他在《圆运动的古中医学·古方上篇·理中丸证治本位的意义》所举例而言"上部之气，不能右降，则头痛。下部之气，不能左升，则行动无力。而实由于**中气虚寒，不能运化于中所致**。中气虚寒，所以胃土之气上逆，而作吐；脾土之气下陷，而作泻也。中轴的旋转停顿，四维的升降倒作，圆运动成了不运动。故上下左右俱病。"由此可见，头痛、乏力、虚寒、吐、泻等病理表现，皆与"中轴旋转停顿，四维的升降倒作，圆运动成了不运动"有关，此为所有疾病的根本原因。

（3）"中气"与中医治法

①"中气"与治法原理

彭子益认为，治病的原理在于恢复中气如轴，四维如轮，轴运轮行的功能，从而使气机升降复常，人即病愈而恢复健康。正如他在《圆运动的古中医学·古方下篇·理中汤证治推论的意义》中所言："**中气如轴，四维如轮，轴运轮行，寒热和合，燥湿交济，风静木荣，病遂愈焉。**河图四象之中，皆有中气。所以中气运化，四象自然调和也。"又如《圆运动的古中医学·古方下篇·葶苈大枣泻肺汤证治推论的意义》中言："人身十二经，皆根源于中气，中气左旋右转，经气左升右降。升降不乖，是为平人。当升者不升，当降者不降，是为病人。经气的升降失常，因于中气的旋转不旺。**要升经气，必调助中气。所以中气如轴，经气如轮。**甘草大枣，补益中气、治各经的药有中气的药在内，则轴运轮行，气化自和。甘草和百药的化，其实就是甘草补中气的意思。用药治病，须先认定是何原理，用药方有着落，不可含糊。"

②"中气"与治法应用

A. "运轴行轮之法"

彭子益认为，中医治法中有运轴以行轮之法，如专治中气的理中丸，即为此法，如他在《圆运动的古中医学·古方上篇·理中丸证治本位的意义》中所言："**此人身上下左右俱病。不治上下左右，只治中气之法也。**……此方白术燥中土之湿，干姜温中土之寒，参草补中气之虚。中土温运，胃经复下降之常则吐止，脾经复上升之常则泻止。胃气降则上部气降，头自不痛。脾气升则下部气升，自能行动。**中气运而整个升降复，是以诸病皆愈也。**此土气湿寒之下泻，小便必不利也。中土湿寒，运动停顿，木气不能疏泄，故小便不利。……人身中气如轴，四维如轮，轴运轮行，轮运轴灵。**中医之法，运轴以行轮之法，**运轮以复轴之法，轴轮并运之法而已。**此方（理中丸），运轴行轮之法。**"

B."轴轮并运之法"

彭子益认为，中医治法中有轴轮并运之法，如肺降润金与补中气同用的麦门冬汤即为此法，如他在《圆运动的古中医学·古方上篇·麦门冬汤证治本位的意义》："此治肺经金气不降之法也。**平人中气旋转，肺气下降，故不咳嗽。**肺降金收，故火不上逆。火降则气降，故不上气。气降生津，故咽喉清利。……方用炙草以补中气，粳米大枣人参以补中生津，麦冬以润肺燥。肺气逆者，胃气必逆，故用半夏以降胃气之逆。肺降津生，收敛复旧，故诸病皆愈。**……治肺金之燥之药，只麦冬一味，而中气之药，如此之多。**因中气如轴，四维如轮，轴运轮行，本乎自然。**必以中气药辅肺金之药，肺金乃能降耳。**且土为金母，补土以生金，圆运动之力更速。**此轴轮并运之法。**"又如降胆木与补中气同用的小建中汤，亦为此法，他在《圆运动的古中医学·古方上篇·小建中汤证治本位的意义》中言："**此治胆经相火不降之法也。**虚劳者，气血皆虚，劳极困乏之意。里急腹痛者，胆木不降则肝木不升，郁而不舒，冲击作痛也。肝胆的肉质，俱在身右。肝经胆经的作用，则胆经作用在右，肝经作用在左。**必胆经相火下降之气，藏于少腹。然后发生肝经作用。**胆经作用在右降，肝经作用在左升也。言肝胆必称肝木胆木者，木本生火。**胆木降生相火，肝木升生君火。**人身肝胆，秉造化的木气而生，所以肝胆之病，属木气之病。……此病全胆经甲木不降，克伤中气，相火上逆，烧灼肺液，腠理瘀塞而起。故方中**重用芍药，以降甲木敛相火而通腠理。**重用饴糖，以养津液，并**用炙草姜枣以补中气而调荣卫。**甲木乙木本是一气。甲降则乙升，故重用芍药以降甲木，轻用桂枝以升乙木。木调土运，肺降津生，火降归根，中气转旺。经气之升降既复，木不克土。脾胃气和，饮食加增，气血充足，故虚劳诸病皆愈。……降胆经**必重用中气药，中气旋转则四维升降也。建中气必降胆木，四维升降则中气旋转，中气生于相火也。此轴轮并运之法**。"

C. "运轮复轴之法"

彭子益认为，治法中有使四维之运动圆而生中气，即运轮复轴之法，如温补肝经而使木升的当归生姜羊肉汤即为此法，如他在《圆运动的古中医学·古方上篇·当归生姜羊肉汤证治本位的意义》中言："此治肝经木气不升之法也。**肝经木气者，生气也**。温暖滋润，则生气充足，条达上升，而化心火。如不温暖滋润，则肝阳下陷，生气下郁，而病寒焉。……**肝经因寒不升，而现寒疝等病。此等病都不能食者，四维不能运动，中气因以不足故也。人身中气旋转，则四维升降。四维升降，则中气旋转**。凡病愈的结果，在**四维升降，而中气复原。中气复原，生命乃能复原**。古方之有补中药者，直接补中之法。无补中药者，皆调理四维升降，以复中气之法。**此方当归生姜羊肉温补肝经，使其上升。即是调理四维之升降，以复中气之法。四维之运动圆，则生中气是也。此运轮复轴之法**。"又如通过木升金降、火水交济而使中气健旺的肾气丸，亦为运轮复轴之法，他在《圆运动的古中医学·古方上篇·肾气丸证治本位的意义》中言："**此治肾经水气不升之法也。肾水者，人身津液之存于下部者也**。津液来源，在于肺金。津液消耗，在于肝木。肾水主藏，肝木主泄。木气疏泄，则生风气。消渴者，肾水被风消耗，水气不能养木。风气愈增，且消及肺家津液也。肺液被消，故渴。……方用地黄润木气，调疏泄，而保水气。薯蓣补金气，助收降，而生水气。茱萸敛火，丹皮清热，苓泽除湿。湿者，木金升降不遂，土气郁而为湿也。用附子补水中之火以培木气之根也。用桂枝，达木气之郁也。水火俱足，木气得根。故风平渴止，小便照常，诸病皆愈。**水中火足，则生木气。水中有气，则木气上升。木气上升，则疏泄自调**。……造化之气，春木主升，秋金主降。木升生火，火气又随秋金而降入水中，金降生水，水气又随春木而交入火内。**木升金降，火水交济，四维既圆，中气自旺。人与造化同气，无病之人的气化，即是一个肾气丸。**病此病者，病此病者，服此方后，病愈身安，精神爽健，饮食增加。**即是四维的升降既已复旧，中气的旋转，因而照常也。此运轮复轴之法。"**

D. "磨化干血，兼顾中气"

彭子益认为，治法中有磨化干血兼顾中气而使圆运动升降复常的方法，如磨干血之药与补中气之药同用的大黄䗪虫丸即为此法，如他在《圆运动的古中医学·古方中篇·大黄䗪虫丸证治本位的意义》："此治干血形质病之法也。**人身中气旋转，经气升降。灵通流利。一气循环。百病不生，是曰平人。**若是内有干血，肝经失养，气脉不通横滞于中，脾不能开，胃不能降，故腹满而不欲食。内有干血，故羸而肌肤如鳞甲之错落，肝窍于目，肝经枯故两目黯黑。此时中气滞涩极矣。如不将干血磨化，经脉愈滞愈涩，中气愈滞愈减，中气消尽，人遂死矣，**但磨化干血，宜缓不宜急，更宜顾着中气。**……此方用大黄、䗪虫、桃仁、干漆、虻虫、水蛭、蛴螬，磨干血也。血干则气滞，杏仁以疏气滞。血干则生热，黄芩、芍药以清血热。血干则枯结，地黄以润枯结。以上各药，皆须以中气以运行，故用炙草以补中气。**干血磨去，经脉自和，中气旺而升降复其常，斯病去而人安也。**此等病症，内而脏腑，外而经络，以至皮肤，干枯滞涩，劳伤羸瘦。所以不死者，仅一线未亡之中风耳。非**磨化干血，不能使中气复新，非中气复新，不能新血复生，此方妙在磨干血之药，与补中气之药同用。**尤妙在每服只五七丸。不曰攻下干血，而曰磨下干血。所以徐俟本身运动，自然回复也。"

E. "相火降则中气运"

彭子益认为，治法中有降相火以运中气的方法，如降甲木敛相火与补中气甘温之味同用的小建中汤即为此法，如他在《圆运动的古中医学·古方下篇·小建中汤证治推论的意义》所言："此方重用芍药名建中者，**中气生于相火，相火降于甲木故也。相火降则中气运，中气运则相火降，交相为用，其机甚速。**芍药专降甲木而敛相火。性寒味苦，如不与饴糖姜枣桂枝甘温之味同用，将苦寒之性化合，必伤土气而败相火。

造化之气，地面之上的少阳相火，降于土下，藏于水中，远为一年之根，近为中气之本，人身亦尤是耳。故降甲木以敛相火，为治虚劳之大法，为建中气之关键。胆经与相火关系全身，可谓大矣。……虚劳之病，至于如此情形，可谓重矣。**治法不独降胆经相火以建中气，此五行之妙也。**中气在二土之间，胃土喜清降，脾土喜温升。胆经相火下降，则胃土清降而脾土温升。二土升降，中气自任。尤妙在饴糖白芍合用重用。"

F. "养起肾气，以生中气"

彭子益认为，肾气即元气也，为中气之根，养起肾气而能生中气，因此于水中补火以生气的肾气丸即为此法的应用，正如他在《圆运动的古中医学·古方下篇·肾气丸证治描论的意义》："经方于五行皆有直接治法，惟肾水无道直接治法。**治肾水之法，薯蓣补肺地黄滋肝之法。补肺金以益生水之源，滋肝水以杜耗水之路也。**其实凡润肺滋肝之药，皆能补益肾水。……此方补金润木滋肾水，又用附片温肾水。凡阴液不足，而肾阳又虚之病，总以此方为大法。……补金以培生水之源、润水以杜耗水之路，肾水有生而无耗、故肾水足也。再**于水中补火，水中有火，则生气。此肾气二字之起源也。肾气者，元气也，中气之根也。**……肾家水火二气，水气多于火气为顺。**缘人身中气，为人身整个运动之枢机，肾气为中气运动之基始。**水气多于火气，火藏水中，乃能生气。若火气多于水气，水气不能包藏火气，火气遂直冲上越，运动遂灭。此方附子极少，山药地黄丹皮茱萸独多，即是此理。……**如老人肾气受伤，食入仍吐，即宜服肾气丸，养起肾气，以生中气，乃愈。肾气丸治脑鸣特效，脑髓即肾精也。**"

G. "调和营卫，四维升降，则生中气。"

彭子益认为，通过调和营卫，可使四维升降，进而生中气，如黄芪五物汤即用此法，如他在《圆运动的古中医学·古方下篇·黄芪五物汤证治推论的意义》："此病血痹身体不仁，乃形之病，**方中只用调和荣卫之药。**荣卫流通血自然不痹，身体自然灵活也。如其舌有腻苔，须兼清理胃滞，加神曲半夏槟榔之类。如血痹已久，须兼活血，加桃仁红花之类。如津液枯涩，干姜辛散亦不用。甘草横滞亦不宜用。宜加冰糖以助中气，则芍药得甘味相和。奏功必较易也。**荣卫之气流通，其力极大。每当夜半阳生之时，与天明阳动之际，病人身体常有感觉。如有一次由四维运动归到中脘，病必大愈。盖四维升降，则生中气。中气有力四维愈能升降之故。**……人身整个圆运动得气，称曰荣卫。荣卫二字乃气行的地位与作用不同之名称。荣主疏泄作用，卫主收敛作用。荣主血液，卫主腠理。荣主身左，卫主身右。其实人身整个圆运动，是分析不开的。今分析言之，因病机的关系，各有分析的着落也。荣卫关系最大，莫如外感。外感的病，汗出乃愈。**荣卫和则汗出，病乃荣卫分也。荣卫为人身整个圆运动，职司在肝肺，枢机在中气，根源在两肾。**所以外感之病，有调和荣卫而愈者，有调和肝肺而愈者，有补中气而愈者，有补两肾而愈者。**黄芪五物汤的荣卫关系，腠理与血液的关系也。**……**黄芪五物汤，治整个荣卫败坏，不惟运动不圆，致全身血痹之病。**"

3. "中气"与现代科学相参

（1）"中气"与人体生命过程

彭子益认为，人体与外在空气的交换的呼吸过程，即为中气旋转的过程，中气右转，空气吸入；中气左旋，空气呼出，中气旋转不已，人体即呼吸不已，直到生命终结时，中气旋转停止，呼出不吸，人即死亡。正如他在《圆运动的古中医学·生命宇宙篇·现代科学的证明》所言："婴儿产生之后，必经呱呱一声。此一声，即大气由鼻孔压入肺脏，肺脏肉质扩张成海绵体之时。**大气压入肺脏，通达全身，与本身中气感召，中气遂旋转起来。中气右转，大气吸入。中气左旋，大气呼出，中气旋转不已，大气即呼吸不已。直至大年尽时，中气旋转终了，呼出不吸，然后人死。**此大气即生命之证据也。人的生命，始于一吸，终于一呼。呼而不吸，所谓断气。"

（2）"中气"与植物

彭子益认为，植物之所以能输送养分和水分上下交通，靠的就是中期的旋转升降，正如他在《圆运动的古中医学·生命宇宙篇·现代科学的证明》所言："地面之际，为造化的中心。大气的升降，在此交汇。树株种子，秉升降交会的大气以发芽。**大气旋转升降，将此种子，搓挪**

而成此旋转相抱之环形。即圆运动的造化的中气现象。即造化工作之结果也。根干之间的树瘤，即此环形已老之状态，导管输送水分上升，筛管输送养分下降。水分水也，养分火也。**水能上升，火能下降，非造化圆运动的中气的力量，其谁能之？**……人生乃一温润之体。水气升入火气之中则润，火气降入水气之中则温。然非中气旋转于中，水火不能升降于上下也。所谓中气如轴，四维如轮。观于植物个体的运动，可悟人身个体的运动，可悟造化个体的运动。"

（3）"中气"与季节变化

彭子益认为，人体在立秋以后身体健壮结实，而在立春后疲软困乏，其原因在于地表阳气的升降而使人体阳气出现虚实之不同，正如他在《圆运动的古中医学·生命宇宙篇·现代科学的证明》所言："**吾人于交秋之后，身体结实，精神充足。于交春之后，身体疲软，精神困乏。秋后地面上的阳气，降入地面之下。人身上部的阳气，降入中气以下。春后地面下的阳气，升出地面之上。人身下部的阳气，升出中气以上。造化个体，秋后中下阳实。春后中下阳虚。阳气入土则实，阳气出土则虚。中下为造化之本，人身个体亦复如是。**"

（4）"中气"与生理解剖学

彭子益认为，大自然的中气在地平面，细胞的中气在细胞核，人身的中气在胸脐之间的胃，正如他在《圆运动的古中医学·生命宇宙篇·现代科学的证明》所言："造化的中气在地面上下之际，细胞的中气在核，**人身的中气在胸脐之间，胸脐之间，胃也。**圆运动学，是中气万能的。大气呼吸枢机在胃。肺为呼吸的官能，中气为呼吸的主使。**饮食的消化在胃。饮食化血，呼吸化气，分布各脏，已达全身的动力亦再胃。胃者，中气之位也。**吾人胃脏健强，各脏皆强。胃脏如坏，各脏皆败。治各脏之病的药，皆由胃脏输运已达各脏。非各脏的神经结皆通胃中，如何能由胃已达各脏乎。此中气所以为万能也。……**科学家谓成人的血液，一小时行六百八十七英里。运行之速，莫如圆运动。圆运动必有中力。中医学中气如轴，四维如轮。**非各内脏的神经结皆通胃中，运动哪能迅速如此。此中医学中气如轴，四维如轮的科学证明也。"

（5）"中气"与细胞学

彭子益认为，细胞核为细胞的中气，细胞的分裂即为中气的运动，正如他在《圆运动的古中医学·生命宇宙篇·现代科学的证明》所言："阴阳二气，交合运动则成细胞。圆运动的古中医学，视人身个体只是一个细胞耳。细胞膜者，个体外维也。螺旋网状者，各脏腑经络的升降也。**细胞核者，中气也。**将一个细胞切为两半，无核的一半，立刻死灭者，无中气也。有核的一半，仍能回复成一整个的细胞者，中气运动，能生四维也。一个细胞分裂为二者，中气运动，细胞增生也。无数细胞，集合而成人的个体者，中气分布也。无数细胞的物质能力与运动的规则，仍与最初的一个细胞无异者，人身是一个河图，无数个细胞，仍是一个河图也。一个造化的单位，只是一个河图，只是一个细胞耳。"

（6）"中气"与土壤学

彭子益认为，土壤为大自然中阳气升降交会的位置，即中气所在，人应该居住在平地田野中更为健康，正如他在《圆运动的古中医学·生命宇宙篇·现代科学的证明》所言："许土壤而有如许之多的生物元素者，**土壤为大气升降交会的中气之所在。中气之所在，乃生命之所出也。**常见种旱地麦的两家人。一家三日锄土一次，一家总共只锄土一次。到了收获的时候，三日一锄的比只锄一次的多收麦七八倍。因三日一锄的，土质轻松，地面上的热力容易降下去，地面下的水分容易升上来。地面之际，乃大气升降制造中气之处。**升降密则中气旺，中气得的多，故生命力多，所以收获多。**只锄一次的，土质缪固，大气的升降不能迅速，所造成的中气减少，所有收获减少也。如将三日一锄的土壤，用化学化验，或不止有三十六种生物的元素，亦未可知。造化生命的中气，时时不同，所以人的清浊寿夭，人的灵愚贤蠢，亦各不同也。**吾人居住楼房，不如居住平地健康，居住水门丁建筑的市场，不如居住野地健康。一离大气圆运动中气的中心近，一离大气圆运动中气的中心远也。一则中气少，一则中气多也。**人身触电，速用黄土调水敷身，可望救活。任何毒物，埋于土中，其毒自消。**造化之中和，在土壤之际也。此宇宙大气的中气在地面之际的土中的科学证明也。"

4. 彭子益"中气"学说学术思想总结

从以上的总结梳理中可以看出，彭子益在其代表作《圆运动的古中医学》中提及"中气"合计 421 处，根据上下文分析，彭子益将"中气"一词的概念在原有"中焦脾胃之气"基础上，升级为"统摄五脏六腑主导气机升降的枢纽"，并延伸为"生物的生命核心"的含义。他认为"人之有生，先有中气，后有四维。中气如轴，四维如轮，轴运轮行，轮运轴灵。"中气犹如车轴，其他四行的升、降、浮、沉犹如车轮，这与黄元御的见解一致，且进一步发挥应用。"中气者，阴阳互根，五行运化，六气调和，整个圆运动的中心之气也。"中气的生成与阴阳、五行的升降运动有关，是圆运动的中心。在此基础上，结合生理学、物理学、细胞学等近现代科学内容以论述"中气"的作用，提出"造化的中气在地面上下之际，细胞的中气在核，人身的中气在胸脐之间，胸脐之间，胃也。"并认为"中气"是生物的生命核心"中气者，生物之生命也。"圆运动学说核心观点是"中气如轴，四维如轮"，因此圆运动学说最核心的部分在于对脾胃中气的重视，中气学说是彭氏圆运动学说最主要的内容。[35]

彭子益"中气"一词概念既上承《内经》"重中"思想，又在黄元御"中气"理论的基础上有所发挥，充分体现了中医学名词概念的继承性和创新性。

第八节　现代中医学工具书对
"中气"一词的解释

一、《中医大辞典》对"中气"的解释

"中气……①泛指中焦脾胃之气和脾胃等脏腑对饮食的消化运输、升清降浊等生理功能。②指脾气。脾气主升，脾虚下陷可发生脱肛、子

宫脱垂等病症，用补益中气的方法治疗，补益中气就是补脾和升提下陷的脾气。③运气术语。指中见之气。《素问·至真要大论》：'是故百病之起，有生于本者，有生于标者，有生于中气者。'《类经》：'中气，中见之气也。如少阳厥阴互为中气，阳明太阴互为中气，太阳少阴互为中气，以其相为表里，故其气互通也。'④病证名。类中风类型之一，即气中。《证治要诀》卷一：'中气因内伤气逆为病，痰湿昏塞，牙关紧急，但七情皆能使人中，因怒而中尤多。中气之状，大略与中风同，风与气亦自难辨。'"[36]

二、《中医药常用名词术语辞典》对"中气"的解释

"中气，气的一种。①中焦脾胃之气。脾胃对饮食物的消化、吸收、转输、升清降浊等生理功能。饮食物的消化、吸收等过程是在脾、胃、小肠的共同作用下完成的。这一过程可用脾的升清、胃的降浊概括。脾气宜升，胃气宜降。脾气升则水谷精微得以输布；胃气降则水谷及糟粕得以下行。若中焦脾胃之气升降失常，就会导致饮食物的消化、吸收和排泄糟粕等环节障碍，除一方面吸收水谷精微，化生气血上输心、肺、头目。另一方面升举内脏，使其保持在一定位置而不致下垂。中气不足，升举无力，则可出现眩晕、神疲乏力、泄泻，甚则脱肛、内脏下垂等病五运六气。出《素问·至真要大论》。中症。②中见之气。③疾病。见《证治要诀·卷一·诸中门》，中气（zhòng qì），属类中风之气中。多由七情郁结或怒动肝气、气逆上行所致。"[37]

196

三、《中医辞海》对"中气"的解释

"中气……中医术语。①泛指中焦脾胃之气和脾胃等脏腑对饮食的消化运输、升清降浊等生理功能。脾胃活动产生了中气，中气又支持了脾胃活动。其生理作用是腐熟和运化水谷，化生营养精微。由于全身各脏腑组织的功能活动，都有赖于脾胃所化生的精微支持，因此称脾胃是

'气血化生之源'，为'后天之本'。如果脾胃功能减退，中气不足，气血化生无力，生命活动也就衰减乃至停止。《素问·太阴阳明论》说：'四肢皆禀气于胃，而不得至经，必因于脾，乃得禀也……故太阴为之行气于三阴。阳明者，表也，五脏六腑之海也，亦为之行气于三阳。'综上所述，中气是概括脾胃之气而言，以其位于中焦，能溉四旁，故以'中气'名之。②指脾气。脾气主升，脾虚下陷可发生脱肛、子宫脱垂等病症，用补益中气的方法治疗，补益中气就是补脾和升提下陷的脾气。③运气术语。指中见之气。《素问·至真要大论》：'是故百病之起，有生于本者，有生于标者，有生于中气者。《类经》：'中气，中见之气也。如少阳厥阴互为中气，阳明太阴互为中气，太阳少阴互为中气，以其相为表里，故其气互通也。'④病证名。类中风类型之一，即气中。《证治要诀·卷一》：'中气因内伤气逆为病，痰湿昏塞，牙关紧急，但七情皆能使人中，因怒而中尤多。中气之状，大略与中风同，风与气亦自难辨。'"[38]

四、《中国医学百科全书·中医学》对"中气"的解释

"中气，即中焦脾胃之气，乃脾胃功能活动的总称。脾胃活动产生了中气，中气又支持了脾胃活动。其生理作用是腐熟和运化水谷，化生营养精微。由于全身各脏腑组织的功能活动，都有赖于脾胃所化生的精微支持，因此称脾胃是'气血化生之源'，为'后天之本'。如果脾胃功能减退，中气不足，气血化生无力，生命活动也就衰减乃至停止。《素问·太阴阳明论》说：'四肢皆禀气于胃，而不得至经，必因于脾，乃得禀也……故太阴为之行气于三阴，阳明者，表也，五脏六腑之海也，亦为之行气于三阳。'李东垣《脾胃论·脾胃盛衰论》亦说：'脾禀气于胃，而浇灌四傍，营养气血者也'。《脾胃论·饮食劳倦所伤始为热中论》说：'人以胃气为本，盖人受水谷之气以生。'综上所述，中气是概括脾胃之气而言，以其位于中焦，能溉四旁，故以'中气'名之。"[39]

五、《中医名词考证与规范》对"中气"的解释

"［中文名］中气。［英文名］middleqi。［注释］又称'脾胃之气'。中焦脾、胃、小肠对饮食水谷的消化、吸收、转输、升清降浊等生理功能。"[40]

六、《中医基础理论》对"中气"的解释

"胃气……指脾气与胃气的合称,又称'中气'。中气的盛衰影响着整个消化系统的机能,关系着机体的营养来源,乃至于人体生命活动的强弱与存亡。"[41]

七、《中国中医药学主题词表》对"中气"的解释

"中气'属气'又称'脾胃之气'。中焦脾、胃、小肠对饮食水谷的消化、吸收、转输、升清降浊等生理功能。"[42]

八、《中医药学名词》对"中气"的解释

"中气又称'脾胃之气'。中焦脾、胃、小肠对饮食水谷的消化、吸收、转输、升清降浊等生理功能。"[43]

第九节　中医学"中气"概念
发展演变源流总结

中医学早期经典著作如《内经》《伤寒杂病论》等的成书过程中受先秦诸子百家哲学思想的影响,由此建立了既与古代哲学相互融通又独

立完整的中医学基础理论体系，中医学名词术语的概念与古代哲学经典中的名词概念既相互融通而又有所区别。战国至秦汉时期古代哲学中"中气"一词的含义主要指"阴阳中和之气"，同时期中医学经典著作"中气"一词的含义在此基础上有所变化和发展，具多重含义。

战国至秦汉时期的中医学著作《内经》《伤寒杂病论》在载录"中气"一词时，其含义虽然有：中焦脾胃之气、运气学术语（指"中间之气"或"天气"）、皮肤内的经络之气、体内五脏的真气、二十四节气等5种含义，但其主要含义为指"中焦脾胃之气"和"运气学说术语"两种。"中气"意为运气学说术语时，指"中见之气"和"天气"，在《内经》中用来阐述六气标本论的运气学说思想。"中气"意指中焦脾胃之气时，《内经》中多用来描述与"中气"相关的症状以及阐释脾胃的生理功能和病机，包括中焦脾胃湿气、中焦气实而厥逆上气、中气耗竭而肝伤血枯、肠痹病中气喘争、中气不足而导致肠鸣、针刺适当所导致中气不足等；《伤寒杂病论》则用"中气"一词指代中焦脾胃之气，描述其具有运化水谷的生理功能，三焦生理功能的正常皆有赖于"中气"之调和。

晋隋唐时期中医学代表著作如《脉经》《针灸甲乙经》《诸病源候论》《黄帝内经太素》《备急千金要方》《千金翼方》等原文载录"中气"一词共计23处，除杨上善《黄帝内经太素》6处引用《内经》原文词义不变及2两处指类中风的一种病症类型以外，其余15处含义皆指"中焦脾胃之气"。由此可见，从《内经》时期到隋唐时期，在中医学经典著作中"中气"一词的概念除指代运气学术语、病症名称等固定名词以外，在用于阐述脏腑功能、病因病机、治则治法、治法方药等内容时，已经逐渐淘汰"经络之气""五脏真气"等含义而归为"中焦脾胃之气"这一种解释，"中气"一词的概念经历了由博返约的过程。

在唐代以前，"中气"作为一个独立的中医学术语名词的含义主要有有如下10种：①中焦脾胃之气，具运化水谷、代谢水液之功能；②胸中肺气；③体内五脏的真气；④体内脏腑之气；⑤皮肤内的经络之气；⑥胃肠之气；⑦病证名，指类中风类型之一，即气中；⑧病证名，指胸膈中之积气的病证；⑨运气学术语，指中见之气或天气；⑩二十四节气内容，十二节、十二中气合为二十四节气。通过对唐代以前中医学著作中"中气"概念的梳理，可见"中气"指代运气学术语、二十四节气、病证名称等特有名词的频率较低，而用于指代胸中、胃肠、经络、脏腑等身体内部之气，则需在前后文在语境中理解，所引用频次亦不高，综合来看，唐以前中医学"中气"的主要概念为中焦脾胃之气。

中医学自古一脉相承，唐以前中医药学著作中"中气"的认知对后世医家的影响深远，其后中医学代表著作如金元时期李东垣《脾胃论》《兰室秘藏》《内外伤辨惑论》、朱丹溪《丹溪心法》、罗天益《卫生宝鉴》，明代周慎斋《慎斋遗书》、吴昆《医方考》、徐春甫《古今医统大全》、张景岳《类经》《景岳全书》，清代尤在泾《金匮要略心典》、吴鞠通《温病条辨》、黄元御《四圣心源》、张锡纯《医学衷中参西录》、彭子益《圆运动的古中医学》等，皆遵唐代以前广泛认同的解释，在载录"中气"一词时，取其含义为"指脾胃之气"。并在此基础上进行了进一步的发挥。尤其是金元时期李东垣由此而创立脾胃学说，并创甘温补气之法而为"中气下陷"概念打下了基础。明代周慎斋"扶阳护胃"的学术思想。张景岳以脏腑功能阐述"中气"的生理病理，明确提出"中气下陷"的概念。至明代以前，中医学"中气"一词的主要含义还是指代"中焦脾胃之气"，对于其内涵的阐述主要停留在脏腑功能层面以论述中焦脾胃的生理功能和病因病机。清代尤在泾提出"中气如轴"的升降思想。黄元御形成了独特的"中气"学说，认为中气乃阴阳之间交感冲和的一气，中气升降则化生四象而成五行，土枢四象圆融而成之一气周流，以"中气"阐明了全身五脏六腑的气机升降之理。清末民初彭子益深层次解读中气学说为"中气如轴，四维如轮"的圆运动学说，并结合物理学、土壤学、电学、细胞学等近现代科学内容加以论述，且与临床密切结合，由此而形成了完备的"中气"理论，这于中医基础理论的构建、发展、演变、应用有着重要的意义。

纵观从战国至隋唐乃至近代各个时期中医学"中气"一词的概念的发展变化其含义经历了由博返约、累加递进乃至升华扩展的过程。中医学"中气"一词的概念在不同历史时期，不同文化背景，不同著作语境下，其含义不同，值得注意的是，其中某些汉字的在一定的语境下，读音会有所不同，其含义则完全相异。由此可见，中医学的名词概念在我国厚重的历史积淀下，其内涵具有明显的时代性，历代医家在引用和论述时，亦会在继承前贤的基础上有所发挥，充分体现出继承性和创新性。因此，我们在阅读中医学古代文献时，要把握时代特征，并结合上下文语境对其中的名词进行深度理解，如此方能准确解读古文的原义用于临床方能古为今用，此亦为中医学"守正创新"研究一个方面的具体体现。

第三章

《黄帝内经》"中气"理论研究

"中气"理论是中医学理论的重要组成部分，其学术思想最初来源于古代哲学"土居中央，调控四方"的"重中"思想和"左升右降，左旋运动"的升降理念，并在《黄帝内经》中与方位五行理论结合而构建成型。后世中医学的脾胃学说、气机升降理论、水火命门理论等均与"中气"理论渊源甚深，古代医家如李东垣、罗天益、周慎斋，张景岳、黄元御等，在临床实践中均强调"中气"的重要性，近代中医学家也对"中气"理论有不同侧面的论述及应用[44]。"中气"理论对于中医基础理论的构建、发展、演变、应用有着重要的意义。《黄帝内经》虽首先提出"中气"一词，却没有明确定义和集中的阐述，关于"中气"理论的论述分散在不同篇章之中，本文对《黄帝内经》"中气"理论的渊源进行系统整理，以期对中医理论、临床及科研工作有所助益。

第一节 《黄帝内经》"中气"一词含义

"中气"一词，首见于《黄帝内经》[45]。如《素问·脉要精微论篇第十七》："五脏者，中之守也。中盛脏满，气盛伤恐者，声如从室中言，是中气之湿也。"《灵枢·口问第二十八》："中气不足，溲便为之变，肠为之苦鸣。"《素问·痹论篇第四十三》："肠痹者，数饮而出不得，中气喘争，时发飧泄。"

《中医大辞典》的解释"中气"有四种含义[46]：①生理学名词。泛指中焦脾胃之气和脾胃等脏腑对饮食的消化运输、升清降浊等生理功能。②指脾气。脾气主升，脾虚下陷可发生脱肛、子宫脱垂等病症，用补益中气的方法治疗，补益中气就是补脾和升提下陷的脾气。③运气学术语。指中见之气。④病证名。类中风类型之一，即气中。《中医基础理论》教材在解释"气"的概念中并未直接论及中气，[47]惟在论述气陷时，认为中气为脾胃之气的合称或单指脾气，主要指其运化输布水谷精微于头目、心肺以营养全身及维持内脏恒定位置的功能。[48]

《黄帝内经》论及"中气"主要涉及中气的生理功能及病理症状和运气学说等，原文共有 10 处提到"中气"一词，分别为"中气不足""中气之湿""中气实""中气为化""中气竭""中气喘争""中气同法""中气乃实"（"中气不足"出现三次）。其中，对"中气"的解释以描述症状现象和阐释病因病机为主。[44]《黄帝内经》虽未给"中气"下明确定义，但从全文来看，"中气"主要指中焦脾胃之气对饮食的纳化输布、升清降浊等生理功能，为"五脏六腑"之本，是人体气机升降之枢纽，协调其他脏腑气机活动。[49]

第二节 《黄帝内经》"中气"理论渊源

《黄帝内经》成书过程中受到先秦诸子百家思想的影响，吸取了大量的古代哲学思想而建立了中医学自有的理论体系，《黄帝内经》"中气"理论也来源于古代哲学思想。[50]

一、《国语》《管子》《道德经》《周易》《河图》《洛书》中"土居中央，调控四方"的"重中"思想

五行学说的一个重要内容是重"土"思想，[51]五行学说的基本内容

是以木、火、土、金、水为核心的五大分类体系，其模式不仅包括五行地位平等，相生相克的生克五行模式；也包括"土"居中央而为尊，调控其他四行的方位五行模式，"木、火、金、水"分别对应四方"东、南、西、北"和四时"春、夏、秋、冬"，中土调控四行、四方、四时，即"土居中央，调控四方"以"中土"为贵的思想[52]。这种"重中"思想渊源可追溯至春秋时期，《国语·郑语》将"土"置于最重要的位置："先王以土与金、木、水、火杂，以成万物。"战国时期《管子》对"中土"与四方、四时的关系和配属做了详细说明："中央曰土，土德实辅四时入出，……春嬴育，夏养长，秋聚收，冬闭藏。"可见"土"行与其他四行"金、木、水、火"相合而成万物，其他四行所化生出的生、长、收、藏之气，皆赖"土"之化辅之功。先秦著作中的"中气"，多写作"冲气"。如通行本《道德经·四十二章》曰："道生一，一生二，二生三，三生万物，万物负阴而抱阳，冲气以为和。"《说文解字》解释"冲"字义为："涌摇也"，即事物运动生化的状态。"冲气"意为阴阳二气运动、交感的一种动态平衡状态。而马王堆汉墓帛书本《老子》（甲本）作"中气以为和"，这是"中气"作为独立名词出现的最早文献记载，[53]其意为阴阳中和之气，主气机的升降交感，是宇宙万物的生长运化之源。其中渗透着明显的"重中"思想。

《周易·系辞传》云："河出图，洛出书，圣人则之。"先秦时期的其他著作如《管子》《墨子》等也提到"河图""洛书"。"河图""洛书"为中华民族传统文化的根源，是古人认知并用以解释天地万物变化规律的工具[54]。河图之白圈代表天数、阳数，黑点代表地数、阴数，白圈加入黑点代表阳中有阴，黑点加入白圈代表阴中有阳，阴阳二气交合而化生万物，此即"一阴一阳之谓道"。[55]在河图中，生数始于"一"而终于"五"，复归于"中"；成数始于"六"而终于"十"，亦复归于"中"；各方生数加中宫"五"皆得各方成数；白圈黑点代表阴阳二气皆围绕中宫成漩涡形运动而不及中宫。[56]《尚书·洪范》中"天一生水，地二生火，天三生木，地四生金，天五生土"的顺序正是河图的五行生数顺序，在五行生之数的基础上，各自加五，即成为五行之成数。在洛书中，"五"位于中宫，无论横、竖、斜相加之和皆为"十五"，为中宫"五"之倍数，四隅之数与中宫"五"相乘之积皆为"十"之倍数；四正阳与四隅阴代表阴阳二气运动皆与中宫有关，阳数"一、三、五、七、九"与阴数"二、四、六、八"是经过中宫"五"作左旋（顺时针）的运动。[56]在"河图"和"洛书"中，都将"土"置于枢机中央，对于"中宫"都十分重视，体现了明显"重中"的思想。

由此可见，无论是五行概念形成之初，还是在其后五行学说的发展以及向其他文化领域渗透的过程中，以"土居中央，调控四方"的方位五行理论为基础的"重中"思想一直深受重视，[51]这为"重中"思想逐渐发展而融入《黄帝内经》中医学理论体系之中做好了铺垫。[57]

二、《河图》《洛书》中"左升右降，左旋运动"的气机升降理论

"河图""洛书"的数理顺序及其方位布阵模式，确立了"左升右降，左旋（顺时针）运动"的自然运动规律，此为气机升降理论的源头。按"河图"方位模式，当人面南背北而立时，所见太阳运行的立面轨迹为：自下（水）向左（木）而升至上（火），从上（火）自右（金）而降至下（水），其立面、平面方位与五行对应关系为：下—北—水，左—东—木，上—南—火，右—西—金，土居中央，调控四方。因此，根据太阳的运行轨迹，其五行顺序为：水生木、木生火、火生土、土生金、金生水，此即《春秋繁露·五行对》中所言的五行相生之序，为五行相生顺时针（"左升右降"）运行之理。"洛书"中，"奇数"为阳，其左旋（顺时针）的过程为一→三→九→七→一的循环，数值大小的增长和减少的过程对应一年之中自冬→春→夏→秋→冬的循环，自然界的阳气由衰渐盛（一→三→九）再由盛渐衰（九→七→一）的消长过程。"偶数"为阴，其左旋（顺时针）的过程为八→四→二→六→八的循环，数值大小的减少和增长的过程对应一年之中自立春→立夏→立秋→立冬的循环，自然界的阴气由盛而衰（八→四→二）再由衰而渐盛

（二→六→八）的消长过程。一、三、五、七、九为阳数，二、四、六、八为阴数，阴阳二气左旋（顺时针）而使阳长阴消则为"升"，阳消阴长则为"降"，升降斡旋，循环不止。"土（五）"居中央，其他四行按照木（东，左）、火（上，南）、金（右西）、水（下北）方位排布，"中土"为枢轴，调控其他四行，使其左升右降，围绕枢轴"中土"左旋（顺时针），构成天地阴阳的消长循环模式。体现了方位五行思想，使左（东）右（西）之木金升降，上下（南北）之水火交济。[52]"河图""洛书"的"左升右降，左旋（顺时针）运动"思想为《黄帝内经》提供了"中气"升降理论之典范。

由此可见，《国语》《管子》《道德经》《周易》《河图》《洛书》等古代哲学著作中，皆重"中土"，阴阳二气皆围绕"中土"运动，其他四行左升右降，强调了"土居中央，调控四方"的"重中"思想以及"左升右降，左旋（顺时针）运动"升降的理念，这为《黄帝内经》"中气"理论的建立奠定了基础。

第三节　《黄帝内经》"中气"理论与方位五行理论

一、方位五行理论概述

方位五行理论是以上古殷商以前的五方时空观为萌芽，经河图五行生成数成形，经《管子》《吕氏春秋》的发展完善，之后经《淮南子》提出医学五行五脏配属，最终被引入到《黄帝内经》中。[52]河图中体现的四时、方位五行观念，再结合五脏配属后，也就形成：中—土—脾—中央—每季最后十八天、左—木—肝—东方—春季、右—金—肺—西方—秋季、上—火—心—南方—夏季、下—水—肾—北方—冬季的时空五脏配属模式，五行之中，土居中央，调控其他四行；五脏之中，脾居中央，调控其他四脏的五行、五脏理论体系，也称为方位五行理论。有了这种配属关系作为基础，就可以很好的解释《黄帝内经》中，"脾为至阴"，"脾为孤脏"，以及其余四脏之太、少；阴、阳属性，更可以充分地理解被后世补土学派奉为经旨的"脾为诸脏气机升降之枢纽"的立论。[52]

二、方位五行理论对"中气"理论的启发和影响

《内经》"中气"理论与方位五行理论渊源甚深，中医对于五行脏象的论述将人体进行了分类，把季节、情志、时间、形貌、脏腑、方位、气象节令等天地历法气候自然条件进行了联系，并以五行学说来解释人体。在此应需重点阐明的是，此处所说的五行理论，是专指方位五行的理论，而非克生的那种形式。《内经》中基于中焦脾胃相关功能的"中气"理论与方位五行理论联系比较密切，如《素问·玉机真藏论》曰："脾脉者……灌四傍者也。"又提道："夫子言脾为孤脏，中央土以灌四傍。"再比如《素问·太阴阳明论》曰："帝曰：脾不主时，何也？岐伯曰：脾者土也。治中央，常以四时长四脏，各十八日寄治，不得独主于时也。脾脏者常着胃土之精也。土者生万物而法天地，故上下至头足不得主时也。"反映出方位五行"土"居中而调控四方、王四季的特点，突出了中焦脾胃的生理功能的重要性，以中焦脾胃为根本的思想在此处得到了充分的体现。而《素问·刺禁论》中明确提出"肝生于左，肺藏于右，心部于表，肾治于里，脾为之使，胃为之市"，也是对方位五行所对应的脏腑体系和生理功能的表达，体现出中土脾胃的受纳水谷运化气血的功能，而"中气"理论中的枢轴旋转的功能亦渊源于此。

《黄帝内经》"中气"理论受方位五行理论启发而建立，其理念与方位五行思想一脉相承。《黄帝内经》"中气"理论认为，脾胃属土，位于中央而灌溉四旁，主运化水谷，化生气血，滋养五脏六腑，并作为脏腑气机升降的枢纽，协调其他四时和四脏，为"五脏之本""六腑之大源"。脾胃充盛则五脏安和，脾胃受损则五脏不安，脾胃乃后天之本、气血生化之源。《黄帝内经》由此构建的"中气"理论，其理论渊源与

《道德经》《周易》《河图》《洛书》等古代哲学经典中之"土居中央，调控四方"的"重中"思想和"左升右降，左旋（顺时针）运动"的升降理念一脉相承。由此可以看出，"中气"理论深受方位五行理论的影响。

三、方位五行理论渊源与"中气"理论的关系

《黄帝内经》里论述的五行理论体系有如下两种：生克五行理论和方位五行理论。

生克五行理论中，五行各自地位是相同的，配属四时（四季）的关系为"土配季夏、长夏"。如，《灵枢·本神》《素问·风论》和《灵枢·经筋》中，论述季夏的经文共计4处；《灵枢》中共计2篇6处、《素问》共计8篇22处论述了长夏。季夏与长夏含义相同，五行归属于土。[52]

而方位五行理论和生克五行理论有所不同，分歧的根源是四时、五行的配属不同，方位五行理论认为五行中"土"为中央，其他四行"木、火、金、水"分别对应四方"东、南、西、北"和四时"春、夏、秋、冬"，中土调控四方和四时，即"土王四时"。这种描述在《内经》中总计5处。例如，《素问·玉机真藏论》里说，"夫子言脾为孤藏，中央土以灌四傍"；又云，"脾脉者土也，孤藏以灌四傍者也。"此处孤藏、四旁等表述，均和崇尚中央，土王于四季相关。又如，《素问·太阴阳明论》中说："帝曰，脾不主时，何也？岐伯曰：脾者土也，治中央，常以四时长四藏，各十八日寄治，不得独主于时也"，《素问·刺要论》里说："脾动，则七十二日；四季之月病，腹胀烦满，不嗜食"。这两段经文具体说明了土王于四时的含义。[52]《素问·刺禁论》里说"肝生于左，肺藏于右，心部于表，肾治于里，脾为之使，胃为之市。"这段经文说明了土居中央，以灌四傍的思想，强调中焦脾胃的运化功能是全身脏腑运转的枢纽。

《内经》中虽然生克五行模式的论述有很大比例，但却很难说明所

有的藏象问题。比如，《九针十二原》中，"脾为阴中之至阴"；《太阴阳明论》中"脾不得独主于时也"；《六节藏象论》中五脏的太少阴阳属性；《玉机真藏论》中"脾为孤脏"，等论述不能以生克五行理论解释，但是以方位五行理论去理解就会迎刃而解[52]。

因此，方位五行理论对《黄帝内经》中医基础理论具有重要的影响，这里面包括"中气"理论，而对于《黄帝内经》方位五行理论渊源的梳理，有助于对"中气"理论的理解。

（一）五方说及古人时空配位图式的初步形成

上古时期朴素的时空配位观念是方位五行形成的基础和重要因素，五方概念的出现，四时变化的观察，以及两者的结合，逐渐形成了朴素的时空观[58]。在这一时空观的延展下，逐渐结合时令变化、物候变化，形成了时空配位图式，这一点已经由对甲骨文的相关研究证实。例如，商朝武丁年代之《京津》520 牛脚骨（《甲骨文一百年》，杨升南、王宇信主编）便有以"析"来命名春季；以"夹"来命名夏季；以"夷"来命名秋季；以"勹"来命名冬季[59]。可以看出，殷商时期，古人已经把季节、气候等等多种现象一起联系观察总结，不仅有了对四风、四方之概念规律的分析记录。而且逐渐发现四方、四时是一个整体，开始逐步形成时—空—物候—人文统一的配位图。[52]

《尚书·尧典》里描述了四方、四季变化的测定方法，体现了四时四季的密切联系，组成东—春、南—夏、西—秋、北—冬的配属关系，并且将人事、物候、星象、太阳运行、季节、方位多种因素密切联系，形成了时、空、生物统一的配属图，初步形成天人合一理念的雏形。[52]

《夏小正》[60]是通过观象来定时来确定时节的。具体就是观察黄昏时北斗星斗柄的指向来将时令、天象、农事活动、动植物生长等因素统一起来观察总结，形成天人合一的整体观的雏形。《鹖冠子·环流》[61]中，同样有相似的描述，其中云，"斗柄指东，天下皆春；斗柄指南，天下皆夏；斗柄指西，天下皆秋；斗柄指北，天下皆冬。"因此古人通过北斗七星的斗柄的方向在四时的不同转变，来观测四时[52]。

《尧典》《夏小正》代表的年代，人们逐渐形成了时空统一观和天人合一观的雏形，并在这种观念的指导之下，将繁复的世界现象归类总结，形成有秩序的图式，这些正是方位五行学说的起源之一。这时的时空配属图，尚无"中"和"土"的概念。[52]

（二）方位五行模式的确定

方位与五行的方位配属关系最早在河图中明确地表达出来。《易经·系辞》中有关于河图的最原始的载录，先秦时期的其他著作如《管子》《墨子》等书也提到河图洛书。从河图衍生出来的诸多论述来看，河图中的五行理论强调了"土居中央，调控四方"的理念。河图的表述方式与方位结构关系在于河图中的数，即五行生、成之数。五行的生之数，和五行之排列顺序相关。《尚书·洪范》中的"天一生水，地二生火，天三生木，地四生金，天五生土"的顺序正是河图的五行生数顺序，在五行生之数的基础上，各自加五，即成为五行之成数。把五行的天地生成之数，按方位填充于平面上，就是河图的形式。[52]

但这时候的河图尚没有配属五脏，只是体现了中央控制四方的方位五行模式。河图在后世的演化发展中，其时空配属皆以土居中央、不独主时，其他的四行则各主一时、一方，而且体现出左—右、木—金、东—西交并，上—下、水—火、南—北相济的特点。[52]

（三）《管子》中的五行配属及时空世界观

《管子》中以"气"为论述基础，将天地自然以阴阳、五行进行配属分类，把五行、四时、五方经行对应配属，演化出涵盖天地自然万物的五行配属模式。如《幼官》中，以东、西、南、北、中五个方位，配属一年之中的五个时节及相应的事物，五方配属的事物是：五味、五色、五气、五音、五数、五兽、五井，并逐渐演化成了成熟的五行配属模式。例如"五和时节，君服黄色，味甘味，听宫声，治和气，用五数，饮于黄后之井，以裸兽之火爨。""八举时节，君服青色，味酸味，听角声，治燥气，用八数，饮于青后之井，以羽兽之火爨。""七举时节，君服赤色，味苦味，听羽声，治阳气，用七数，饮于赤后之井，以毛兽之火爨。"[62] 等等五种配属。[52]

《管子·水地》中论述了五脏、五味、五内彼此的关系。这段论述是《管子》中的医学内容。其中论述"人，水也。男女精气合，而水流形。三月如咀，咀者何？曰五味。五味者何？曰五脏。酸主脾，咸主肺，辛主肾，苦主肝，甘主心，五脏已具而后生肉，脾生隔，肺生骨，肾生脑，肝生革，心生肉，五肉已具而后发九窍。脾发为鼻，肝发为目，肾发为耳，肺发为窍。"《管子·五行》[62] 中论述了用五行统摄人事活动以及时间。将一年的时间，平均划分为五时节，各自配属五行，以土、火、木、金、水作为人事活动和物候的框架分类，即用五行特征来代表五时节的特征，用五行提挈时空事物及事物变化。同时《管子·四时》提出时空配属模式和《管子·四时》中首次将人体与自然时空配属，形成天人合一的整体观，更是充分体现了"土王于四时，不独主时"的概念，是《黄帝内经》方位五行理论配属的雏形。[52]

可以看出，《管子》论及了五行中时空观、五体配属及五脏五味的总体关系，不仅各自有所认识，而且已经将天、地、人三者作为一个整体来综合看待评价。[52]

（四）《吕氏春秋·十二纪》中体现的五行配属关系

《礼记·月令》将时间变化、阴阳、五行的属性分类和人类社会活动对应，形成了独特的五行结构。如《孟春纪》中云："孟春之月，日在营室，昏参中，旦尾中，其日甲乙，其帝太皞，其神句芒，其虫鳞，其音角，律中太簇，其数八，其味酸，其嗅膻，其祀户，祭先脾"。[63] 其中可以看出，四时、天象、天干、地支、动物、植物、音律、算数、嗅味、祭祀等天地自然与生命有机的联系在一起，并用五行进行属性划分。《吕氏春秋·十二纪》论述了祭祀中五行与五脏的对应模式。如《孟春纪》中云，"孟春之月……其祀户，祭先脾……其味酸"，仲春、季春与之相同；《孟夏纪》中云，"孟夏之月……其祀灶，祭先肺……其味苦"，仲夏与之相同；《季夏纪》中云，"中央土……其祀中霤，祭先心……其味甘"；《孟秋纪》中云，"孟秋之月……其祀门，祭先肝……其味辛"，仲秋和季秋与之相同；《孟冬纪》中云，"孟冬之月……其祀行，祭先肾……其味咸"，仲冬和季冬与之相同。依据这段文字的记载，《吕氏春秋·十二纪》认为，春季之祭祀，以脾脏为先；孟夏、仲夏祭祀则以肺脏为先；季夏祭祀以心脏为先；秋季祭祀以肝脏为先；冬季祭祀以肾脏为先。五行、五脏在祭祀时的对应关系为：木—脾、火—肺、土—心、金—肺、水—肾。[52]

对比《吕氏春秋·十二纪》和《管子》中的事物五行配属关系，发现两者并不完全相同。《管子》中五行和五兽、五音、五脏之配属均与《十二纪》不同。其中，五脏的配属《十二纪》中配属是：肝、脾、肾、肺、心，《管子》中为：肾、脾、肺、肝、心。二者虽然有所不同，但"土居中央，其他四行各主一方"的思想是相同的，此种五行配属方法已与《黄帝内经》中方位五行模式相近，[52] 亦体现了"中气"理论中"土居中央，调控四方"的"重中"思想。

(五)《淮南子》中论述的五行配属关系

因《淮南子·时则训》中的很多内容来源于《吕氏春秋·十二纪》，所以经《淮南子·时则训》推导出的五行配位模式与《吕氏春秋·十二纪》大致相同，值得一提的是，对于五行和五脏的对应配属，《淮南子》比之《吕氏春秋·十二纪》又有所变化。[64]《淮南子·时则训》里记载的祭祀时五行、五脏的对应关系，与《吕氏春秋》中的对应关系相同。而《淮南子·地形训》里，则又提出了另外一种五行配属方式，即：东方—肝—苍色—目—筋气，西方—肺—白色—鼻—皮革，南方—心—赤色—身—血脉，北方—肾—黑色—阴—骨干，中央—胃—黄色—口—肉。这里的记载，虽然没有将五行（木、火、土、金、水）与五脏［肝、心、胃（脾）、肺、肾］直接对应，但是《淮南子·天文训》和《淮南子·时则训》里已经提到了五方东、南、中、西、北，与五行木、火、土、金、水的配属，依旧是"土居中央，其他四行各主一方"的思想一脉相承。《淮南子》已经总结出了五行与五脏配属的另一种方法：肝—木、火—心、金—肺、土—胃、水—肾，这种配属方法与《黄帝内经》中方位五行及藏象配属理论大致相同。[52]

（六）《黄帝内经》中论述的方位五行理论

《素问·金匮真言论》："东方青色，入通于肝，开窍于目，藏精于肝，其病发惊骇。其味酸，其类草木，其畜鸡，其谷麦，其应四时，上为岁星……南方赤色，入通于心，开窍于耳，藏精于心，故病在五脏，其味苦，其类火，其畜羊，其谷黍，其应四时上为荧惑星……中央黄色，入通于脾，开窍于口，藏精于脾，故病在舌本，其味甘，其类土，其畜牛，其谷稷，其应四时，上为镇星……西方白色，入通于肺，开窍于鼻，藏精于肺，故病在背，其味辛，其类金，其畜马，其谷稻，其应四时，上为太白星……北方黑色，入通于肾，开窍于二阴，藏精于肾，故病在溪，其味咸，其类水，其畜彘，其谷豆，其应四时，上为辰星……"，这段经文论述了五方、五脏、五味、五星的配属关系，已经形成了系统的方位时空五行配属模式。[52]

《素问·阴阳应象大论》"岐伯对曰：东方生风，风生木，木生酸，酸生肝……南方生热，热生火，火生苦，苦生心……中央生湿，湿生土，土生甘，甘生脾……西方生燥，燥生金，金生辛，辛生肺……北方生寒，寒生水，水生咸，咸生肾……"，这段经文系统论述了五方、五行、五脏之间的配属关系。[52]

《素问·气交变大论》："东方生风，风生木……南方生热，热生火……中央生湿，湿生土……西方生燥，燥生金……北方生寒，寒生水……"，论述了五方、五行配属关系。[52]

《素问·太阴阳明论》则首次提出"脾者，土也，治中央，常以四时长四脏，各以十八日寄治"，指出脾不单独主某季，而是分主四季中每季前后各九日（即十八日），明确提出脾土居于中央，调控四方的思想。[52]

《素问·玉机真藏论》中提出"脾脉者，土也，孤脏，以灌四傍者也", 表述了中央控制四方的思想。[52]

《素问·太阴阳明论》中云"脏腑各因其经而受气于阳明, 故为胃行其津液, ……脾脏者, 常著胃土之精也。土者, 生万物而法天地, 故上下至头足, 不得独主于时也。"表述了脾不主时、滋养五脏六腑的功能, 作为脏腑气机升降的枢纽。[52]

《素问·刺禁论》里说"肝生于左, 肺藏于右, 心部于表, 肾治于里, 脾为之使, 胃为之市。"这段经文说明了土居中央, 以灌四傍的思想, 强调中焦脾胃的运化功能是全身脏腑运转的枢纽。

由此可见, 在《内经》中"土居中央, 调控其他四行"的思想得到更加系统而完备的呈现, 这也为"中气"思想的建立铺垫了理论基础。

(七) 方位五行理论的渊源总结

方位五行理论以上古殷商以前的五方时空观为萌芽, 经河图五行生成数成形, 经《管子》《吕氏春秋》的发展完善, 之后经《淮南子》提出医学五行五脏配属, 最终被引入到《内经》中。河图中体现的四时、方位五行观念, 再结合五脏配属后, 也就形成: 中—土—脾—中央—每季最后十八天、左—木—肝—东方—春季、右—金—肺—西方—秋季、上—火—心—南方—夏季、下—水—肾—北方—冬季的时空五脏配属理论。五行之中, 土居中央, 调控其他四行; 五脏之中, 脾居中央, 调控其他四脏的五行、五脏理论体系, 也称为方位五行理论。[52]

《内经》中虽然生克五行理论的论述有很大比例, 但却很难说明所有的藏象问题, 而方位五行理论恰恰可以解决这些问题。例如, 《素问·玉机真藏论》里说, "夫子言脾为孤藏, 中央土以灌四傍"; 又云, "脾脉者土也, 孤藏以灌四傍者也。"又如, 《素问·太阴阳明论》中说: "帝曰, 脾不主时, 何也? 岐伯曰: 脾者土也, 治中央, 常以四时长四藏, 各十八日寄治, 不得独主于时也。"《素问·刺要论》里说: "脾动, 则七十二日; 四季之月病, 腹胀烦满, 不嗜食"。《素问·刺禁论》里说"肝生于左, 肺藏于右, 心部于表, 肾治于里, 脾为之使, 胃为之市。"这几段经文中"脾者土也, 治中央""中央土以灌四傍"等表述，均反映出脾土居中央，调控其他四脏四行的方位五行理论。

总之，从殷商时期到诸子百家，最终方位五行理论在《黄帝内经》中得到最完整的表达，这种"土配中央，中央调控四方"，"土王于四时"的理论，强调了中土为尊为尚、高于其他四行的重要性，同时，脾土居中央，调控其他四脏四行，这既能合理的解释《内经》中"脾为孤藏，中央土以灌四傍"等问题，也为"中焦脾胃为脏腑气机升降之枢纽"的理论做了铺垫，由此为"中气"理论的建立奠定了坚实的基础。

由此可以看出，方位五行理论与同在《黄帝内经》中的"五行平等、循环生克"的生克五行理论是有所区别的，二者共同丰富和完善了《黄帝内经》中的五行理论。[52]

（八）《黄帝内经》方位五行理论与"中气"理论的关系总结

方位五行理论认为，五行之中，土居中央，调控其他四行；五脏之中，脾居中央，调控其他四脏。五行与方位、五脏、四时的配属关系为：中—土—脾—中央—每季最后十八天、左—木—肝—东方—春季、右—金—肺—西方—秋季、上—火—心—南方—夏季、下—水—肾—北方—冬季，形成以"中土"为中心，调控其他四行、四方、四时的时空五脏配属模式。有了这种配属关系作为基础，就可以很好的解释《黄帝内经》中"土王四时""脾为至阴""脾为孤脏"，以及其余四脏之太、少；阴、阳属性。而以上这些，单靠《黄帝内经》中另外一种五行模式——生克五行理论，是很难解释和理解的。[52]

《黄帝内经》方位五行理论的建立，为后世补土学派奉为经旨的"脾为诸脏气机升降之枢纽"奠定了立论基础，[75] 而《黄帝内经》"中气"理论中的"土居中央，调控四方"的"重中"思想以及"左升右降，左旋运动"的升降理论，亦以方位五行理论为立论基础，二者的渊源关系十分密切。

四、"中气"理论与方位五行理论在中医学中的发展与应用

《黄帝内经》"中气"理论中以方位五行理论为立论基础。前文提到，《黄帝内经》里论述的五行理论体系有两种：方位五行理论和生克五行理论。生克五行理论中，五行各自地位是相同的，配属四时的关系为木春，火夏，土长夏，金秋，水冬。而方位五行理论认为中为尚，中央控四方，四方对应四时。方位五行理论以上古殷商以前的五方时空观为萌芽，经河图五行生成数成形，经《管子》《吕氏春秋》的发展完善，之后经《淮南子》提出医学五行五脏配属，最终被引入到《内经》中。河图中体现的四时、方位五行观念，再结合五脏配属后，也就形成：中—土—脾—中央—每季最后十八天、左—木—肝—东方—春季、右—金—肺—西方—秋季、上—火—心—南方—夏季、下—水—肾—北方—冬季的时空五脏配属理论，五行之中，土居中央，调控其他四行；五脏之中，脾居中央，调控其他四脏的五行、五脏理论体系，也称为方位五行理论。《内经》中虽然生克五行理论的论述有很大比例，但却很难说明所有的藏象问题，而方位五行理论恰恰可以解决这些问题。例如，《素问·玉机真藏论》里说，"夫子言脾为孤藏，中央土以灌四傍"；又云，"脾脉者土也，孤藏以灌四傍者也。"又如，《素问·太阴阳明论》中说："帝曰，脾不主时，何也？岐伯曰：脾者土也，治中央，常以四时长四藏，各十八日寄治，不得独主于时也。"《素问·刺要论》里说："脾动，则七十二日；四季之月病，腹胀烦满，不嗜食"。这几段经文中"脾者土也，治中央""中央土以灌四傍"等表述，均反映出脾土居中央，调控其他四脏四行的方位五行理论，这既能合理的解释《内经》中"脾为孤藏，中央土以灌四傍"等问题，也可以为"脾土为全身脏腑气机升降之枢纽"这种理论奠定了基础。[75]《黄帝内经》"中气"理论中的"土居中央，调控四方"的"重中"思想以及"左升右降，左旋运动"的升降理论与方位五行理论的"脾土为全身脏腑气机升降之枢纽"一脉相承。后世医家及其他相关学说是如何对"中气"理论进行发

展和运用的呢？笔者进行了分析和总结，详述如下。

（一）"中气"理论对中医后世水火相关理论的启发和影响

中医与水火相关的理论主要是指"引火归元""心肾相交""命门学说""相火"等。这些水火相关的基础理论主要在道家的水火理论的渗入中逐渐形成。在金元以前，水火理论并未引起足够的重视，与之相关的理论，多零散的见于各部经典中，并未形成整体的脉络。而到了金元四大家时期，中医理论又得到了长足的发展，他们将有关的相火概念引入到人体的生理病理变化描述中，此后中医的水火理论才得到长足的发展与应用。[75]

1. 中医理论中水火相关理论的历史沿革

《内经》时期，医家对水火理论已经从天地的角度来解读了，均包含水火的特征。如《素问·阴阳应象大论》云"水火者，阴阳之征兆也"。又如，《素问·天元纪大论》云："然天地者，万物之上下……水火者，阴阳之征兆也；金木者，升成之始终也"。由此可见，《内经》将水火作为阴阳的一种表现形式。魏晋南北朝时期的医家并没有关注水火理论，隋唐时期的孙思邈阐述了心肾相交、水火既济的理念，但这一理论于其临床实践中尚未起到作用。[65]命门学说是中医水火理论的发展标志。杨上善对《内经》和《难经》关于命门的认识进行了总结，认为肾与命门是密不可分的，认为命门是肾间之动气，是生命的根源。[66]中医水火理论在金元时期得到进一步阐释，提出了相火学说。刘完素受到丹道学说的启发，把相火理念引入到人体，认为右肾为命门即相火。[67]《内经》中，相火游行天地间，具有无位的特性，于是有将相火寄于心包或寄于其他脏腑的不同理论观念。明清时期中医水火理论得以迅速发展。周慎斋将内丹水火的心肾关系，完全类比挪用到中医的心肾关系上。薛己则将内丹中的命门理论转化成医学理论。赵献可、张景岳等后世医家在这一水火理论基础上，对命门学说发展完善并在临床中运用[68]。[75]

2. "中气"理论对道教水火理论的发展

道教对中医火水理论发展的颇有影响，道教内丹著作《周易参同契》（下称《参同契》）、中医经典《黄帝内经》分别成书于东汉和西汉，黄老之学由此发端。东汉魏伯阳的《参同契》是道教最早的系统论述炼丹的典籍，其所构建的五行模式，即是方位五行理论，其核心即重视中土和中土具备调控气机升降的"中气"理论。如《参同契》中曰："子午数和三，戊己号称五。三五既和谐，八石正刚纪。"这段话参考清代朱元育所注，其意是子为水，属北方，天一所生，其数得一。午为火，属南方，地二所生，其数得二。两者一合，三性具矣，便成三数，这便是"子午数和三"之意。子在身为坎戊月精，午在身为离己日光，坎中有戊，是为阳土。离中有己，是为阴土。在吾身为中黄真意。土本天五所生，独得五数。这便是"戊己号称五"之意。水火异性，各不相入。惟赖中央土德多方调燮，方得相济为用。水火既济，其功用全赖中央真土，这便是"三五既和谐"之意。由是水一火二得中央之土，列为四象，重为八卦。四正四隅，分布环拱，便成八石之象。这便是"八石正纲纪"之意。由此可见，水火既济，其功用全赖中央真土，明确指出土居中位对于水火的调济作用。《参同契》中直接将水火理论和中医结合了起来。其中水火木金以坎离震兑四卦表示，金为阳之阴，体阳用阴，木为阴之阳，体阴用阳。火水既济的这个过程，与脾（土）是息息相关的，也再一次验证了"四象五行皆属土"的理念。同时，《参同契》中曰："土游于四季。"这与《内经》中方位五行理论对土的论述是完全一致的[69]，处处渗透着"中气"理论中的"土居中央，调控四方"的"重中"思想以及"左升右降，左旋运动"的升降思想。[75]

（二）"中气"理论对脏腑气机升降理论的启发和影响

脏腑气机升降理论是中医理论的重要内容，其所根植的也正是"中气"理论。如前文所述，《素问·玉机真藏论》《素问·太阴阳明论》《素问·刺要论》等篇章中的"脾者土也，治中央""中央土以灌四傍"等表述，均反映出脾土居中央、调控其他四脏四行的方位五行理论。金元时期的医家李东垣在此基础上，立足于"脾居中央，调控四旁"之说，详细阐述了脾胃升降理论，认为脾升胃降带动相应的肝肺心肾脏腑气机运行，由此创立了脾胃学说。李东垣之后清代医家黄元御所著《四圣心源》所提出的"中气者，阴阳升降之枢轴，所谓土也。枢轴运动，清气左旋，升而化火，浊气右转，降而化水。化火则热，化水则寒。方其半升，未成火也，名之曰木。木之气温，升而不已，积温成热，而化火矣。方其半降，未成水也，名之曰金。金之气凉，降而不已，积凉成寒，而化水矣。"更加有力地阐述了土居中央，斡旋气机，从而调控其他四行的机制[70]、[75]

1. 脾升胃降

脾升胃降是指在方位五行理论中所阐述的中土脾与胃以膜相连，脾为升清胃为降浊，共同维持着人体的生命活动。同时肝、肾、肺、心四脏的气机运行也靠脾胃来完成。脏腑升降的具体来讲就是脾升而木水不郁，肝肾上交于心。胃降火金不亢，心肺下降。水火相交，寒热平调。总而言之，胃脾的降升，能使气血调畅，气机得舒。[75]

2. 心肾为升降的根本

中医理论指出肾藏精，心藏神。二者阴阳相和为中气，即脾土，其根本是心肾阴阳的相须共济。肾中肾阳是为阳根，心中真阴为阴根。由于其不同的阴阳属性，其在水火相济的基础上还有气机的降升，如肾主潜藏且肾气主升，肾在于藏潜，功能在于出入有常、有降有升；肾主作强，若气机逆乱，升降失常，则功能丧乱。心为君主之官，主血脉，运行不已，升降有常，神明自安，一起维持着巧妙平衡的关系。[75]

3. 肝肺为升降之由

《素问·刺禁论》曰："肺藏于右，肝生于左"。而《素问·阴阳应象大论》曰："左右者，阴阳之道路也；阴阳者，血气之男女也。"《类经附翼》曰："左主升，右主降"。这充分阐述了肝于左行上升生发之气，肺于右行下降清肃之气。我们都知道肝以升为常，主疏泄为刚脏；肺以降为顺，主清肃而为柔脏。再如《四圣心源·天人解》中阐述的更加明确："金木者，水火所由以升降也。木直则肾水随木而左升，金从则心火随金而右降。木曲而不直，故肾水下润，金革而不从，故心火上炎。而交济水火，升降金木之权，总在于土。土者，水火金木之中气，左旋则化木火，右转则化金水，实四象之父母也。"由此可见，肺肝是为升降之所由，而土则为从中斡旋之根。[75]

（三）"中气"理论对脾胃学说的启发和影响

脾胃理论自古就有，集大成于李杲。脾胃论是中医理论的重要部分，而东垣阐述的脾胃代表著作首屈一指的是《脾胃论》。其对脾胃的认识源于《内经》，而东垣对脾胃的见解，大概有两方面，即"本"和"枢"。《脾胃论》的建立正是因为其传承了《内经》《伤寒论》中的"中气"理论。[75]

1.《内经》中对脾胃的认知与"中气"理论

《内经》中虽无明确提出脾胃理论，但其思想体系已然初露端倪。中医五行脏象论述对人体进行了分类，把季节、情志、时间、形貌、脏腑、方位、气象节令等天地历法气候自然条件进行了联系，并以方位五行理论来解释人体，"中气"理论与方位五行理论一脉相承，更加明确的强调"土居中央，以土为尊，调控其他四行四脏，主脏腑气机的升降"的思想。《内经》里"中气"理论和脾胃功能的联系是显而易见的，如《素问·玉机真藏论》曰："脾脉者……灌四傍者也。"又提道："夫子言脾为孤藏，中央土以灌四傍。"再比如《素问·太阴阳明论》曰："帝曰：脾不主时，何也？岐伯曰：脾……土，……不得……于时也。"这些原文充分反映了"中气"理论中"土"居中而制四方王四季的特点，不仅体现了脾脏的生理特点而且对后世的脾为根本的思想影响深远。[75]

再例如《素问·刺禁论》中说的"肝左、肺右、心表、肾里、脾使、胃市"的理论正是对"中气"理论中"脾胃为枢纽，调控全身脏腑气机功能"的表达。另外脾胃的形象代表不仅暗含了脾胃中土阴阳和合总揽一身的意思，同时也形象地阐述了脾胃的受纳水谷运化的特点，中转出枢就是这一体现[71][75]。

2.《伤寒杂病论》对脾胃的认识与"中气"理论

仲景正是在"中气"理论的基础上对脾胃的理法方药继承发扬，并借此有了进一步更深的认识。《金匮要略·脏腑经络先后病》中说："四季脾旺不受邪，即勿补之。"这一论点阐述了脾胃在预防疾病中起的突出作用，也凸显出了仲景以脾为后天之本的观念，此说法与《内经》中土王四季的观点是一致的，可以说二者的关系是一种传承和发展。[75]

仲景以脾胃为主本的另一层表现就是重视脾胃，如其在辨病别证时以保养胃气为其要务，认为中气与人体正气的强弱直接相关，与病变的转归息息相连，以胃气的盛衰来把握病情贯穿在辨病的整个过程中，作为制规则、析病机、看预后的重要依据。从广泛应用的桂枝汤到少阳代表方小柴胡汤等方剂就可一窥脾胃为中枢核心的理念。芍药敛阴，桂枝助阳，二者调和营卫，再加上生姜、大枣、炙甘草的应用无不体现了固胃护本的思路。再比如小柴胡汤中，柴胡走肝经升散清轻，为举阴之力；黄芩进肺降热清肃，此二药相配可使阳降阴升、内外畅通，气机顺调，大枣、甘草、半夏、生姜、人参调护脾胃。此两方对于脾胃的顾护作用可见一斑。[75]

从另外一个角度来说，仲景以脾胃为根本的观念也一定是受到了"中气"理论的影响。从他所著的医方名称来看，如玄武汤、白虎汤、大小青龙汤等等。这种论断从《辅行诀》中也是可以得到印证，比如其内记载道："朱雀者清滋之方，鸡子黄为主；白虎者，收镇之方，石膏为主；青龙者，宣发之方，麻黄为主；玄武者，温渗之方，附子为主"。又言："既济水火，交互金木。"就这来看就是明显的"中气"理论"土居中央，以土为尊，调控其他四行四脏，主脏腑气机的升降"的思想。而再根据此书记载并比较《伤寒论》和《辅行诀》两书所载的其他方药，也可说相差不多，应该是本出一家。再次验证了"中气"理论和仲景思想的关系。[75]

大家公认的在方位五行理论中，苍龙配木、白虎配金，木与金二者分别主宣发和肃降。由此来看《伤寒论》中白虎汤和大小青龙应是绝配。真武主水，象为阴极生阳、降已而生之地，因此，治水之法，法当温渗，而这正是真武汤之本意。且以上诸方均体现了仲景对于脾胃的重视，究其根源则来源于"中气"理论。[75]

3. 李东垣的脾胃学说对"中气"理论的继承与发展

李东垣在《脾胃论》中将方位五行和生克五行相融，如其中《脾胃论·脏气法实升降浮沉补泻之图》中曰："火、水、土、金、木，循环无端，为土无正行，于四季之末各旺一十八日，以生四脏，四季者，辰、戌、丑、未式也。"病理生理变化在《脾胃论》中是主要靠五行生克学说来表现，对于脾胃独特阐述则更多的是靠方位五行来说明，对于脾胃的功能则靠"中气"理论来详解论述。其实从《内经》到张仲景、李东垣等等，无处不体现着"中气"理论对其学术理论观点的影响。李东垣究其本源认为疾病的产生与脾胃的异常唇齿相依。正如他所强调的"脾胃……诸病之所由生。"这一观念正是对仲景的"四季脾旺不受邪"继承与弘扬，即脾胃健旺诸病不生，也同时提出了治病不可损脾胃，这就是东垣对"中气"理论的再次继承发展。再如《脾胃论·脏器法时升降浮沉补泻之图》中所说的："为土……以生四脏。"这种说法正是方位五行的表达，而与五行生克是无甚相关的。[75]

《脾胃论》对后世的另一大贡献，就是升降之枢与方位五行中的四时五脏中脏腑器官的联系，此处五脏四时系统有一个重要特点就是"土无正行而居中"。很显然在脾胃"王于四季，以调控四脏"的体系指导下，萌发了春夏发茂、秋冬藏杀的理论体系。而这一年之气的升降的枢纽正是在于中土脾胃的运行。自然具有同理，即所谓天人相应，天、人的运行成长都是同步的。脾胃属土，居五脏之中央，因而在脏腑精气的升降运动中是起着非常的作用。具体来讲，就是脾胃居中主持着其他四脏的气机升降。以脾胃为根本、枢纽的看法在《脾胃论》中明确完整的表述出来，在之前的中医理论著作中只是概括地提及一下。[72]但也确如东垣自己说的那样，是来之于《内经》、来源于仲景。但其中"中气"理论的影响是一脉相传的，从"中气"理论入手对于我们学习和掌握东垣思想体系是很有帮助的。[75]

4. 明清医家对于脾胃学说的完善

脾胃学说虽然由李东垣提出，但直到历经明清医家的充实之后方才相对完整。如明代薛己首创了"脾统血"理论、李中梓首提脾为"后天之本"。其中不能不提的就是叶天士，他将脾胃系统的理论化了。例如他提出"太阴湿土，得阳始运，阳明燥土，得阴自安，以脾喜刚燥，胃喜柔润也。"开创了重视胃阳的先肇，并提出具体的治疗方，"所谓胃宜降则和者，非用辛开苦降，亦非苦寒下夺以损胃气，不过甘平或甘凉濡润，以养胃阴，则津液来复，使之通降而已矣。"[73]借此脾胃学说进一步结合了"中气"理论而逐渐趋于完善，继续秉承了脾胃为升降之枢和一身根本的理念，并使之继续向前发展。[75]

第四节　《黄帝内经》"中气"理论渊源总结

综上所述，《黄帝内经》"中气"理论认为，脾胃属土，位于中央而灌溉四旁，主运化水谷，化生气血，滋养五脏六腑，并作为脏腑气机升降的枢纽，协调其他四时四脏，为"五脏之本""六腑之大源"。脾胃充盛则五脏安和，脾胃受损则五脏不安，脾胃乃后天之本、气血生化之源。

《黄帝内经》由此构建的"中气"理论，其理论渊源于《国语》《管子》《道德经》《周易》《河图》《洛书》等古代哲学著作中之"土居中央，调控四方"的"重中"思想和"左升右降，左旋（顺时针）运动"的升降理念，亦与古代哲学思想中的方位五行思想一脉相承。理清《黄帝内经》"中气"理论的渊源与构建，对于理解中医学经典著作内涵及古代医家学术思想有重要意义，并对中医学基础理论研究和临床科研实践有所助益。

第五节　《黄帝内经》"中气"理论的构建

《黄帝内经》被后世奉为"医家之宗"，提出了许多重要的理论原则和学术观点，奠定了中医学理论体系的基本框架。《黄帝内经》汲取

《道德经》《周易》、河图、洛书中的理念，[74] 将"土居中央，调控四方"的"重中"思想和"左升右降，左旋（顺时针）运动"的升降理念有机地贯穿于各篇之中，从而构建了"中气"理论。

一、《黄帝内经》的"重中"思想

《黄帝内经》处处渗透着重视中焦脾胃的思想，如《素问·玉机真藏论》言："夫子言脾为孤藏，中央土以灌四傍"；又云："脾脉者土也，孤藏以灌四傍者也。"《素问·刺要论》里说："脾动则七十二日四季之月，病腹胀烦满不嗜食。"《素问·太阴阳明论》曰："脾藏者常著胃土之精也，土者生万物而法天地，故上下至头足，不得主时也。"《素问·刺禁论》云"肝生于左，肺藏于右，心部于表，肾治于里，脾为之使，胃为之市。"以上经文阐述了说明脾土居中央而为尊，灌溉四旁，调控其他四脏四行，因此脾不单独主某季，而是分主四季中每季前后各九天，即十八天。脾主运化水谷，化生气血，滋养五脏六腑。脾胃充盛则五脏安和，脾胃受损则五脏不安。脾属土，治中央，为肝、心、肺、肾其他四脏之长，亦为五脏六腑气化的根源和气机升降之枢纽。[75]《素问·玉机真藏论》曰："五脏者，皆禀气于胃，胃者，五脏之本也"。《灵枢·玉版》言："胃者，水谷气血之海也"。《素问·五脏别论》云："胃者，水谷之海，六腑之大源也"。表述胃主受纳，水谷经胃腐熟后，精微由脾转输而营养五脏六腑，因此为"五脏之本""六腑之大源"。《灵枢·五味》总结为："胃者，五脏六腑之海也，水谷皆入胃，五脏六腑皆秉气于胃。"《素问·平人气象论》云："平人之常气禀于胃。胃者，平人之常气也。人无胃气曰逆，逆则死"。胃气乃平人之常气，人不可一刻无胃气，无胃气则逆，逆则死。《素问·太阴阳明论》曰："四肢皆禀气于胃，而不得至经，必因于脾，乃得禀也……脾者土也，治中央，常以四时长四藏……藏府各因其经，而受气于阳明。"说明脾胃二者升降相因，受纳与运化配合，则能滋润脏腑而长养形体。

藏象学说是《黄帝内经》中的重点理论，以论述脏腑相关内容为核心，但在整个 162 篇文献中，只有三篇在篇名中即体现出脏腑的内容，分别是《素问·太阴阳明论》《素问·阳明脉解》及《灵枢·肠胃》，而其他脏腑则没有受到如此得重视。此外，《黄帝内经》对于人体消化系统的解剖位置、形态、大小以及容纳水谷的多少进行了清晰描述，如《灵枢·肠胃》载："黄帝问于伯高曰：余愿闻六腑传谷者，肠胃之大小长短，受谷之多少奈何？伯高曰：请尽言之，谷所从出入浅深远近长短之度：唇至齿长九分，口广二寸半；齿以后至会厌，深三寸半，大容五合；舌重十两，长七寸，广二寸半；咽门重十两，广一寸半。至胃长一尺六寸，胃纡曲屈，伸之，长二尺六寸，大一尺五寸，径五寸，大容三斗五升。小肠后附脊，左环回日迭积，其注于回肠者，外附于脐上。回运环十六曲，大二寸半，径八分分之少半，长三丈三尺。回肠当脐左环，回周叶积而下，回运还反十六曲，大四寸，径一寸寸之少半，长二丈一尺。广肠传脊，以受回肠，左环叶脊上下，辟大八寸，径二寸寸之大半，长二尺八寸。肠胃所入至所出，长六丈四寸四分，回曲环反，三十二曲也。"再如《灵枢·平人绝谷》载："黄帝曰：愿闻人之不食，七日而死，何也？伯高曰：臣请言其故。胃大一尺五寸，径五寸，长二尺六寸，横屈受水谷三斗五升，其中之谷，常留二斗，水一斗五升而满，上焦泄气，出其精微，慓悍滑疾，下焦下溉诸肠。小肠大二寸半，径八分分之少半，长三丈二尺，受谷二斗四升，水六升三合合之大半。回肠大四寸，径一寸寸之少半，长二丈一尺，受谷一斗，水七升半。广肠大八寸，径二寸寸之大半，长二尺八寸，受谷九升三合八分合之一。肠胃之长，凡五丈八尺四寸，受水谷九斗二升一合合之大半，此肠胃所受水谷之数也。平人则不然，胃满则肠虚，肠满则胃虚，更虚更满，故气得上下，五脏安定，血脉和利，精神乃居，故神者，水谷之精气也。故肠胃之中，当留谷二斗，水一斗五升；故平人日再后，后二升半，一日中五升，七日五七三斗五升，而留水谷尽矣；故平人不食饮七日而死者，水谷精气津液皆尽故也。"《黄帝内经》在描述人体消化系统解剖结构的同时，也对脾胃的功能做了一个简要的描述，认为人体"五脏安定，血脉和利"的基础是肠胃中的食物胃满则肠虚，肠满则胃虚，因此气得以上下运转流通，所以人体精神赖以维持。所以水谷之精气为神的基础，由此也体现出《黄帝内经》重视中焦脾胃的思想。在《黄帝内经》的 162 篇文献中，只有以上两篇专讲解剖，而且是全篇围绕消化系统解剖展开，由此亦可看出，《黄帝内经》对脾胃之重视程度。

由此可见，《黄帝内经》承袭古代哲学思想，非常重视中土脾胃，认为脾胃在五行属土，居中而为尊，协调其他四时四脏，为五脏之本、六腑之源，体现出明显的"土居中央，调控四方"之"重中"思想。

二、《黄帝内经》的中气升降思想

（一）升降出入，无器不有

《灵枢·岁露》说："人与天地相参矣。"天人相应规律性的变化，可以表现为人体阴阳之气的升降与自然界阴阳之气升降同步，正如《灵枢·顺气一日分为四时》言"春生，夏长，秋收，冬藏，是气之常也，人亦应之。以一日分为四时，朝则为春，日中为夏，日入为秋，夜半为冬。"自然界阴阳二气随四季昼夜的更替而呈现出规律性的升降变化，春季对应早晨，阳气生发；夏季对应中午，阳气隆盛；秋季对应傍晚，阳气收敛；冬季对应夜晚，阳气内藏。人体的四时阴阳之气随自然界的变化而出现相应同步的改变，春夏气血趋向于体表，秋冬气血趋向于体内。人体内阴阳之气的升降出入与四时阴阳之气的升降出入相对应，保持了机体与外环境的统一性与协调性。[76]

《素问·六微旨大论》曰："气之升降，天地之更用也。……升已而降，降者谓天；降已而升，升者谓地。天气下降，气流于地；地气上升，气腾于天。故高下相召，升降相因，而变作矣。"自然万物与人体得以化生的基础是天地间阴阳二气的上下相召和交感，其基本形式是气的升降。气上升至极后随之转化为下降；气下降至极后随之转化为上升。《素问·六微旨大论》紧跟着论述"故非出入，则无以生长壮老已；非升降，则无以生长化收藏。是以升降出入，无器不有。"将自然万物与人体的生命活动，概括为"出入"与"升降"两个基本方面，"出入"指机体内部与外界环境之间的交流；而"升降"则指机体内在自身的运化活动。正是由于气机升降出入的有序运动，自然万物与人体才得以化生。反之，升降出入的紊乱或者停止，其神机与气立两个方面则会出现问题，正如《素问·五常政大论》言"根于中者，命曰神机，神去则机息；根于外者，命曰气立，气止则化绝。"神机指机体自身的气机变化，主要反映在气的升降运动，气立是人与环境之间的各种交换。《素问·六微旨大论》言："出入废，则神机化灭；升降息，则气立孤危"气机的升降与出入运动是相互联系的，出入废止则升降运动必然受到威胁，升降停止则气机的出入运动必然孤危。[77]

因此，气的升降出入运动存于自然界万事万物与人体之中，是生命活动的基础。人体气机的升降离不开脾胃气机升降的正常，《灵枢·平人绝谷》言："胃满则肠虚，肠满则胃虚，更虚更满，故气得上下，五脏安定，血脉和利，精神乃居，故神者，水谷之精气也。"由此看出，人体五脏、血脉、精神离不开气脾升胃降作用于胃肠的气机运动，脾胃的升降功能，是人体气机升降的中心发动机和动力之源。[78]

（二）中气为枢，左升右降

《黄帝内经》在"重中"思想的基础上，进一步围绕脾升胃降为中心，构建起以"中气为枢，左升右降"为核心的人体气机升降的理论。

如前文所述，《灵枢·肠胃》及《灵枢·平人绝谷》两篇中，对人体消化系统的解剖位置、形态、大小以及容纳水谷的多少进行了清晰描述，其比例和数据与现代解剖学数据几乎完全符合[79]，说明《黄帝内经》时期的对脾胃消化系统的解剖已经相当成熟[78]。然而，在《素问·刺禁论》中对于脏腑的位置却有不同的描述："肝生于左，肺藏于右，心部于表，肾治于里，脾为之使，胃为之市。"其中肝、肺的位置与其解剖位置明显不符，其原因并非当时解剖水平所限，而是因为《黄帝内经》所构建的脏腑理论并未以解剖所见作为主要参考对象，而是吸取古代哲学思想中方位五行的理念，如《素问·阴阳应象大论》言：

"东方生风，风生木，木生酸，酸生肝，肝生筋，筋生心，肝主目……；南方生热，热生火，火生苦，苦生心，心生血，血生脾，心主舌……；中央生湿，湿生土，土生甘，甘生脾，脾生肉，肉生肺，脾主口……；西方生燥，燥生金，金生辛，辛生肺，肺生皮毛，皮毛生肾，肺主鼻……；北方生寒，寒生水，水生咸，咸生肾，肾生骨髓，髓生肝，肾主耳……。"以此构建出将人体的五脏、五官、五体、五色、五味、五声、五志等归属在五行模式下，形成了一套以五行五脏为核心的"天人相应"整体观，其脏腑位置为：脾胃中土居中，肝木居左，肺金居右，心火居上，肾水居下，这与前文所述基于"河图""洛书"的方位五行模式完全一致。《素问·金匮真言论》"中央黄色，入通于脾，开窍于口，藏精于脾，故病在舌本……应四时……其数五"体现出的脾胃属土，居中央，其数五的思想，与将"五、十"生成数和"土"之"五"数均置于"中央"的"河图""洛书"理念完全一致。突出了"中土"在天地万物的运动中为枢轴而居中，调控其他四行而为尊的地位。

如前文所述，"土（五）"居中央，其他四行按照木（东，左）、火（上，南）、金（右西）、水（下北）方位排布，"中土"为枢轴，调控其他四行，使其左升右降，围绕枢轴"中土"左旋（顺时针），构成天地阴阳的消长循环模式。人体气机与天地相应，亦存在升降消长的规律，如《素问·阴阳应象大论》云"冬至四十五日，阳气微上，阴气微下"，"夏至四十五日，阴气微上，阳气微下"，此正与《素问·五运行大论》中"上者右行，下者左行，左右周天，余而复会"的论述相合，天地阴阳二气的运行规律为：在上者必降，降者右旋；在下者必升，升者左旋。天人相应，当人面南背北而立，肝木应春居东，其气当升，即所谓"肝生于左"；肺金应秋居西，其气当降，即所谓"肺藏于右"；心火应夏位南，其气升已而降；肾水应冬位北，其气降已而升；脾胃属土居中央应四时，调控其他四行、四脏，脾升、胃降发动和协调诸气斡旋于人体之中，支持、影响其余四脏，为人体脏腑气机升降之枢。如此构成了脾胃居中斡旋、心肾水火交济、肝肺龙虎回环的格局[80]。正如《素问·经脉别论》言"饮入于胃，游溢精气，上输于脾，脾气散精，上归于肺，通调水道，下输膀胱，水精四布，五经并行”及《灵枢·营卫生会》“中焦亦并胃中，出上焦之后，此所受气者，泌糟粕，蒸津液，化其精微，上注于肺脉，乃化而为血……上焦如雾，中焦如枢，下焦如渎”所论述：水谷由胃纳入，运化于脾，输、散、布、行与泌、蒸、化之过程，皆根于中焦脾胃的升降发动，中气斡旋，进而使脏腑之气不断地得到滋养而正常运作，维持了机体生命活动的正常进行。相反，如果脾胃升降失常则会导致疾病，如《素问·阴阳应象大论》言：“清气在下，则生飧泄，浊气在上，则生䐜胀。”

《黄帝内经》由此而构建了脾胃属土居中央为升降之枢，脾升清阳，胃降浊阴，从而调控肝、心、肺、肾等其他四脏的气机升降的中气升降理论。脾气升，可助肝、肾之气升；胃气降，可助心、肺之气降，清代医家黄元御在《四圣心源·中气》篇中对《黄帝内经》“中气”理论进行了高度总结：“脾为己土，以太阴而主升；胃为戊土，以阳明而主降。升降之权，则在阴阳之交，是谓中气。胃主受盛，脾主消化，中气旺，则胃降而善纳，脾升而善磨，水谷腐熟，精气滋生，所以无病。脾升则肾肝亦升，故水木不郁；胃降则心肺亦降，故金火不滞。”此正与“河图”“洛书”的“左升右降，左旋（顺时针）运动”的思想一脉相承。

三、后世医家对“中气”理论的继承与发展

中医学自古一脉相承，《黄帝内经》“中气”理论对后世医家的影响深远，后世中医学的脾胃学说、脏腑气机升降理论、水火命门理论等与“中气”理论渊源甚深，而后世医家李东垣、罗天益、朱丹溪、周慎斋、张景岳、尤在泾、黄元御、张锡纯、彭子益皆有关于“中气”理论的论述。其中金元时期李东垣由此而创立脾胃学说，他在《脾胃论》中对于脾胃的功能的阐述主要靠“中气”理论来详解论述。其实从《内经》到张仲景、李东垣等等，无处不体现着“中气”理论对其学术理论观点的影响。李东垣究其本源认为疾病的产生与脾胃的异常唇齿相依。正如他所强调的“脾胃……诸病之所由生。”这一观念正是对仲景的“四季脾

旺不受邪"继承与弘扬，即脾胃健旺诸病不生，也同时提出了治病不可损脾胃，这就是东垣对"中气"理论的再次继承发展。《脾胃论》对后世的另一大贡献，就是升降之枢与方位五行中的四时五脏中脏腑器官的联系，此处五脏四时系统有一个重要特点就是"土无正行而居中"。很显然在脾胃"王于四季，以调控四脏"的体系指导下，萌发了春夏发茂、秋冬藏杀的理论体系。而这一年之气的升降的枢纽正是在于中土脾胃的运行。自然具有同理，即所谓天人相应，天、人的运行成长都是同步的。脾胃属土，居五脏之中央，因而在脏腑精气的升降运动中是起着非常的作用。具体来讲，就是脾胃居中主持着其他四脏的气机升降。以脾胃为根本、枢纽的看法在《脾胃论》中明确完整的表述出来，在之前的中医理论著作中只是概括的地提及一下[72]。但也确如东垣自己说的那样，是来之于《内经》、来源于仲景。但其中"中气"理论的影响是一脉相传的，从"中气"理论入手对于我们学习和掌握东垣思想体系是很有帮助的。

明清医家对"中气"理论进一步发挥，如明代周慎斋"扶阳护胃"的学术思想。张景岳以脏腑功能阐述"中气"的生理病理。明代薛己首创了"脾统血"理论。李中梓首提脾为"后天之本"。叶天士将提出"太阴湿土，得阳始运，阳明燥土，得阴自安，以脾喜刚燥，胃喜柔润也。"开创了重视"中气"的观点，并提出具体的治疗方："所谓胃宜降则和者，非用辛开苦降，亦非苦寒下夺以损胃气，不过甘平或甘凉濡润，以养胃阴，则津液来复，使之通降而已矣。"[73]借此脾胃学说进一步结合了"中气"理论而逐渐趋于完善，继续秉承了脾胃为升降之枢和一身根本的理念，并使之继续向前发展。清代尤在泾提出"中气如轴"的升降思想；乃至黄元御形成了独特的"中气"学说，认为中气乃阴阳之间交感冲和的一气，中气升降则化生四象而成五行，土枢四象圆融而成之一气周流，以"中气"阐明了全身五脏六腑的气机升降之理。清末民初彭子益深层次解读中气学说为"中气如轴，四维如轮"的圆运动学说，并与临床密切结合，由此而形成了完备的"中气"理论，这于中医基础理论的构建、发展、演变、应用有着重要的意义。

第六节 "中气"理论渊源与构建总结

《黄帝内经》"中气"理论认为，脾胃属土，位于中央而灌溉四旁，主运化水谷，化生气血，滋养五脏六腑，并作为脏腑气机升降的枢纽，协调其他四时四脏，为"五脏之本""六腑之大源"。脾胃充盛则五脏安和，脾胃受损则五脏不安，脾胃乃后天之本、气血生化之源。《黄帝内经》由此构建的"中气"理论，其理论渊源与《道德经》《周易》、河图、洛书等古代哲学经典中之"土居中央，调控四方"的"重中"思想和"左升右降，左旋（顺时针）运动"的升降理念一脉相承，亦体现了古代哲学思想中的方位五行思想。"中气"理论又经后世医家的不断论述与发挥，衍生出水火命门理论、脏腑气机升降理论、脾胃学说等学术理论，并以"中气"理论为指导，在临床上取得了良好的效果。理清《黄帝内经》"中气"理论的渊源与构建，对于理解中医学经典著作内涵及古代医家学术思想有重要意义，并对中医学基础理论研究和临床科研实践有所助益。

第四章

应用"中气"理论诊疗医案选录

由前文中医学"中气"概念的发展源流可以看出，关于如何将《黄帝内经》"中气"理论应用于临床诊疗，金元时期著名医家李东垣对脾胃的论述和清代医家黄元御对"中气"理论的阐述最有代表性。

李东垣巩固了"中气"指代"中焦脾胃之气"的概念，并创甘温补气之法而为"中气下陷"概念打下了基础。李东垣将以《黄帝内经》"土居中央，调控四方"的"重中"思想和"左升右降，左旋运动"的升降理念为基础的"中气"理论应用在临床诊疗过程中，提出了"内伤脾胃，百病由生"的主张，临床善用温补脾胃之法，创补中益气汤以治疗"饮食劳倦所伤始热中"，临床中倡导"补脾胃，泻阴火"，"以辛甘温之剂，补其中而生其阳，甘寒以泄其火则愈矣"，将"中气"理论的应用具体落实在"补脾胃、升阳气"的治法中，补益上、中、下三焦元气以疗愈内伤杂病，对后世产生了深远的影响。

清代著名医家黄元御的阐述，使中医学"中气"理论有了新的发展。黄元御认为"中气"为阴阳升降交感之气，中气斡旋，已升戊降，化生四象而成五行，将"中气"的概念在原本清以前"中焦脾胃之气"的基础上升级为指代"统摄主导五脏六腑的气机升降的枢纽"，形成了"土枢四象、一气周流"的中气学说。黄元御应用"中气"理论进行诊疗的要点是：立中气，以升降立论；重阳气，扶阳而抑阴，论病皆从中气升降立论，认为"百病之源，源于阳衰土湿"，故应泻水补火，扶阳以抑阴，黄元御用方崇尚恢复中气，补火建中，温阳补土的学术思想对后世产生了深远的影响。

由此可见，金元时期著名医家李东垣和清代医家黄元御对于如何将《黄帝内经》"中气"理论应用于临床诊疗给出了最有代表性的阐述。医家的医案最能体现其学术思想，如清代名医俞震在其著作《古今医案按·自叙》中说"闻之名医能审一病之变与数病之变，而曲折以赴之，操纵于规矩之中，神明于规矩之外，靡不随手而应，始信法有尽，而用法者之巧无尽也。成案甚多，医之法在是，法之巧亦在是，尽可揣摩。"[81]近代名医周学海说："每家医案中必有一生最得力处，细心遍读，是能萃众家之所长矣！"[82]李东垣和黄元御对"中气"理论的应用，亦体现在其为数不多的医案之中。本书选录李东垣和黄元御二位医家相关医案，以供读者详参其对于"中气"理论在临床中的应用。

第一节　李东垣应用"中气"理论医案选录

李东垣的医案存世不多，主要散见于《东垣试效方》《兰室秘藏》《脾胃论》中，在《名医类案》《古今医案按》等书中亦有载录，现选录李东垣医案 6 篇，其中体现了他将"中气"理论用于临床的具体方法，笔者就其要点做按，以供参考。[83]

一、孕妇客寒犯胃心痛医案

《东垣试效方》："一妇人重身五、六月，冬至日因祭祀哭恸，口吸风寒，忽病心痛不可忍，深身冷气欲绝，求治于东垣，李诊后曰：此乃客寒犯胃，故胃脘当心而痛。急与麻黄、草豆蔻、半夏、干姜、炙甘草、益智仁之类治之，或曰：半夏有小毒，重身妇人服之可乎？李曰：可。又曰：不可而用之何如？李曰：乃有故而用也。麻黄、半夏、干姜之辛热，以散风寒尚不能收全功，何暇损胎乎？《内经》云：妇人重身，毒之何如？岐伯曰：'有故无殒，亦无殒也。大积大聚，其可犯也，衰其大半而止，过则死矣。'投之病良愈，而胎亦无损。"[83]

按：本案李东垣以调理中焦脾胃为主，兼以散寒行气而收全功。虽麻黄、半夏、干姜等大辛大热之品孕妇忌用之品，当用则用，而胎亦无损，体现出李东垣对于"中气"理论的深刻理解，以及他依据经典并结合临床扎实功底。

二、妇女浑身麻木医案

《古今医案按·卷八·麻木》："东垣治一妇麻木，六脉中俱得弦洪缓相合，按之无力，弦在其上，是风热下陷入阴中，阳道不行，其证闭目则浑身麻木，昼减夜甚，觉而目开，则麻木渐退，久乃止，惧而不睡，身体重，时有痰嗽，觉胸中常有痰而不利，时烦躁，气短促而喘，肌肤充盛，饮食二便如常，惟畏麻木，不敢合眼为最苦。李曰：'麻木为风，皆以为然，然如久坐而起，亦有麻木，喻如绳缚之人，释之则麻作，良久自已，此非风邪，乃气不行也。'经云：'阳病目而动轻，阴病闭目而静重。'灵枢云：'开目则阳道行，阳气遍布周身；闭目则阳道闭而不行，如昼夜之分。'以此知其阳衰而阴旺也，时痰嗽者，秋凉在外而湿在上也；身重脉缓者，湿气伏匿于脾也；时烦躁者，经脉中阴火乘其阳分也。法当升阳助气，益血，微泻阴火，去湿，通行经脉，调其阴阳则已，非脏腑之本有邪也。黄芪五分，人参三分，甘草（炙四分、生一分），陈皮、归身各二分，佛耳草四分，白芍三分，草豆蔻、苍术各一分半，白术二分，黄柏（酒洗）、苓、泽、升麻各一分。水煎服。八帖而愈。名曰"补气升阳和中汤"。[81]

按：在本案中，李东垣认为患者麻木的主要病机为气不行，论治以升阳而补益气血为主，兼以祛湿，微泻阴火，患者服药八帖而愈。此案亦体现出李东垣重视中气，认为脾胃为元气之本，又是气机升降之枢纽，临床擅用"补中气、升阳气"的治疗方法。

三、七旬老人全身热麻病案

《古今医案按·卷八·麻木》："一人年七旬，病体热麻，股膝无力，饮食有汗，妄喜笑，善饥，痰涎不利，舌强难言，声嘎不鸣。李诊脉，左手洪大而有力，是邪热客于经络之中也。二臂外有数瘢，问其故，对以燃香所致。李曰：君病皆由此也，人身经脉，手之三阳，从手表上行于头，加以火邪，阳并于阳，势甚炽焉。故邪热妄行，流散于周身而为热麻；热伤元气，则沉重无力；热泄卫气，则多汗；心火盛则妄喜笑；脾胃热则消谷善饥；肺金衰则声不鸣。仲景所谓因火为邪，焦骨伤筋，血难复也。《内经》云：'热淫所胜，治以苦寒，佐以苦甘，以甘泻之，以酸收之。'用黄柏、知母之苦寒为君，以泻火邪，壮筋骨，又肾欲坚，急食苦以坚之：黄芪、生甘草之甘寒，泻热补表，五味子酸，止汗补肺气之不足，以为臣；炙甘草、当归之甘辛，和血润燥；升、柴之苦平，行少阳阳明二经自地升天，以苦发之者也，以为佐。又缪刺四肢，以泻诸阳之本，使十二经络相接而泄火邪，不旬日而愈。"[81]

按：本案中李东垣分析患者的病机为"邪热客于经络之中"，因此以苦寒泻热而坚肾，以酸收而助肺金右降，以苦平升发之品而助肝木左升，以甘寒、甘辛之品助脾胃戊己升降而流通气血，充分体现了"中气"理论中"左升右降，左旋（顺时针）运动"的原理，使中气斡旋恢复而全身气机升降顺畅，并以缪刺四肢泻火邪而助气血流通而收全功。

四、白文举脾胃虚损病案

《脾胃论·卷下·调理脾胃治验治法用药若不明升降浮沉差互反损论》："戊申六月初，枢判白文举年六十二，素有脾胃虚损病，目疾时作，身面目睛俱黄，小便或黄或白，大便不调，饮食减少，气短上气，怠惰嗜卧，四肢不收。至六月中，目疾复作，医以泻肝散下数行，而前疾增剧。予谓大黄、牵牛，虽除湿热，而不能走经络。下咽，不入肝经，先入胃中。大黄苦寒，重虚其胃；牵牛其味至辛，能泻气，重虚肺本，嗽大作，盖标实不去，本虚愈甚。加之适当暑雨之际，素有黄证之人，所以增剧也。此当于脾胃肺之本脏，泻外经中之湿热，制清神益气汤主之而愈。

清神益气汤：茯苓、升麻（以上各二分），泽泻、苍术、防风（以上各三分），生姜（五分），此药能走经，除湿热而不守，故不泻本脏，补肺与脾胃本中气之虚弱。青皮（一分），橘皮、生甘草、白芍药、白术（以上各二分），人参（五分），此药皆能守本而不走经。不走经者，不滋经络中邪；守者，能补脏之元气。黄柏（一分）、麦门冬、人参（以上各二分），五味子（三分），此药去时令浮热湿蒸，上件如麻豆大。都作一服，水二盏，煎至一盏，去渣，稍热，空心服。

火炽之极，金伏之际，而寒水绝体，于此时也。故急救之以生脉散，除其湿热，以恶其太甚。肺欲收，心苦缓，皆酸以收之。心火盛则甘以泻之，故人参之甘，佐以五味子之酸。孙思邈云：'夏月常服五味子，以补五脏气是也。'麦门冬之微苦寒，能滋水之源于金之位，而清肃肺气，又能除火刑金之嗽，而敛其痰邪。复微加黄柏之苦寒，以为守位，滋水之流，以镇坠其浮气，而除两足之痿弱也。"[83]

按：本案李东垣以补益脾胃肺之气、除经络湿热之邪为法，治愈脾胃本脏虚损兼有四肢不收等经络之证。治法中体现了补脾胃而除湿行气，滋肾水而清肃肺金，在大队药味之中，内含"补益中气，升降气机"的核心思路，从整体与局部兼顾，重于调中气补脾胃，达到既恢复中焦元气，又能使气血运行通畅，从而达到治愈疾病的目的。

五、范天骢妻胃虚痰厥头痛病案

《脾胃论·卷下·调理脾胃治验治法用药若不明升降浮沉差互反损论》："范天骢之内，素有脾胃之证，时显烦躁，胸中不利，大便不通。初冬出外而晚归，为寒气怫郁，闷乱大作，火不得升故也。医疑有热，治以疏风丸，大便行而病不减。又疑药力小，复加七八十丸，下两行，前证仍不减，复添吐逆，食不能停，痰唾稠黏，涌出不止，眼黑头旋，恶心烦闷，气短促上喘无力，不欲言。心神颠倒，兀兀不止，目不敢开，如在风云中。头苦痛如裂，身重如山，四肢厥冷，不得安卧。余谓前证乃胃气已损，复下两次，则重虚其胃，而痰厥头痛作矣。制半夏白术天麻汤主之而愈。半夏白术天麻汤：黄柏（二分），干姜（三分），天麻、苍术、白茯苓、黄芪、泽泻、人参（以上各五分），白术、炒曲（以上各一钱），半夏（汤洗七次），大麦蘖面、橘皮（以上各一钱五分），上叹咀。每服半两，水二盏，煎至一盏，去渣，带热服，食前。此头痛苦甚，谓之足太阴痰厥头痛，非半夏不能疗。眼黑头旋，风虚内作，非天麻不能除；其苗为定风草，独不为风所动也。黄芪甘温，泻火补元气；人参甘温，泻火补中益气；二术俱苦甘温，除湿补中益气；泽、苓利小便导湿；橘皮苦温，益气调中升阳；曲消食，荡胃中滞气；大麦蘖面宽中助胃气；干姜辛热，以涤中寒；黄柏苦大寒，酒洗以主冬天少火在泉发躁也。"[83]

按：本案患者胃气已损，复下两次，而成太阴痰厥头痛，李东垣以补中益气为主，兼以降气化痰除风，组方之妙在半夏降气，橘皮升阳，充分体现了重视中气与升降气机的思路，亦为李东垣应用"中气"理论之验案。

六、张耘夫消渴病案

《名医类案·卷二·消渴》："李东垣治顺德安抚张耘夫，年四十余，病消渴，舌上赤裂，饮水无度，小便数多。李曰：'消之为病，燥热之气胜也。'《内经》云：'热淫所胜，佐以甘苦，以甘泻之'，热则伤气，气伤则无润，折热补气，非甘寒之剂不能。故以人参、石膏各二钱半，甘草生、炙各一钱，甘寒为君。启元子云：'滋水之源，以镇阳光'，故以黄连三分，酒黄柏、知母、山栀各二钱，苦寒泻热补水为臣。以当归、麦冬、白芍、兰香各五分，连翘、杏仁、白芷各一钱，全蝎一个，甘辛寒和血润燥为佐。以升麻二钱，柴胡三分，藿香二分，反佐以取之。桔梗三钱，为舟楫，使浮而不下也。名之曰'生津甘露饮子'，为末，汤浸蒸饼和成剂，捻作饼子，晒半干，杵筛如米大，食后每服二钱，抄在掌内，以舌舐之，随津咽下，或白汤少许送下亦可。此治制之缓也。治之旬日良愈。古人消渴，多传疮疡，以成不救之疾，此既效，亦不传疮疡，以寿考终，后以此方治消渴诸症皆验。"[84]

按：此案中李东垣认为，消渴之病机在于"燥热之气胜"，因此本案组方以甘寒补气为君，以苦寒泻热为臣，佐以甘辛寒和血，并用升阳行气之品反佐，由此看出，李东垣临证时，即使组方是以甘寒、苦寒为主，亦不忘在此基础上合入补中益气与升降气机之品，这是李东垣组方用药的一个鲜明的特色，亦充分体现出李东垣重视"中气"的学术思想。

第二节　黄元御应用"中气"理论医案选录

清代名医黄元御著作颇丰，但其医案存世并不多，只在《素灵微蕴》中载医案16则，黄元御在医案中首先详述患者病状，继而分析病因病机和治则治法，处处体现重视中气的学术思想，处方药味少而精，重点在于恢复中气阴阳升降的枢轴之能。黄元御医案思路清晰，辨证精准，用药工稳，学习黄元御的医案有利于对于"中气"理论的理解。唯一略显遗憾者为黄元御的大部分医案中没有详细记载具体组方的药味和剂量，或须旁参《四圣心源》方可一窥究竟。现选录黄元御具体记载了组方药味的医案5篇，其中体现了他将"中气"理论用于临床的具体方法，笔者就其要点做按，以供参考。[85]

一、赵彦威齁喘病案

《素灵微蕴·卷三·齁喘解》："赵彦威，病齁喘，秋冬病作，嚏喷涕流，壅嗽发喘，咽喉闭塞，呼吸不通，腹胀呕吐。得后泄失气，稍差胀微，则病发略减。少时素患鼻渊。二十余岁，初秋晚食后，偶因惊恐，遂成此病，自是不敢晚饭。嗣后凡夜被风寒，或昼逢阴雨，或日昃饱啖，其病即发。发则二三日，或八九日、二十余日方愈。病十二年矣。

此其素禀肺气不清。肺旺于秋，主皮毛而司收敛，肺气清降，则皮毛致密，风寒不伤。肺气郁升，皮毛蒸泄，凉风一袭，腠理闭敛。肺气膹塞，逆冲鼻窍，鼻窍窄狭，奔气迫促，出之不及，故嚏喷而下，如阳郁阴中，激而为雷。肺气遏阻，爰生嗽喘。津液堙瘀，乃化痰涕。

此肺气上逆之病也，而肺逆之原，则在于胃。脾以太阴而主升，胃以阳明而主降。经脉别论：脾气散精，上归于肺，是脾之升也。逆调论：胃者，六腑之海，其气下行，是胃之降也。盖脾以阴体而抱阳气，阳动则升，胃以阳体而含阴精，阴静则降。脾升则肝气亦升，故乙木不陷，胃降则肺气亦降，故辛金不逆。胃气不降，肺无下行之路。是以逆也。肺胃不降，病在上焦，而究其根本，则缘中气之虚。中气者，阴阳升降之枢轴也。盖太阴以湿土主令，阳明从燥金化气，中气在太阴阳明之间，和平无亏，则阴不偏盛而阳不偏衰，燥不偏虚而湿不偏长，故脾胃转运，升降无阻。中气虚损，阴旺湿滋，堙郁不运，则脾不上升而清气常陷，胃不下降而浊气常逆，自然之理也。

饮食入胃，脾土温燥，而后能化。阴盛土湿，水谷不消，中焦壅满，是以作胀。胀则脾气更陷而胃气更逆，一遭风寒，闭其皮毛，肺气郁遏，内无下达之路，外无升泄之孔，是以冲逆咽喉，而病嗽喘。雨降则湿动，日暮则阴隆，病所以发也。日昃阳衰，阴停不化，中气一郁，旧证立作，故不敢晚饭也。吐泄去其陈宿，中脘冲虚，升降续复，故病差也。是其虚在中气，而其起病之时，则因木邪。以五情之发，在肾为恐，在胆为惊。胆以甲木而化相火，随戊土下行而温癸水，相火蛰于癸水之中，肾水温暖则不恐，胆木根深则不惊。平日湿旺胃逆，相火之下蛰不秘，一遇非常之事，动其神志，胆木上拔而惊生，肾水下沦而恐作。己土侮于寒水，故脾气下陷，戊土贼于甲木，故胃气上逆。初因惊恐而病成者，其故如是。《奇病论》：'惊则气上'，《举痛论》：'恐则气下'，上下反常，故升降倒置，此致病之原委也。

法当治中以培升降之用，燥土而拨转运之机，所谓发于钧之弩者，由一寸之机，转万斛之舟者，由一柎之木也。南齐·褚澄有言：上病治下。凡病水火分离，下寒上热，不清心火，而温肾水，较之庸工，颇为得矣，而总不如治中。中者，坎阳离阴交媾之媒。此义得之《灵》《素》，读唐宋以后书，未易生兹妙悟也。

呴证即伤风之重者。感冒之初，内有饮食，外有风寒，法宜理中而兼发表。表解后，温燥水土，绝其寒湿之根。盖饮食未消，感袭风寒，湿土堙瘀，肺气不降。风闭皮毛，内郁莫泄，表里皆病，故内外兼医。彦威病用燥土疏木、温中降浊之剂，茯苓、甘草、干姜、细辛、橘皮、半夏、桂枝、砂仁，十余剂，不再作。"[85]

按：黄元御分析了此案喘咳的病机在于肺气上逆，而胃降则肺气亦降，而肺胃不降的根源在于主导阴阳升降的枢轴——中气虚弱，因此治法当"治中以培升降之用，燥土而拨转运之机"，以"燥土疏木、温中降浊"之剂服八日而愈，充分体现了黄元御的"中气"理论思想。

二、钱叔玉吐血病案

《素灵微蕴·卷三·吐血解》："钱叔玉，初秋农事过劳，痰嗽唾血，紫黑成块，一吐数碗，吐之不及，上溢鼻孔。肌肤生麻，头痛寒热，渴燥食减，出汗遗精，惊恐善忘，通夜不暝，胸腹滞痛，气逆作喘。朝夕倚枕侧坐，身欹，血遂上涌。天寒风冷，或饮食稍凉，吐血更甚。右脚热肿作痛，大便溏滑。

此缘中焦阳败，水陷火飞。肺主气，肝主血，而气根于心，血原于肾。《管子》：'南方曰日，其气为热，热生火与气，北方曰月，其气为寒，寒生水与血。'心火清降，则化肺气，肾水温升，则化肝血。血升而化火，故水不下注，气降而化水，故火不上炎。气降而不至于陷泄者，血温而升之也，血升而不至于逆流者，气清而降之也。水木不能温升，则下病遗泄，火金不能清降，则上病吐血，理有固然，不足怪也。

水陷火飞，是谓未济，而交济水火，其职在中，中者，四维之枢也，中气运则脾升而胃降，脾土左升，肝血上行而化心火，阳气发生，故精不下走，胃土右降，肺气下行而化肾水，阴气收敛，故血不上溢。《子华子》所谓'上水而下火，二气升降，以相济也'。中气不运，肝脾下陷而肺胃上逆，水火分离，冰炭不交，此遗精吐血之原也。后世庸工，于亡血失精之理，茫乎不解，或用清凉，或事敛涩，阳败土郁，中气不转，火愈飞而水愈陷，是拯溺而锤之以石，救火而投之以薪也，不极不止耳。气藏于金，血藏于木，而溯厥由来，总化于土。以水谷入胃，中气健旺，泌糟粕而蒸津液，化其精微，上注于肺，肺气宣扬而洒布之。慓悍者，化而为阳，行于脉外，命曰'卫气'，《灵枢·决气》：'上焦开发，宣五谷味，熏肤，充身，泽毛，若雾露之溉，是谓气也。'气者，水之源也。精专者，化而为阴，行于脉中，命曰'营血'，《灵枢·决气》：'中焦受气取汁，变化而赤，是谓血也'。血者，火之本也。劳苦动其中气，络脉伤则血溢，《灵枢·百病始生》：'卒然多食饮则肠满，起居不节，用力过度则络脉伤'，阴络伤则血内溢，血内溢则后血，阳络伤则血外溢，血外溢则衄血。中气未败，一衄即止，中气亏败，肺胃常逆，则血之上溢，遂成熟路，是以横流不已。衄出于鼻，来自肺脏，吐出于口，来自胃腑，血之别道上溢者，来历不同，而其由于肺胃之不降，一也。其一溢而即吐者，血色红鲜，其离经瘀停，陈宿腐败，而后吐者，则成块而紫黑也。

　　肺气下降，而生肾水，而肾水之中，又含肺气，越人八难所谓肾间动气，呼吸之门也。平人呼则气升于肺金，吸则气降于肾水，息息归根，故嗽喘不作。胃土上逆，肺失收降之令，气不归水而胸膈壅遏，故冲激而生嗽喘也，肺胃不降，则胆火不得下行，金火燔蒸，故发热汗出。而风寒外束，卫气不达，是以恶寒。阳衰土湿，水谷不消，而食寒饮冷，愈难腐化，中焦壅满，肺胃更逆，故血来倍多。风闭皮毛，肺腑郁闷，故嗽喘增加而血来益甚，肺气堙瘀，津液凝结，故痰涎淫生。阳气静藏则为寐，肺胃不降，阳气升泄，蛰藏失政，故夜不成寐。胆火虚浮，不根于水，心神浮散，不藏于精，故善惊而善忘。君相皆升，寒水独沉，肾志沦陷，是以恐也。脾胃凝滞，中气不能四达，故经络闭塞而为麻。

缘卫气壅塞，郁冲于汗孔之中，不得畅行，故簌簌麻生，如万针错杂而攒簇也。阳气下降，先至右足，阳气不降，经脉瘀滞，故右脚肿痛。营卫梗阻，故郁而生热。不降右足而逆冲头上，故头痛也。总之，中气不运，则升降之源塞，故火炎于上，水流于下，木陷于左，金逆于右，而四维皆病。

法宜补中而燥土，升陷而降逆。阳回湿去。谷神来苏，中枢已运，四维自旋，随推而转，因荡而还，水火金木，皆得其处而安其常。然后阴营其脏，阳固其腑，气充而不盈，血满而不溢，鳞飞羽伏，各复其太和之天已。叔玉病失血年余，已数十日不卧。自来医方，失血、遗精、惊悸、嗽喘，皆用清润之法，未有知其阳亏湿旺者。百不一生，千秋不悟，既非彻识，安能洞详。用燥土降逆、温中清上之品，茯苓、甘草、半夏、干姜、丹皮、牡蛎、桂枝、白芍，月余病愈。庸工误解本草，谓血证最忌半夏，由其不知医理也。"[85]

按：黄元御分析了本案的病机在于"水木不能温升，则下病遗泄，火金不能清降，则上病吐血"，而其根源在于中气不运，脾土不能左升；胃土不能右降，因此治法当"补中而燥土，升陷而降逆"，以"燥土降逆、温中清上"之品调理月余而病愈。从中可以看出黄元御充分地发挥了"中气"理论，临床应用得心应手。

三、崔季长飧泄病案

《素灵微蕴·卷三·飧泄解》："崔季长，素病腿膝寒冷，日暮环脐腹痛，胀满作泄，阳痿肩寒，服燥土疏木药愈。夏初童试，劳倦病发，吐黑血数日，饮食不甘，胀满吐泄，腹中郁热，积块坟起，泄则气块宣鸣而下，小便红涩，日夕脐腹痛连左胁，往来寒热，作酸嗳气，壅嗽生痰，四肢酸凉，膝股如冰，时常倦睡，夜卧腘中作痛，仰卧冲气上奔，左侧冲气横塞，满腹剧痛，惟右胁着席。

此缘水寒土滞，金木结辖。人身脐居上下之间，太阴阳明之中气也。中气盛则运，衰则滞，运则清虚，衰则胀塞，《关尹子》所谓'实即虚而虚即实也'。饮食入胃，脾土消磨，中气运行，是以不胀。水谷腐化，精华升而渣滓降，津液渗于膀胱，渣滓传于二阳，便溺分途，故前不至淋而后不至泄。阳衰土湿，不能蒸水化气，而与渣滓并注二肠，水渍湿旺，脾气郁陷，抑遏乙木，不得升达，木气郁冲，故作痛胀。木性升泄，遏于湿土之下，冲突击撞，不得上达，则下走二肠，以泄积郁。水在二肠，不在膀胱，故乙木冲决，膀胱闭塞而大肠泄利也。《灵枢·口问》：'中气不足，溲便为之变'，正此义也。盖脾胃者，仓廪之官。脉要精微论：仓廪不藏者，是门户不要也。肾开窍于二阴，是为胃之关门。肾以癸水居土之下，心以丁火居土之上，而水交于火，则浊气下降而上不热，火交于水，则清气上升而下不寒。《阴阳应象论》：'寒气生浊，热气生清。'火不上热，则浊生而右降，水不下寒，则清生而左升，浊气在下，故上不胀，清气在上，故下不泄。而水火之交，全恃乎土，土者，如车之轴，如户之枢，四象皆赖以为推迁。《子华子》：'阳之正气，其色赤，阴之正气，其色黑。'上赤下黑，左青右白，黄潜于中宫，而五运流转，故有轴枢之象焉。输枢运则火下炎而浊降，水上润而清升，是以坎离独斡乎中气。土虚则鸟飞而上，鱼动而下，火则上炎，水则下注，浊气在上，则生膜胀，清气在下，则生飧泄。

胀泄者，太阴脾土之湿盛也。土生于火而败于水，火旺则阳明盛而湿亦化燥，水旺则太阴盛而燥亦化湿。燥则运行，湿则滞塞，运行则谷消而便坚，滞塞则完谷而后泄。《调经论》：'志有余则腹胀飧泄'。肾藏志而气寒，志有余者，寒水泛滥，入土化湿，木郁风动，是以胀泄并作也。

太阳以寒水主令，手太阳化气于寒水，故丁火常热而丙火常清，少阴以君火主令，足少阴化气于君火，故癸水常温而壬水常寒，今癸水反寒而壬水反热，此以下焦之火泄也。《灵枢·本输》：'三焦者，足太阳少阴之所将，太阳之别也，并太阳之正，入络膀胱，约下焦，实则闭癃，虚则遗溺。'三焦之火，秘于肾脏，则腑清而水利，泄于膀胱，则腑热而溺涩。以水性蛰藏，木性疏泄，相火内秘，癸水温暖，此乙木生发之根。火败水寒，乙木不生，益以湿土陷遏，生发不遂，而愈欲疏泄，故相火离根，泄于膀胱。乙木常陷，则肾精不藏，泄而不通，则小便不利。此癸水寒滑，壬水热涩之原也。三焦之火，随太阳寒水下行，秘于癸水而不泄者，寒水蛰藏之力也。手之六经，皆行于手，惟三焦之下腧在足太阳之前，出于腘中，下贯腨肠，而入于外踝。肾得此火，癸水温暖，故骨髓不寒，二十四难所谓少阴冬脉，伏行而温于骨髓也。火泄髓寒，则腿足不温。膝膑者，溪谷之会，寒水下流，溪谷凝冱，故膝冷倍常也。足太阳入于腘之外廉，脉动委阳，足少阳出于腘之内廉，脉动阴谷，经络寒冱，血涩而筋急，夜卧寒增而气滞，故相引而痛也。

寒水不生乙木，筋脉失荣，故病阳痿。肝主筋而脉循于阴器，前阴者，筋之聚，故名宗筋。木生于水而长于土。《痿论》：'阳明者，五脏六腑之海，主润宗筋。'阴阳总宗筋之会，会于气街，而阳明为之长。足之三阴、阳明、少阳、冲、任、督、跷九脉同会于宗筋而独长于阳明者，以阳明为多气多血之经。气以煦之，血以濡之，筋脉滋荣，则坚硬不痿。水寒土湿，生长失政，木气克菀槁，故阳痿而囊缩也。

寒热者，阴阳胜复之故，属在少阳。少阳居二阳三阴之中，半表半里，午后阴长阳消，阴盛而侵阳分，表闭而寒来，阳复而侵阴分，里郁而热来。胜复迭乘，则往来寒热。凡病一见寒热，是为外阳内阴二气不和。表里阴盛，则但寒而不热，表里阳盛，则但热而不寒，里阴表阳均势相争，则见寒热。从此阴胜阳奔，乃至惟有恶寒。抑三阴而扶二阳，当为预计也。

肝胆不调，总由土湿。土湿则脾陷而胃逆，脾陷则乙木不升而郁冲于下，胃逆则甲木不降而郁冲于上。木位于左，故痛连左胁。肝胆左郁，故气结而作酸。土困木贼，故脐腹作痛也。胃逆则肺无降路，刑于胆火，而病嗽咳。肺司气而主声，《关尹子》：'金坚故实为五声'。以肺之为体，孔窍玲珑，清气飘扬，冲而不盈，呼之则气升于颠，吸之则气降于踵，息息归根，孔窍无阻，是以不嗽。肺气逆升，冲于孔窍，窍阻气塞，则嗽而出之，故戛然而鸣。生气通天论所谓秋伤于湿，上逆而咳者，正谓此也。

人身之气，足阳明化气于燥金，手太阴化气于湿土者，常也。燥胜其湿，则肺金收降，湿胜其燥，则肺金郁升。今手太阴化己土之湿，足阳明不化庚金之燥，胃土上逆而湿气堙塞，则津液瘀浊而化痰涎，日见其多耳。土困于中，而四维皆病。

治法燥土暖水，疏木达郁，清金降逆。水温土燥，则土气回旋，木升金降，痰消而嗽止，水利而便调矣。季长病泄半载，为庸医误药，已至危急。用温中燥土、暖水达木之方，腹中滞气，一啜而散，阳气浸淫，见于眉宇之间，数剂泄止。庸工以胀泄为脾气之散，用五味、木瓜、山萸、芍药诸品。中气郁结，而再服酸收，是益其源而障其流也。至于十全大补一方，真俗腐之妄作，人每用以治泄利，不通之至！"[85]

按：黄元御分析了本案的病机在于"水寒土滞，金木结辖"，并强调了"水火之交，全恃乎土，土者，如车之输，如户之枢，四象皆赖以为推迁。"因此治法当"燥土暖水，疏木达郁，清金降逆"，以"温中燥土、暖水达木"之方，腹中滞气一服而散，数剂泄止，可谓"覆杯而愈"，由此可以看出黄元御对"中气"理论的临床应用可谓神乎其技。另，本案中黄元御提到的"温中燥土、暖水达木之方"当为《四圣心源·卷六·杂病解中·泄利根原》中之"苓蔻人参汤"，其方为"人参二钱、甘草二钱、白术三钱、干姜三钱、茯苓三钱、肉蔻一钱（煨，研），桂枝三钱，煎大半杯，温服。"可资参考。

四、吴智渊消渴病案

《素灵微蕴·卷四·消渴解》："吴智渊，病消渴，胸膈燥热如焚，日饮凉水石余，溲亦石余，溲下温热，将毕则寒，其色白浊，魄门失气亦凉，天寒腿膝颇冷，善食善饥，数倍其常。

此缘湿土遏抑，风木疏泄。心火本热，肾水本寒，平人火不上热，水不下寒者，以水根于火，火根于水也。水根于火，则九天之上，阳极阴生，常肃然而如秋，火根于水，则九地之下，阴极阳化，常煦然而如春。盖阳降而化浊阴，又含阳气，阴升而化清阳，又抱阴精，此水火交济之常也。阴阳之升降，必由左右，左右者，阴阳之道路也。右为肺金，左为肝木，金不右降，则火逆而生上热，木不左升，则水陷而生下寒。下寒则肝木郁泄而善溲，上热则肺金枯燥而善饮。而消渴之病，则独责肝木而不责肺金。仲景《伤寒》《金匮》：'厥阴之为病，消渴'。以厥阴风木，生于癸水而长于己土，水寒土湿，生长不遂，木郁风动，疏泄失藏，则善溲溺，风燥亡津，肺金不泽，则善消渴。溲溺不止者，乙木之陷也，消渴不已者，甲木之逆也。甲木化气于相火，与手少阳三焦并归癸水，而约小便。《灵枢·本输》：'三焦者，入络膀胱，约下焦，实则闭癃，虚则遗溺。'手足少阳，秘藏癸水之中，则下不淋遗而上无消渴。癸水不藏，甲木上逆，则相火升炎而病消渴，三焦下陷，则相火沦落而病淋遗。盖膀胱者，州都之官，津液藏焉，三焦者，决渎之官，水道出焉，膀胱主藏，三焦主出，水善藏而火善泄，其性然也。三焦之火，秘于肾脏，则脏温而腑清，三焦之火，泄于膀胱，则脏寒而腑热，腑清则水利，腑热则溺癃。而三焦之火，不无盛衰，其火盛而陷者，则水腑热涩，其火衰而陷者，则水腑寒滑。热涩者，实则闭癃也，寒滑者，虚则遗溺也。膀胱寒滑，藏气失政，故多溲溺。甲木之逆，三焦之陷，则皆乙木泄之也，是以独责之厥阴。而乙木之泄，则由太阴之湿陷，阳明之燥逆也。《阴阳别论》：'二阳结，谓之消'。二阳者，手足阳明。手阳明以燥金主令，足阳明从令而化燥，足太阴以湿土主令，手太阴化气而为湿，湿济其燥，则肺胃清降而上不过饮，燥济其湿，则肝脾温升而下不多溲。阳明燥结于上脘，故相火燔蒸而善渴，太阴湿郁于下脘，故风木疏泄而善溺。《金匮》：'男子消渴，饮水一斗，小便一斗者，肾气丸主之'。相火在水，是为肾气，附子补肾中阳根，召摄相火，相火蛰藏，则渴止而逆收，此反本还原之法也。地黄、丹皮，清乙木而润风燥，泽泻、茯苓，渗己土而退湿淫，桂枝达肝脾之遏陷，薯蓣、茱萸，敛精溺之输泄，附子温肾水之寒。制方精良，毫无缺欠矣。

然阴阳有进退，燥湿有消长，此非尽阳明之病也。消渴而水利者，燥多而湿少，当属之阳明，消渴而溺癃者，湿多而燥少，宜属之太阴。以土湿非旺，则风木疏泄而不藏，是以水利，土湿过甚，则风木疏泄而不通，是以溺癃。二阳结，谓之消、是阳明燥盛而水利者也，二阳之病发心脾，有不得隐曲，女子不月，其传为风消，是太阴湿盛而溺癃者也。盖乙木藏血则孕丁火，脾土湿陷，木郁风生，必病消渴。血中温气，化火之根，温气抑遏，子母感应，心火必炎。相火者，君火之佐，君相同气，有感必应，其势如此。病起二阳而究归心脾者，太阴之湿盛也。心火上炎，热甚津亡，故常燥渴，脾土下陷，湿旺木郁，故少溲溺。肝主筋，前阴者，筋之聚，其在男子，则宗筋短缩，隐曲不利，其在女子，出经血瘀涩，月事不来，总由风木盘塞而莫能泄也。如此则宜减地黄而增丹皮，去附子而加芍药。缘木郁不泄，温气陷而生下热，膀胱热癃，则宜芍药，经脉闭结，营血不流，则宜丹皮。去附子之助热，减地黄之滋湿，药随病变，无容胶执也。《金匮》以八味治小便不利，是无下热者。

后世庸工或以承气泻火，或以六味补水，或以四物滋阴。述作相承，千秋一例，而《金匮》立法，昭若日星，何其若罔闻知也。至喻嘉言解《金匮·消渴》厥阴为病一条，以为后人从《伤寒》采入，其于《伤寒》《金匮》，一丝不解，是又庸医之下者矣。嘉言谓伤寒热深厥深，与杂证不同，是袭传经为热之说，不通极矣。又以下消为热，更谬！经义渊微，固属难解，仲景八味之法，与岐伯二阳结义同符，特庸工不悟耳。智渊病用肾气丸料煎汤冷饮，覆杯渴止，积年之苦遂除。"[85]

按：黄元御分析了本案的病机在于"湿土遏抑，风木疏泄"，因此造成了"阳明燥结于上脘，故相火燔蒸而善渴，太阴湿郁于下脘，故风木疏泄而善溺。"因此治法当"补火燥湿、达肝润燥"，以肾气丸料煎汤冷饮，覆杯渴止，数年之苦一朝顿除。此案以经方而收全功，体现出黄元御对《黄帝内经》"中气"理论之深刻理解及应用仲景之方的深厚功力。

五、林氏反胃病案

《素灵微蕴·卷四·反胃解》："林氏，怒后胸膈热痛，吐血烦闷，多痰，头疼作呕，因成反胃。头面四肤浮肿，肌骨渐瘦，常下紫血。夏月心痛恒作，腹中三块如石，一在左胁，一在右胁，一在心下。痛时三块上冲，痞满暧浊，心烦口渴，旋饮旋吐。手足厥冷如冰，交秋则愈。经来腹痛，遍身皮肉筋骨皆痛，上热燔蒸。初病因丧爱子痛哭，泪尽血流。后遭父姑之丧，凡哭皆血。鱼肉瓜果，概不敢食，恃粥而已。粥下至胸即上，时而吐蛔。少腹结塞，喘息不通，小便红浊淋涩，粪若羊矢。半月以后，嗽喘惊悸不寐，合眼欲睡，身跳尺余，醒梦汗流，往来寒热。凡心绪不快，及目眶青黑，则病发必剧。病九年矣。滴水弗存，粒米不纳，服药汤丸俱吐。

此缘脾陷胃逆，出纳皆阻。胃主降浊，脾主升清，脾升则清气上达，粪溺无阻，胃降则浊气下传，饮食不呕。脾陷而清气填塞，是以涩闭，胃逆而浊气冲逆，是以涌吐。而出纳废弃，上下关格，总由中脘阳虚，脾胃湿寒，不能消水而化谷。盖水谷消化，糟粕下传，胃无陈宿，故不呕也，即呕亦无物。脾胃湿寒，水谷不消，陈宿停留，壅碍阳明虚受之常，则中脘郁胀，升降倒行，胃气上逆，故呕吐不存也。胃以下行为顺，上行为反，上行之久，习为自然，食停即吐，永不顺降，故曰胃反。饮食不存，无复渣滓入于二便，而肝脾郁结，肠窍塞闭，是以便溺不利。胃气上逆，肺胆莫降，相火刑金，故上热郁蒸，嗽喘燥渴。辛金不收，则气滞而痰凝。甲木失藏，则胆虚而惊作。相火升炎，泄而不秘，皮毛开滑，斯常汗流。神气浮动，自少梦寐。六月湿旺，胃气更逆，愈阻胆经降路，甲木郁迫，贼伤胃气，则胃口疼痛。少阳经脉，自胃口而下两胁，经腑俱逆，不得舒布，两气抟塞，因成三块。甲木升击，则三块齐冲。土木纠缠，故痞塞暧气。交秋燥动湿收，是以病愈也。

血藏于肝而敛于肺，阴分之血，肝气升之，故不下脱，阳分之血，肺气敛之，故不上溢。血以阴体而含阳气，温则升，清则降，热则上流，寒则下泄。下温而上清，则条达而红鲜，上热而下寒，则瘀凝而紫黑。凝瘀之久，蓄积莫容，乃病外亡。相火升泄，上热下寒，阳分之血，已从上溢，阴分之血，必从下脱。经脉败漏，紫黑不鲜，一月数来，或半月方止者，血海寒陷而不升也。经血寒瘀，月期满盈，阻碍风木发舒之气，郁勃冲突，是以腹痛。既不上达，则必下泄。而木气遏陷，疏泄不畅，是以血下而梗涩也。刘朱论血，以紫黑为热，谬矣！肝藏血而窍于目，肾主五液，入肝为泪，肝气上通于心。《灵枢·口问》：'心者，五脏六腑之主也，目者，宗脉之所聚，上液之道也。'悲哀忧愁则心动，心动则五脏六腑皆摇，摇则宗脉感而液道开，故泣出焉。悲哀动中，肝液上涌，营血感应，宗脉开张，木火升泄，而金水不能敛藏，是以血泪俱下也。肝脾郁陷，下焦堵塞，故少腹结硬，喘息不通。肝属木，其色青，其志怒，其窍为目。《灵枢·五阅五使》：'肝病者，眦青。'肝病则郁怒而克脾土，故青色见于目眦。目眦青则病重者，木贼而土败也。木郁则生虫，肝郁则生蛔，故《伤寒·厥阴》有吐蛔之条，亦由土湿而木遏也。脾主肌肉，四肢之本，湿旺脾郁，肌肉壅滞而四肢失秉，故生肿胀。经后血脱，温气亡泄，脾阳愈败，故肿胀愈加也。土亏阳败，病重邪深，幸以下窍结涩，阳根未断，是以久病长危而不死也。

林氏久病，几于绝粒。用燥土暖水、温胃降逆、疏木行郁之法，川椒、附子、干姜、茯苓、甘草、桂枝、白芍、丹皮、半夏、苁蓉，半月愈。"[85]

按：黄元御分析了本案的病机在于"脾陷胃逆，出纳皆阻"，而其根源在于"中脘阳虚，脾胃湿寒，不能消水而化谷"，因此黄元御以"燥土暖水、温胃降逆、疏木行郁之法"，药仅十味，将得病九年而近于绝粒的患者调理半月而愈，由此可以看出黄元御对"中气"理论的临床应用可谓炉火纯青。

参 考 文 献

［1］于智敏. 中医概念诠释的路径［J］. 中国中医基础医学杂志, 2012, 18(1)：6-7.

［2］李德新, 刘燕池. 中医基础理论［M］. 北京：人民卫生出版社, 2001：77.

［3］张岱年. 中国哲学大纲［M］. 北京：中国社会科学出版社, 1982：39.

［4］许慎撰. 说文解字［M］. 北京：中华书局, 2013：229.

［5］许振国. "三""负阴抱阳""冲气"解诂［J］. 河南中医, 1999, 19(3)：70.

［6］庄嘉欣, 张保春.《四圣心源》"中气"概念探讨［J］. 环球中医药, 2015, 8
(3)：364.

［7］赵玉华, 王寅."中气"浅析［J］. 云南中医学院学报, 2011, 34(3)：56.

［8］夏小军, 谢君国, 张士卿.《黄帝内经》成书年代考［J］. 甘肃中医, 2009, 22
(5)：5.

［9］程十德. 高等中医院校教学参考丛书：内经. 北京：人民卫生出版社, 1987：
388, 473.

［10］龙伯坚, 龙式昭. 黄帝内经集解素问. 天津：天津科学技术出版社, 2016：516.

［11］南京中医学院. 黄帝内经灵枢译释. 第 3 版. 上海：上海科学技术出版社,
2011：6, 265, 258, 504, 518, 648.

［12］李培生. 伤寒论教材［M］. 北京：人民卫生出版社, 1987, 5：650.

［13］赵玉华, 王寅. 张仲景"中气"学术思想初探［J］. 河南中医, 2011, 31(3)：212.

［14］王叔和. 脉经［M］. 北京：人民卫生出版社, 2007, 9.

［15］李振吉. 中医药常用名词术语辞典［M］. 北京：中国中医药出版社, 2001：50.

［16］皇甫谧. 脉经［M］. 北京：人民卫生出版社, 2007, 9.

［17］巢元方. 诸病源候论［M］. 北京：中国医药科技出版社, 2011, 8.

［18］杨上善. 黄帝内经太素［M］. 北京：中国医药科技出版社, 2018, 7.

［19］彭鑫, 傅延龄. 仲景著作中"膀胱"一词名实析辨［J］. 吉林中医药, 2007,
(4)：4.

[20] 张印生，韩学杰. 孙思邈医学全书[M]. 北京：中国中医药出版社，2017，1.

[21] 赵佶. 圣济总录[M]. 北京：中国中医药出版社，2017，1.

[22] 张年顺. 李东垣医学全书[M]. 北京：中国中医药出版社，2015：88，54.

[23] 田思胜. 朱丹溪医学全书[M]. 北京：中国中医药出版社，2006，2.

[24] 罗天益. 卫生宝鉴[M]. 北京：中国医药科技出版社，2011，1.

[25] 周之干. 慎斋遗书[M]. 北京：中国中医药出版社，2016，11.

[26] 吴昆. 医方考[M]. 北京：人民卫生出版社，2007，1.

[27] 徐春甫. 古今医统大全[M]. 北京：人民卫生出版社，1991，8.

[28] 李志庸. 张景岳医学全书[M]. 北京：中国中医药出版社，2015，3.

[29] 张景岳. 类经[M]. 北京：中国医药科技出版社，2011，1.

[30] 张景岳. 景岳全书[M]. 北京：人民卫生出版社，1995，8.

[31] 孙中堂. 尤在泾医学全书[M]. 北京：中国中医药出版社，2015，3.

[32] 李刘坤. 吴鞠通医学全书[M]. 北京：中国中医药出版社，2015，1.

[33] 孙洽熙. 黄元御医学全书[M]. 北京：中国中医药出版社，2015，1.

[34] 张锡纯. 医学衷中参西录[M]. 北京：中医古籍出版社，2016，8.

[35] 彭子益. 圆运动的古中医学[M]. 北京：中国中医药出版社，2007，1.

[36] 李经纬，余瀛鳌，蔡景峰，等. 中医大辞典[M]. 北京：人民卫生出版社，2004：266.

[37] 李振吉. 中医药常用名词术语辞典[M]. 北京：中国中医药出版社，2001：50.

[38] 袁钟，图娅，彭泽邦，等. 中医辞海：上册[M]. 北京：中国医药科技出版社，1999：549.

[39] 钱信忠. 中国医学百科全书. 上海：上海科学技术出版社，1997：318.

[40] 朱建平，蔡永敏，唐学敏，等. 中医名词考证与规范（第一卷）[M]. 上海：上海科学技术出版社，2020：180.

[41] 孙广仁，郑洪新. 中医基础理论[M]. 北京：中国中医药出版社，2012：127.

[42] 吴兰成. 中国中医药学主题词表[M]. 北京：中医古籍出版社，2008：1305.

[43] 中医药学名词审定委员会. 中医药学名词[M]. 北京：科学出版社，2005：36.

[44] 申建柯，李常青. "中气学说"源流及与中医相关学说的关系探讨[J]. 中医临床研究，2011，3(17)：62-63.

[45] 赵玉华，王寅. "中气"浅析[J]. 云南中医学院学报，2011，34(3)：56.

[46] 李经纬，等. 中医大辞典[M]. 北京：人民卫生出版社，2004：266.

[47] 庄嘉欣，张保春.《四圣心源》"中气"概念探讨[J]. 环球中医药，2015，8(3)：364-365.

［48］刘国晖. 黄坤载.《四圣心源》中气学说探讨［J］. 四川中医，1987，6（2）：7.

［49］罗海鸥，晋献春，张春霞，等. 中气升降思想浅析［J］. 中国中医急症，2012，21（6）：944-945.

［50］陆建武.《四圣心源》"一气周流，土枢四象"体用观的学术研究［D］. 甘肃中医药大学，2017：34.

［51］贺娟. 论五行学说的起源和形成［J］. 北京中医药大学学报，2011，34（7）：437-440，447.

［52］彭鑫，刘洋.《黄帝内经》中方位五行理论的渊源研究［J］. 中国中医基础医学杂志，2015，21（12）：1481-1482，1489.

［53］庄嘉欣，张保春.《四圣心源》"中气"概念探讨［J］. 环球中医药，2015，8（3）：364.

［54］张登本，李翠娟，姜莉芸. "河图""洛书"对《黄帝内经》脾胃理论建构的影响及其意义［J］. 中医药文化，2016，11（1）：26-29.

［55］吕英，林明欣. "中气"理论认识源流浅探［J］. 辽宁中医杂志，2012，39（6）：1051-1052.

［56］贾向前，贾云飞. 易医探微［M］. 太原：山西科学技术出版社，2009：40.

［57］白奚. 中国古代阴阳与五行说的合流［J］. 中国社会科学，1997（5）：24-34.

［58］叶磊.《内经》五行源流考辨［D］. 河南中医学院，2007年：13.

［59］杨树达.《杨树达文集》之五《积微居甲文说》［M］. 上海：上海古籍出版社，1986：78-79.

［60］王绮. 夏小正正义［M］. 北京：中华书局，1985：1、40.

［61］黄怀信. 鹖冠子点校集注［M］. 北京：中华书局出版社，2004：76.

［62］李克和，刘柯. 管子译注［M］. 哈尔滨：黑龙江人民出版社，2003：48-50，288.

［63］纪丹阳. 吕氏春秋译注［M］. 北京：北京联合出版社，2015：122.

［64］陈广忠. 淮南子全译全译［M］. 中华书局有限公司，2014，5：145.

［65］张磊，郭伟星. 从"水火既济"谈高血压病的中医病机［J］. 甘肃中医，2010，38（10）：5-7.

［66］郑国庆. 肾精、命门水火、肾之气血阴阳辨［J］. 贵阳中医学院学报，2000，26（1）：12-14.

［67］刘完素. 素问玄机原病式［M］. 北京：人民卫生出版社，2005：43-46.

［68］高峻. 试论君火与相火的生理病理关系［J］. 吉林中医药，2008，25（12）：863-865.

［69］ 高少才，王志勇. 《周易参同契》简析［J］. 陕西中医，2009，04：485.

［70］ 王栋. 《四圣心源》脾升胃降学说应用规律研究［D］. 浙江中医药大学，2015：36-37.

［71］ 何亚敏，刘密，李铁浪，等. 《素问·刺禁论》学术思想探源［J］. 山东中医药大学学报，2014，27(2)：152-153.

［72］ 刘晨光. 《脾胃论》用药特点及方剂配伍规律研究［D］. 河南中医学院，2014：101-103.

［73］ 杨星哲. 叶天士胃阴学说与脾胃分治思想初探［J］. 四川中医，2013，36(3)：19-21.

［74］ 吕英，林明欣. "中气"理论认识源流浅探［J］. 辽宁中医杂志，2012，39(6)：1051-1052.

［75］ 彭鑫，刘洋. 《黄帝内经》方位五行理论在中医学中的发展与应用［J］. 中国中医基础医学杂志，2016，22(12)：1583-1586.

［76］ 游能鸿. 中医升降理论的内涵、发展及应用研究［D］. 北京中医药大学，2007：42.

［77］ 刘瑞，鲍艳举，花宝金. 《黄帝内经》中气机升降理论思想的探讨［J］. 世界中医，2014，9(3)：299-301.

［78］ 王栋. 《四圣心源》脾升胃降学说应用规律研究［D］. 浙江中医药大学，2015：14.

［79］ 李永义. 关于《黄帝内经》若干解剖记载的研究［J］. 成都中医学院学报，1983，26(3)：10-16.

［80］ 齐元玲，张庆祥. 《四圣心源》对中土五行脾胃升降枢纽的解读［C］. //中国中西医结合学会心身医学专业委员会. 第六届中国中西医结合学会心身医学专业委员会换届大会暨第十二次中国中西医结合心身医学学术交流会论文集［A］. 天津：中国中西医结合学会，2019：99-105.

［81］ 俞震. 古今医案按. 北京：中国中医药出版社，2018，11.

［82］ 唐文吉，唐文奇. 全国名医验案类编. 北京：学苑出版社，2018：36.

［83］ 张年顺. 李东垣医学全书［M］. 北京：中国中医药出版社，2015：88，54，63，102，134，265，278，298.

［84］ 江瓘. 名医类案. 北京：人民卫生出版社，2005，8：550.

［85］ 孙洽熙. 黄元御医学全书［M］. 北京：中国中医药出版社，2015，1：36，78，96，103，156，258.